每天一堂健康饮食课

赵广娜◎编著

这样吃最健康

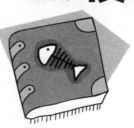

新世界出版社
NEW WORLD PRESS

图书在版编目（CIP）数据

这样吃最健康：精华版／赵广娜编著．
—北京：新世界出版社，2011.2（2009.8初版）
ISBN 978-7-5104-0373-6

Ⅰ．这… Ⅱ．赵… Ⅲ．食品营养—基本知识 Ⅳ．R151.3

中国版本图书馆CIP数据核字（2009）第086794号

这样吃最健康：精华版

作　　者：赵广娜
责任编辑：杨艳丽　许长荣
责任印制：李一鸣　黄厚清
出版发行：新世界出版社
社　　址：北京市西城区百万庄大街24号（100037）
发行部：（010）6899 5968　　　（010）6899 8733（传真）
总编室：（010）6899 5424　　　（010）6832 6679（传真）
http://www.nwp.cn
http://www.newworld-press.com
版权部：+86 10 6899 6306
版权部电子信箱：frank@nwp.com.cn
印刷：三河市杨庄长鸣印装厂
经销：新华书店
开本：710×1000　　1/16
字数：300千字　　　　　印张：18
版次：2011年2月第2版　2011年2月第2次印刷
书号：ISBN 978-7-5104-0373-6
定价：29.00元

前　言

　　现在，很多人开始关心自己的生活质量，开始注重自己的健康，他们经常光顾健身房、医院等地，甚至为了健康一掷千金。难道除了这些就没有更好的办法留住健康吗？回答是肯定的，而且也很简单，那就是食物！

　　食物是人体营养最主要的来源。现在，人们也越来越认识到健康饮食的重要性，在丰富的食物面前，我们有了不知该如何选择的烦恼，我们所关心的不再是"今天你吃了没有"或者"今天你吃什么"，而是"今天你怎么吃"或者"怎么吃才对身体好"。于是，"如何吃"、"如何吃得好"开始成为时尚潮流。均衡、合理的饮食不仅可以确保我们拥有一个健康的身体，还能对我们身体的种种不适和潜在疾病起到辅助治疗的作用，有时可能比药物更有效。因此，现代人的饮食追求是：不仅要吃得舒服，更要吃得健康、吃得明白、吃得有效。

　　医学之父希波克拉底说："你的食物就是你的医药。"人一生的饮食总量约60吨，如此大量的食物足以在一定程度上改变人的健康走向。如果我们能建立起以合理膳食为基础的健康生活方式，食物就可以成为预防疾病的最好药物。正所谓："医食同源，药食同用。"

　　我们应该把注意力集中于饮食调养方面，用食物补充人体所需的各种营养物质，调节和改善机体的生理功能，维持体内环境的稳定性，增强机体的抗病能力和对环境的适应性，减少或抑制致病因子对身体的伤害，达到预防疾病或促进病体康复的目的。《黄帝内经》中有"五谷为养，五果为助，五畜为充，气味合而服之，以补精气"的说法，这充分说明了饮食养生的重要性。食物就是人们最根本的养生手段，是人类的养生之本。

　　其实，只要你做个有心人，在饮食方面稍加留意，健康就会陪伴你一生。本书旨在引导读者用自然疗法代替昂贵医疗，用食物代替药物，通过合理膳食获得健康。

　　在这里，你会惊奇地发现最为寻常的食物所蕴涵的鲜为人知的功效。各种食物有什么不同的营养？哪一种吃法最适合你？不同的季节你该吃些什么？爱美的你想要魅力四射该选择哪些食物……这些问题都可以从本书中找到答案。如果你想吃得营养又健康，成为自己生活中的营养师和医师，那么请你翻开此书，相信它能带给你最实用、最健康的饮食帮助，拥有它将会使你一生受益！

目 录

第一篇　药补不如食补

第二篇　营养来自最常见的食物

1

第三篇　食物巧搭配，营养翻翻倍

第四篇　四季补得好，胜过仙丹妙药灵芝草

目 录

第五篇　不同年龄段，不同的食补方案

第六篇　特别的食补养生方案给特别的你

目 录

第七篇 女人如花如梦，让女人快乐地吃出美与健康

第八篇　常见疾病食来补

目　录

Part 1

药补不如食补

Chapter 1

观念变一变，健康长又长

吃得健康，你才会健康

健康的四大基石是"合理膳食，适量运动，戒烟限酒，心理平衡"，而排在首位的"合理膳食"，其重要性是不言而喻的。天然均衡的饮食包含了人类生命所需的42种营养素。人工合成的食物虽包括各种各样的合成营养素，但营养价值远远不如天然的食物。

俗话说得好，"民以食为天"，饮食是人类生存繁衍、维护个体健康的基础。我国传统医学圣典《本草纲目》中记载了1892种药物，食物就占500余种，历代各类综合性著作中多有食药同源的记载，许多《本草纲目》中所介绍的药物就是人们日常生活中随处可见的天然食物。随着对传统医学的研究，我们发现，食物是目前

地球上最多样且最完整的营养来源。天然的食物为人们提供了每日必需的营养素，如果加以合理利用，可以均衡人体，调节内分泌，排除人体内的毒素，提高人体的免疫力。

通过食物来调养身心、预防疾病、延年益寿等，在古代就很盛行。药学家孙思邈十分重视食养，他平时爱吃淡食，较少吃肉，还经常服用蜂蜜、莲子、山药、芝麻、牛乳等，这些对他的长寿都有助益。另外，他还极力主张饮食清淡，注意节制，细嚼慢咽，食不过饱。他在总结自己的进食经验时写道："清晨一碗粥，晚饭莫教足。饮酒忌大醉，诸疾自不生。食后行百步，常以手摩腹。"在他看来，饮食须有所节制，不可吃得过饱。应该做到少吃多餐，"觉肚空，即需素食，不得饥"。

"吃"是生活层面的，但又是心理层面和文化艺术层面的；"吃"要吃出热卡和营养，但还要吃出生活的情趣和家庭融融的乐趣；"吃"要吃出口位，但还要吃出品味，吃出享受，吃出健康。"养生之道，莫先于食"，利用食物的营养可以防治疾病，改善生命质量，延长寿命。所以我们应该好好地吃，挑对的吃，要相信：健康，是吃出来的。

▶ 平衡膳食是关键

人们每天必须从食物中摄取各种营养素，以促进生长、发育和生殖。人体所需的各种营养素不下数十种，缺一不可，但多了也不好。再者，大自然提供的食物品种千万，但就每种食物所含的营养素而言，差异极大。如何从各种食物中得到每天所需的营养素，这就是平衡膳食的主要内容。

具体而言，所谓平衡膳食，是指膳食中所含的营养素种类齐全、数量充足、比例恰当，膳食中所供给的营养素与机体需要保持平衡。平衡膳食不仅能满足机体的各种生理需要，也能预防多种疾病的发生，是人类最合理的膳食。平衡膳食需具备以下两个特点：

1.膳食中应该有多样化的食物

人们知道，人体需要多种营养素，如果只吃一两种或少数几种比较单调的食物，就不能满足人体对多种营养素的需要，长期吃较单调的膳食对生长发育和身体健康是不利的。各种食物中所含的营养素不尽相同，只有吃各类食物，才能满足人体对各种营养素的要求。

2.膳食中各种食物的比例要合适

人的身体需要多种营养素，而各种营养素在人体内发挥作用又是互相依赖、互相影响、互相制约的。如人体需要较多的钙，而钙的消化吸收必须有维生素D参与完成。维生素D是脂溶性维生素，如果肠道里缺少脂肪，它也不能很好地被肠道吸收，只有在吃维生素D的同时，吃一定数量的脂肪，维生素D才能被吸收。而脂肪的消化吸收，必须有胆汁才能发挥作用，胆汁是肝脏分泌的，要使肝脏分泌胆汁，又必须保证蛋白质的供给。

那么，蛋白质、脂肪、糖这三大营养素又是怎样相互作用的呢？如果人摄入的糖和脂肪不足，体内的热量供应不够，就会分解体内的蛋白质来释放热量，以补充糖和脂肪的不足。但蛋白质是构成人体的"建筑材料"，体内缺少了它，会严重影响健康。如果在摄入蛋白质的同时，摄入足够的糖和脂肪，就可以减少蛋白质的分解，而充分利用它来修补和建造新的细胞和组织。由此可见，各种

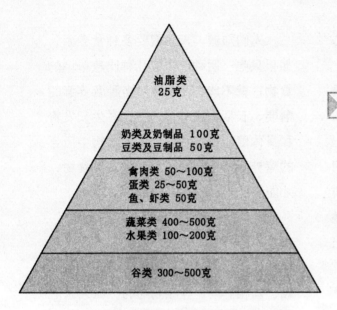

油脂类
25克

奶类及奶制品 100克
豆类及豆制品 50克

禽肉类 50～100克
蛋类 25～50克
鱼、虾类 50克

蔬菜类 400～500克
水果类 100～200克

谷类 300～500克

营养素之间存在着非常密切的关系，为了使各种营养素在人体内充分发挥作用，不但要注意各种营养素齐全，还必须注意各种营养素比例适当。

中国营养协会提供了食物的金字塔：

食物金字塔共分五层，包含我们每天应吃的主要食物种类。金字塔各层位置和面积不同，这在一定程度上反映出各类食物在膳食中的地位和应占的比重。谷类食物位居底层，每人每天应吃300～500克；蔬菜和水果占据第二层，每天应吃400～500克和100～200克；鱼虾、畜禽、肉、蛋等动物性食物位于第三层，每天应吃125～200克（鱼虾类50克，畜禽肉50～100克，蛋类25～50克）；奶类和豆类食物合占第四层，每天应吃奶类及奶制品100克、豆类及豆制品50克；第五层塔尖是油脂类，每天不超过25克。

中国特色的营养膳食结构

吃得好有益健康，会吃千顿香，不会吃一顿伤。小小的胃要容纳如此多的食物，就要吃得有学问、吃得有方法、吃得有讲究，否则会"吃饱了撑的"。根据我国传统膳食的优缺点和平衡营养的需求，以下的吃法才是中国特色的营养膳食结构：

1.多吃蔬菜、水果和薯类

蔬菜、水果和薯类都含有丰富的维生素、矿物质、膳食纤维和其他生物活性物质。红、黄、绿等深色蔬菜中维生素含量超过浅色蔬菜和水果，而水果中的糖、有机酸及果胶等又比蔬菜丰富。由蔬菜、水果和薯类组成的膳食，对保护心血管、增强抗病能力、预防某些癌症等有重要作用。

2.吃适量的鱼、禽、蛋、瘦肉，少吃肥肉和荤油

鱼、禽、蛋及瘦肉是优质蛋白质、脂溶性维生素和某些矿物质的重要来源，应适量摄入，但不要多吃，否则对健康不利。特别要控制肥肉、荤油的摄入量。

3.吃清淡、少盐的膳食

膳食不应太油腻、太咸或含过多的

动物性食物及油炸、烟熏食物，每人每日食盐量以不超过6克为宜。盐摄入量过多会增加患高血压病的危险。

4.常吃奶类、豆类或其制品

奶类含钙量高，是天然钙质最好的来源，也是优质蛋白质的重要来源。豆类含丰富的优质蛋白质、不饱和脂肪酸、钙及B族维生素，经常吃豆类食物，既可以改善膳食的营养素供给，又可以防止吃肉类过多带来的不利影响。

5.谷类为主好处多多

谷类食物是我国传统膳食的主体，是人体能量的主要来源，它能提供人体碳水化合物、蛋白质、膳食纤维及B族维生素等。在各类食物中应当以谷类为主，并需注意粗细搭配。

6.饮酒应限量

白酒除能量外，不含其他营养素。无节制地饮酒，会使食欲下降，食物摄入减少，以致缺乏多种营养素，严重时还会造成酒精性肝硬化。

7.食量与体力活动要平衡，保持适宜体重

进食量与体力活动是控制体重的两个主要因素。食量过大而活动量不足会导致肥胖，反之会造成消瘦。过度肥胖易得慢性病，过度消瘦会使劳动能力和对疾病的抵抗力下降。体力活动较少的人应进行适量运动，使体重维持在适宜的范围内。

饮食新观念：新鲜蔬果助健康

许多人以为吃高蛋白的食物比较营养，事实上却隐藏着缺钙的危机；人工甘味剂没有热量却有甜度，可满足味蕾却不见得有利健康……诸如此类，都是有所偏差的饮食观念。新世纪饮食观强调食物应尽量自然，污染性的东西要少吃，也应避免食品添加物。所以，吃新鲜的蔬果就成为新世纪的新观念。

高蛋白食物以动物肉类为主，包括猪肉、牛肉、羊肉等。也许有人会认为高蛋白食物较营养，殊不知高蛋白的食物摄取多了，有可能加速骨骼钙质的流失，尤其是中老年人，可能会导致骨质疏松症。

由于大环境的改变，动物性肉类，饱受口蹄疫、疯牛病、禽流感等诸多传染病的威胁，即使是海鲜或鱼类，也因为河川及海洋的污染，屡屡传出污染事件，人类如果吃多了，难免给健康带来危害。因此，新世纪饮食观主张慎选食物，多吃新鲜且卫生的蔬果，简单说就是以有机素食为主，对于受污染可能性较大的鱼肉少吃为妙，即使要吃也应注意是否新鲜卫生。

其次是食品添加物，如人工甘味剂（阿斯巴甜），或防腐剂及色素等。

这些东西多见于加工食品中，尤其是零食，虽然可以使食物吃起来更有味道，能满足口欲，但长期摄入，不利于身体健康。

人类的健康要得以保持，就必须以原生和天然的饮食为主，天然的才是我们最好的选择。科技的进步给我们带来了生活的享受，但对于人类的健康来说，更多需要的不是什么高科技的东西，而是一种更为原始、不用任何加工的、全面、均衡的营养素。所以，不妨试着让饮食变得清淡些，偶尔吃食物的"原味"，也是不错的体验。

Chapter 2

做个营养健康人

▶营养是生命和健康的根基

健康不仅仅是指身体不生病，还包括生理和社会、自然环境的动态平衡。现代社会中，大部分人在不同程度上处于不完全健康状态。如要由不完全健康状态转变为完全健康状态，就得通过合理营养加以调节。

所谓营养，就是从外界摄取食物，经过人体消化吸收，利用食物中身体需要的物质，以维持生命活动的整个过程。"营"就是谋求的意思，"养"就是养生的意思，合起来就是谋求养生。一个人的整个生命过程离不开营养，没有营养摄入，生命就会停止。研究表明，营养状况良好的母亲，她们所生的婴儿有94%健康状况良好；而营养状况

不良的母亲所生的婴儿，有92%健康状况不佳。在各类人群中，注意营养可使许多疾病的发病率与死亡率下降，如心脏病可下降20%，肿瘤下降30%，糖尿病下降50%。合理营养的确能有效防治各种营养缺乏症和营养过剩症，以及诸多的常见病、多发病。同时，不断改变自己的饮食习惯，还可有效预防一些癌症的发生。

一般认为，如果在45岁左右就出现两鬓斑白、耳聋眼花、眼角鱼尾纹、眉毛外1/3变得粗长、记忆力减退、工作效率降低等老年性变化，称为"早衰"。如果做到合理营养的平衡膳食，推迟衰老是完全可能的。有关科学家对不同群体期望寿命调查的结果表明，在当今世界上，从事营养工作者的平均寿命最长。

当然，一个人的健康状况取决于

许多因素，可包括先天的遗传因素，后天的食物营养、生活方式、卫生状况、气候环境、体育锻炼、精神状态、嗜好习惯，等等。但在这些因素中最基础、最主要、最根本、最经常对生命质量、寿命长短起作用的仍是膳食营养。所以说，营养是生命和健康的根基。

▶ 三大营养素给生命和健康供热

热能是维持生命活动和从事劳动不可缺少的动力，人体对热能的依赖就像汽车不可没有汽油一样。人体所需要的营养素有几十种，但能提供热能的营养素只有碳水化合物、脂肪和蛋白质。在所有的营养素当中，这三种摄入量最多的营养素就像三根支柱，支撑着我们的身体，因此被称为三大营养素。这三大营养素可以称为维持生命活动所需能量的源泉。

生命的标志——蛋白质

蛋白质是人体的主要组成物质之一，占人体体重的16%～19%，是高分子化合物。蛋白质是生命活动的物质基础，没有蛋白质就没有生命。蛋白质在体内参与组成各种组织和器官，如皮肤、肌肉、骨骼、血液、内脏器官、毛发和指甲等。蛋白质还参与构成多种重要的生理活性物质，如催化生物化学反应的酶、调节代谢平衡的激素和抵御外来微生物的抗体等。

人体内的蛋白质不是固定不变的，而是处于不断更新的状态中。例如，一个成年人每天经由皮肤、毛发、黏膜脱落和肠道菌体死亡等排出20多克蛋白质，因此人体每天必须摄入一定量的蛋白质，以弥补每天损失的量。

不论高等或低等生物，所有蛋白质都由20种氨基酸组成。其中成人有8种氨基酸、婴儿有9种氨基酸不能自己合成，必须从食物中摄取。因此，这9种氨基酸（异亮氨酸、苯丙氨酸、蛋氨酸、赖氨酸、苏氨酸、色氨酸、亮氨酸、缬氨酸、组氨酸）被称为人类的必需氨基酸。人体内数以万计的各种蛋白质因氨基酸组成的数量和排列顺序不同而不同，使人体中蛋白质多达10万种以上，它们的结构、功能也因此千差万别，形成了生命的多样性和复杂性。

"能量高手"——脂肪

脂肪是人体必需的三大营养素之一。脂肪包括脂和油，常温下呈固态者称脂，呈液态者称油。脂肪也称甘油三酯，是由一个甘油分子和三个脂肪酸化合而成。

脂肪是食物中的一个基本构成部分，如各种动物油和植物油、坚果和油炸食品等。

植物性油脂指花生油、豆油、芝麻油、向日葵油等以及谷类的油，包括玉米油。这些油类含有丰富的不饱和脂肪酸、亚油酸、亚麻酸在豆油和紫苏子油中较多。

动物脂肪包括陆地与海洋动物的体脂、奶脂和禽肉类的脂肪，含饱和脂肪酸和单不饱和脂肪酸相对较多，而多不饱和脂肪酸含量较少。

含磷脂较多的食物有蛋黄、肝脏、大豆、麦胚和花生等；含胆固醇丰富的食物有动物脑、肝、肾等内脏和蛋类，肉类和奶类也含有一定量的胆固醇。

人体热能最主要的来源——碳水化合物

碳水化合物亦称糖类化合物，是人体热能最主要的来源，人体所需热能的70%左右由糖供给。碳水化合物由碳、氢、氧三种元素组成，由于它所含氢氧的比例为2：1，和水中所含氢氧的比例一样，故称为碳水化合物。碳水化合物是人体正常生理活动、生长发育和体力活动主要热能来源，尤其是神经系统、心脏的主要能源以及肌肉活动的燃料。

糖是构成人体组织的重要成分，血液中的葡萄糖（血糖），乳汁中的乳糖，糖与其他物质结合而成的核糖蛋白、糖脂素等都是构成细胞和组织、调节生理机能不可缺少的物质。足够的碳水化合物供给可节约体内蛋白质消耗、减少脂肪过度分解中不完全代谢产物酮体的积蓄，还有保肝解毒作用。

▶ 走进热闹的维生素家庭

维生素家族永远对追求健康的人敞开大门，尽情地融入它们，和每种维生素交朋友，相信它们能给你带来健康和美丽。

维生素A，呵护你的眼睛

作用：具有抗氧化、防衰老和保护心脑血管的作用，还可以保持视力正常，预防夜盲症和干眼病。

摄入不足的坏处：皮肤干燥、有呼吸道感染迹象，或眼睛干涩、畏光、多泪、视物模糊等。

这些食物维生素A含量丰富：动物肝脏、鱼肝油、奶制品、蛋、鱼卵、胡萝卜、菠菜、豌豆苗、青椒、红薯等。

温馨提示：经常在电脑前工作的人或经常开车的人应适量多服用维生素A；服用长效避孕药的女性应减少摄入维生素A；维生素A在体内不易排出，过量服用容易导致积聚，引起维生素A中毒。

维生素C，美丽健康之源

作用：促进伤口愈合，抗疲劳并提高抵抗力。

摄入不足的坏处：牙龈红肿而且容易出血，皮肤易出血，伤口不易愈合；不能适应外界环境变化，容易感冒。

这些食物维生素C含量丰富：新鲜蔬菜如青菜、韭菜、菠菜、辣椒等，新鲜水果如橙子、红枣、山楂、猕猴桃等。

温馨提示：人工合成的维生素补充剂，效果不如从天然食物中摄取的维生素C好。

维生素D，身体骨质护卫

作用：调节人体内的钙平衡，促进钙和磷的吸收代谢，保持骨骼健康。

摄入不足的坏处：多汗、儿童软骨症、成人骨质软化症。

这些食物维生素D含量丰富：鱼肝油，含油脂的鱼类如三文鱼、沙丁鱼等，以及全脂牛奶、人造奶油、蛋等。

温馨提示：日光浴是促进维生素D在体内合成的重要途径，在日常膳食条件下，只要经常接触阳光，一般不会产生维生素D缺乏症。

维生素E，留住美丽青春

作用：抗氧化作用，延缓衰老，保护心脑血管。

摄入不足的坏处：四肢乏力、易出汗、皮肤干燥、头发分叉、痛经。

这些食物维生素E含量丰富：食用油如麦胚油、玉米油、花生油、芝麻油、豆类、粗粮等。

温馨提示：服用避孕药的妇女和怀孕、哺乳、更年期的妇女应适当增加维生素E的摄取。

维生素K，抗出血的专家

作用：止血、维持正常的凝血功能。

摄入不足的坏处：凝血功能不正常，导致鼻出血、尿血、皮肤黏膜淤血、胃出血等。

这些食物维生素K含量丰富：绿色蔬菜、动物肝脏和谷类。

温馨提示：外科手术以及外伤后应适当补充维生素K，但过量服用易伤害肝脏。

维生素B，给你健康奇效

维生素B$_1$

作用：参与神经传导、能量代谢，可提高机体活力。

摄入不足的坏处：长时间消化不良、手脚发麻、多发性神经炎和脚气病等。

这些食物维生素B$_1$含量丰富：粗粮、杂粮、谷物、坚果和豆类以及瘦肉和动物内脏。

温馨提示：尽管谷物里含有大量的维生素B$_1$，但维生素B$_1$主要存在于胚芽、米糠和麸皮中，精细加工容易被破坏，所以应多吃粗粮。

维生素B₂

作用：参与体内许多代谢和能量产生过程，对保护皮肤黏膜、肌肉和神经系统的功能有重要作用。

摄入不足的坏处：口臭、失眠、头痛、精神倦怠、皮肤和头发出油、头皮屑增加。

这些食物维生素B₂含量丰富：肉、蛋、奶、鱼类等。

温馨提示： 维生素B₂的天敌是紫外线、水、碱性物质、磺胺类药物和酒精。服用避孕药的女性应大量补充维生素B₂，长期精神紧张、压力大的人，应当增加用量。

维生素B₆

作用：维持免疫功能，防止器官衰老。

摄入不足的坏处：肌肉痉挛，外伤不易愈合，孕妇出现过度的恶心、呕吐。

这些食物维生素B₆含量丰富：动物类食物如牛肉、鸡肉、鱼肉和动物内脏等，全谷物食物如燕麦、小麦麸、麦芽等，豆类如豌豆、大豆等，坚果类如花生、胡桃等。

温馨提示： 服用抗结核药物、雌激素避孕药的人，长期在高温环境中工作的人应该增加维生素B₆的摄入量。

维生素B₁₂

作用：防止贫血，提高血液携氧能力，增强记忆力。

摄入不足的坏处：皮肤苍白、贫血、毛发稀少、食欲不振、呕吐、腹泻。

这些食物维生素B₁₂含量丰富：动物类食物。

温馨提示： 只有动物类食物含有维生素B₁₂，所以纯素食者最容易缺乏维生素B₁₂。

叶酸，缓解压力和改善贫血

作用：预防贫血、口腔溃疡。

摄入不足的坏处：贫血、口疮、身体虚弱、乏力、失眠、健忘、躁动不安。

这些食物叶酸含量丰富：食物中广泛含有叶酸。

温馨提示： 叶酸对于预防人体血管硬化有非常重要的作用，妊娠、哺乳期应增加对叶酸的摄入。叶酸与维生素C同服，会抑制叶酸在胃肠中的吸收。

▶ 矿物质，人体不可或缺的营养素

矿物质是构成人体组织和维持正常生理功能所必需的各种元素的总称，是人体必需的七大营养素之一。虽然矿物质在人体内的总量不及体重的5%，也不能提供能量，可是它们在人体组织的生理作用中发挥着重要的功能。矿物质是构成机体组织的重要原料，如钙、磷、镁是构成骨骼、牙齿的主要原料。

在人体的新陈代谢过程中，每天都有一定数量的矿物质通过粪便、尿液、汗液等途径排出体外，因此必须通过饮食予以补充。但是由于某些微量元素在体内，其生理作用剂量与中毒剂量极其接近，因此过量摄入不但无益，反而有害。矿物质的功效很多，不同的矿物质能带给你不同的呵护，让你轻松惬意地享受健康。

钙元素，给你健康骨骼

钙是人们熟知的元素，对骨骼的生长发育有着重要作用。孕妇缺钙，可使胎儿骨骼发育畸形；婴儿缺钙，易患佝偻病；儿童缺钙，影响骨骼的发育等。中年女性由于对钙的吸收能力差，再加上钙的排出量增加，就容易缺乏钙质，进而导致骨质疏松，出现腰、背、腿痛或肌肉痉挛等症状。

存在于骨骼和牙齿中的钙，使机体具有坚硬的结构支架；钙还是多种酶的激活剂，并能调节人体的激素水平；钙对保持细胞膜的完整性、肌肉的兴奋及细胞的多种功能均有极为重要的作用；钙和磷一起作为构成牙齿的主要原料，牙齿会因缺钙变得疏松，容易被口腔中的细菌腐蚀而生成龋齿。

长期缺钙会造成人体钙代谢紊乱，引发甲状旁腺机能亢进。中年女性的许多不适症，诸如骨质疏松、食欲不振、情感淡漠、心律紊乱、记忆衰退、手足麻木、肌肉痉挛、多汗多尿、易疲劳、抽搐、瘙痒等，大多与长期钙供应不足有关。

补钙不一定非要服药，可以多喝些骨头汤、牛奶、豆浆，多吃些豆腐、豆制品、虾皮等含钙丰富的食物。绿色蔬菜如油菜、香菜、空心菜、芹菜、香椿、黑木耳的含钙量也很高，而且吸收与利用率也高，胆固醇含量也较少，多吃绿色蔬菜，同样能够补充钙质。

铁元素，注入新鲜血液

铁以两种不同的形式存在于我们的机体中，一种是"血红素"铁，它是血红蛋白的基本组成成分，而血红蛋白又是人体中红血球的组成成分；另外一种是所谓的"非血红素"铁，储存于体内，主要在肝部。铁与蛋白质结合构成血红蛋白和肌红蛋白，维持肌体的正常生长发育；参与体内氧气和二氧化碳的转运、交换和组织呼吸过程，是体内许多重要酶系的组成成分。

铁缺乏可引起缺铁性贫血，使人体质虚弱、皮肤苍白、易疲劳、头晕、对寒冷过敏、气促、甲状腺功能减退等。

对女性而言，由于月经的原因，铁的损失要比男性多，因此女性更容易贫血，膳食中要注意补充富含铁的食物。但要注意，摄入过量的铁将产生慢性或急性铁中毒。

成年女子每日铁供给推荐量为18毫克。膳食中铁的良好来源主要有：肝脏、牛肾、甘蔗、鱼子酱、鸡内脏、可可粉、鱼类、马铃薯、精白米、黄豆、菠菜、莴苣、韭菜、糙米、大米、小米、麦麸、芝麻、海带、腰子、杏仁等。

锌元素，绽开生命之花

锌元素在人体中承担着重要的生理功能，是人体不可缺少的微量元素，对儿童的生长发育起着重要的促进作用。成人每天只需要13～15毫克的锌，但缺少了它，就会导致食欲减退、皮肤粗糙、发育迟缓，以及贫血等，长期缺锌还会造成性功能减退甚至不育。

锌的主要生理功能包括参与蛋白质、碳水化合物、脂类、核酸的代谢，参与基因表达，维持细胞膜结构的完整性，促进肌体的生长发育和组织再生，保护皮肤和骨骼的正常功能，促进智力发育，改善正常的味觉敏感性。缺锌最常见的病因是膳食不平衡。

锌主要是通过饮食补充，食物中含锌量多的食物有牡蛎、麦芽，其次是瘦肉、鲜虾、鱼类、牛奶、核桃、花生、大豆、芝麻、紫菜、动物肝脏等。

钾元素，保护你的心脏

钾是第19号元素，在人生命活动中的重要性是不可忽视的。钾对人体的贡献，主要是帮助肌肉和心脏保持正常功能。血钾过高或过低都会引起肌肉和心脏功能异常，严重者甚至危及生命。

钾是人体生长和发育所必需的元素，维持细胞内液的渗透压。钾和细胞外液钠合作，维持神经肌肉的应激性和正常功能，并维持细胞与体液间水分的平衡，使体内保持适当的酸碱度。

钾是细胞内糖、蛋白质代谢必不可少的成分，并参与了多种酶的功能活动。钾能有效利用蛋白质修复破坏的组织，还能刺激中枢神经发出肌肉收缩所需的神经冲动，通过肾脏清除潜在的有害废物，帮助细胞代谢。细胞内钾的缺乏，将直接影响其正常代谢，长期缺钾则引起细胞变性、萎缩。钾可以营养肌肉组织，尤其是心肌，它协同钙和镁维持心脏的正常功能。钾能对抗食盐引起的高血压，临床应用证明，低钠高钾的食品具有治疗和预防高血压的作用。

靠不吃主食减肥的人，失去的不仅是体重，体内的钾含量也会下降，这会造成体力减弱、反应迟钝。大量饮用咖啡、酒和爱吃甜食的人容易疲劳，这是缺钾造成的，所以这样的人应该补充钾。

钾广泛分布于食物中，肉类、家禽、鱼类、各种水果和蔬菜都是钾的良好来源。含钾比较丰富的食物主要有：脱水水果、糖浆、马铃薯粉、米糠、海草、大豆粉、香料、向日葵子、麦麸和牛肉等。

铜元素，铁的最佳搭档

铜是人体内30余种酶的活性成分，如抗坏血酸氧化酶、细胞色素氧化酶等都含有铜。铜是血浆铜蓝蛋白的重要组成部分，在保持循环完整性中，微量的铜也是必不可少的，如果缺铜，也会引起贫血。铜和铁一起参与造血过程，促进铁由"铁库"进入造血"机器"——骨髓之中，以加速血红蛋白和卟啉的合成。

铜还影响铁的代谢，缺铜使肠减少对铁的吸收，使肝、脾内的"铁库"储存的铁量减少，血清铁降低。含铜的超氧化物歧化酶存在于红细胞、肝脏及脑组织中。机体内的超氧化物具有毒性，而超氧化物歧化酶可使此物迅速分解，故铜对机体有解毒作用，而且对人体抗衰老、防止皮肤老化等也有重要作用。

铜广泛分布于食物之中，主要食物来源有：豆类、全麦、动物内脏、虾、杏仁、梨、甜菜、大蒜、蘑菇、坚果、燕麦、橘子、核桃、小萝卜、葡萄干、大豆、海鲜和绿叶蔬菜等。

铬元素，调节体内血糖

铬是第24号元素，因为这种元素以多种不同颜色的化合物形式存在，故被称为"多彩的元素"。铬的浓度随年龄增长而减少，随着体内铬的减少，衰老也逐渐发生。铬是胰岛素参与糖代谢过程的重要元素，又是体内葡萄糖耐量因子的重要组成部分，缺铬可引起糖代谢紊乱而发生糖尿病。铬对蛋白质代谢也有影响，甘氨酸、丝氨酸和蛋氨酸等合成蛋白质时，需要铬参与。中年女性严重缺铬，会出现体重减轻、末梢神经疾病。

铬的最好来源是肉类，尤以肝脏和其他内脏为生物有效性高的铬的来源。啤酒酵母、未加工的谷物、麸糠、硬果类、乳酪也提供较多的铬；软体动物、海藻、红糖、粗砂糖中的铬的含量高于白糖；家禽、鱼类和精制的谷类食物含有很少的铬。长期食用精制食品和大量的精糖，可促进体内铬的排出，因此会造成铬的缺乏。

碘元素，促进身体发育

在人体正常的新陈代谢中，碘是不

可缺少的重要物质，虽然它的需要量很少，但它对身体和智力发育的发展至关重要。它是维持人体代谢功能的甲状腺素的重要组成成分，人体内含碘总量为20～50毫克。碘缺乏的典型特征是甲状腺肿大、头发变脆、肥胖和血胆固醇增高、甲状腺功能减退。

缺碘的孕妇所生的孩子可患有呆小症，这是一种以甲状腺机能低下、甲状腺肿、智力迟钝和生长迟缓为特征的疾病。成人轻度缺碘将出现疲劳、肌无力、黏液分泌过多等症状。

正常人对碘的摄取主要是从食物、饮水和食盐中获得，芦笋、大蒜、蘑菇、海盐、芝麻、大豆、南瓜、萝卜、菠菜等含有丰富的碘。

钼元素，让你精气十足

钼是第42号元素，钼在人体中的总含量为5～9毫克。别看它量少，它的存在与否对人体的影响却是很大的。钼不仅与头发的颜色有关，还与我们的精神状态有关。有它，你可感到精力充沛、神气十足；无它，你会感到疲惫不堪。这是因为钼是两种在新陈代谢中起重要作用的酶的组成成分，一是黄嘌呤氧化酶，一是亚硫酸盐氧化酶。嘌呤类物质充满能量，在代谢过程中，嘌呤及黄嘌呤转化为尿酸，就必须有黄嘌呤氧化酶参与，黄嘌呤氧化酶又必须有微量元素

钼，才能催化这个反应。

钼还是醛氧化酶的组分，参与醛类的新陈代谢，可解除某些醛类物质对人体的毒害。钼对维持心肌能量代谢也有重要作用，是心肌中某些酶的组分，并且是维持动脉壁弹性的必要因素之一。钼对抗体的免疫能力有影响，还能调节甲状腺的功能。钼在人体新陈代谢中有如此重要的作用，缺钼会引起一些疾病，特别是癌症这种严重威胁生命的疾病。植物中的钼含量变化较大，与其所生长的土壤有关。从膳食中摄入的钼主要来源于动物内脏、肉类、全谷类、麦胚、蛋类、叶类蔬菜和酵母。

硒元素，防癌自有高招

人体中有一种非常重要的抗氧化剂，即谷胱甘肽过氧化物酶，硒是这种酶的催化物。该酶能抵抗细胞膜上脂质的过氧化作用，防止自由基和过氧化物的过量生成和积累。自由基会促使机体老化，形成不能被细胞代谢的脂褐素。随着年龄增长，或机体缺硒，机体抗氧化能力逐渐降低，细胞内的脂褐素可在心脏、肝脏，特别是脑组织中积累，导致心脏病、神经机能不全、记忆力障碍和肝功能易受损害等，故硒有抗衰老的作用。自由基是癌症的主要致病因素之一，因此适量的硒可抑制多种化学致癌物引起肝癌、皮肤癌和淋巴肉瘤等的发

生和发展。

硒的生理功能还表现在以下几个方面：参与免疫功能的维持，保护细胞膜和细胞；促进机体的生长和繁殖；保护心血管和心肌的健康；能降低心血管病的发病率，还可使心绞痛减轻或消失；提高工作效率。硒的丰富来源有芝麻、动物内脏、大蒜、蘑菇、海米、鲜贝、淡菜、金针菇、海参、鱿鱼、苋菜、鱼粉、黄油、啤酒酵母、小麦胚和龙虾等。良好来源有海蟹、干贝、带鱼、松花鱼、黄鱼、龙虾、羊油、豆油、猪肾脏、全小麦粒（粉）、螃蟹、猪肉和羊肉；一般来源有小茴香、冬菇、桃酥、胡萝卜、全燕麦粉、啤酒、大米、橘汁和全脂牛奶；微量来源有玉米、小米、核桃、奶油蛋糕、油饼、水果和糖。

磷元素，运转生命活动的齿轮

磷是人体遗传物质核酸的重要组分，也是人类能量转换的关键物质三磷酸腺苷（ATP）的重要成分，还是多种酶及生物膜磷脂的组分，是构成骨骼、牙齿的重要成分，可谓运转人体生命活动的齿轮。

磷是机体极为重要的元素之一，因为它是所有细胞中的核糖核酸、脱氧核糖核酸的构成元素之一，对生物体的遗传代谢、生长发育、能量供应等方面都是不可缺少的。磷也是生物体所有细胞的必需元素，是维持细胞膜的完整性、发挥细胞机能所必需的。磷脂是细胞膜上的主要脂类组成成分，与膜的通透性有关，它促进脂肪和脂肪酸的分解，预防血中聚集太多的酸或碱。磷的功能也影响血浆及细胞中的酸碱平衡，促进物质吸收，刺激激素的分泌，有益于神经和精神活动。磷能刺激神经肌肉，使心脏和肌肉有规律地收缩。磷能帮助细胞分裂、增殖及蛋白的合成，将遗传特征从上一代传至下一代。

磷广泛分布于动植物性食物当中，芦笋、啤酒酵母、玉米、乳制品、蛋、鱼、干果、大蒜、豆类、坚果、芝麻、向日葵、南瓜子、肉类、禽类、糙米等都是富含磷的食物。

氟元素，牙齿的保护伞

许多人都知道氟是人体必不可少的微量元素，而且人体所需的氟，主要来源于饮水。氟是一种必需但敏感的元素，多了少了都会致病。缺氟可以引起龋齿。现在龋齿发病率越来越高，不仅在儿童中普遍存在，成年人中也屡见不鲜，被世界卫生组织列为当今世界除心脑血管病和肿瘤之后的第三种最重要的疾病。缺氟还能引起骨质疏松，中年女性患骨质疏松症和因骨质疏松而致骨折的较多，因此也应防止缺氟。成年人体内含氟约为2.9克，比锌略多，仅次于硅和铁。人体内的氟含量由于受铝、钙、镁等元素的影响而有所波动。从满足人体对氟的需要到由于过多而导致中毒的量之间相差不太多，因此，氟对人体的安全范围比其他微量元素要窄得多。

饮用水加氟成本低、效率高、效果好，全世界已有30多个国家和地区的一亿多人口饮用加氟水，龋齿发病率下降。食用或饮用含氟的食物或饮料，也是弥补人体缺氟的一项措施。食品中，以鱼类、各种软体动物（如贝类、乌贼、海蜇等）和蔬菜含氟比较丰富，饮料、葡萄酒、茶叶中含氟量也较高。

水与膳食纤维：人体的"清道夫"

水也是一种营养素

水分是机体中含量最多的成分，同样也是维持人体正常生理活动的重要物质。成人体液总量约占体重的60%左右，也就是说，人体体重中的60%是由水分和溶解在水分中的电解质、低分子化合物和蛋白质组成的。当机体丢失水分达到20%的时候，生命就会出现危险。

人体血液中90%的成分是水，水的流动性很大，因此水可随着血循环流动到全身各个部位，起着调节体温的作用。水在体内还起着良好的润滑（如关节腔中的浆液）和清洁（如泪液）作用。

水与健康的关系已知有以下3点：

1.适度饮水可延缓衰老

人体肌肉成分中有75%是水分，脱水不但会引起体能的下降，使正常的新陈代谢受到影响，还会使皮肤失去应有的光泽和弹性，使人显得干瘪、枯萎，皱纹增多，老人的老年斑也会增多。如果饮水适度，则皮肤圆润光泽、精神饱满、代谢加快，衰老过程相对就会变得慢些。

2.饮用适当硬度的水可以预防心血管病

水的硬度取决于水中钙、镁离子的含量。如果一天饭菜中和饮用水都是硬水，实际上对中老年人来说，也是一件好事。因为钙、镁离子含量高的水，可以维持体液的正常浓度，促进血液循环，并能预防脑溢血和心肌梗死等疾病。

3.多饮水可防泌尿系统结石

体内结石，是由于尿液中草酸、磷酸盐类等结晶而成的。当尿液较多时，结石悬浮于人的尿液中，体积小的结石还可以随尿液排出体外。在炎热的夏季，由于人体水排出量急剧增加，使尿液减少或浓缩，常使原有结石的病人或潜在结石病人诱发肾绞痛。尿液的浓缩也是形成泌尿系统结石的重要因素，使原来小的结石体积增大，梗阻尿道而发生绞痛。所以，多喝水对此有很好的预防作用。

人体的"清道夫"——膳食纤维

膳食纤维是人体的消化酶在消化食物时，其中难以消化部分的总体。简单地说，就是植物的细胞壁，其中包括纤维素、木质素、戊糖、果胶等。谷皮、麸皮、蔬菜和水果的根、茎、叶主要就是由纤维素组成的，因此这些食物为膳食纤维的主要来源。

纤维素虽然不能被人体吸收，但具有良好的清理肠道的作用，被人们成为"肠道清道夫"，并因此成为营养学家推荐的六大营养素之一，是有利于人体健康的食品。

食物纤维素包括粗纤维、半粗纤维和木质素。食物纤维素是一种不被消化吸收的物质，过去认为是"废物"，现在认为它在保障人类健康、延长生命方面有着重要作用。

膳食纤维对人体的作用主要有以下几种：

1.有助于肠内大肠杆菌合成多种维生素。

2.纤维素比重小、体积大，在胃肠中占据空间较大，使人有饱腹感，利于减肥。

3.纤维素体积大，进食后可刺激胃肠道，使消化液分泌增多和胃肠道蠕动增强，可防治糖尿病和便秘。

4.高纤维饮食可通过胃排空延缓、肠转运时间改变、可溶性纤维在肠内形成凝胶等作用而使糖的吸收减慢，亦可通过减少肠激素如抑胃肽或胰升糖素分泌，减少对胰岛B细胞的刺激，减少胰岛素释放与增高周围胰岛素受体敏感性，使葡萄糖代谢增强。

5.糖尿病患者进食高纤维素饮食，不仅可改善高血糖，减少胰岛素和口服降糖药物的应用剂量，还有利于减肥，并可防治便秘、痔疮等疾病。

纤维素的主要生理作用是吸附大量水分，增加粪便量，促进肠蠕动，加快粪便的排泄，使致癌物质在肠道内的停留时间缩短，对肠道的不良刺激减少，从而预防肠癌。

营养失衡应对症下药

现代人对食品越来越挑剔，不少人严重偏食，造成营养失衡。一些人发现自己营养失衡，一着急，就乱补一通，殊不知只有对症下药，才能事半功倍。常见的营养失衡有以下几种，可根据具体情况有针对性地进行食补。

1.维生素A摄入量较少

要多吃深绿色蔬菜，其中胡萝卜素类含量较高，可以在人体内转化为维生素A；适当食用动物肝脏、蛋黄、奶制品，尤其长期从事电脑工作的人要多吃。

2.钙摄入量低于正常需要

奶类、豆制品是钙的良好来源，同时注意补充维生素D；每天保证至少一个小时的户外活动；经常晒太阳可促进钙的吸收。

3.脂肪供能比超标

建议多吃鱼、禽类，多吃豆制品。

4.硫胺素不足

硫胺素是水溶性纤维素，短期膳食供给缺乏会出现下肢沉重感、周围神经炎等症状。便秘不仅与膳食纤维摄入减少有关，也与膳食中缺乏硫胺素有关。谷胚、酵母是硫胺素的最好来源。食物要多样化，以谷物为主，多吃杂粮及豆类制品。硫胺素遇碱容易被破坏，煮粥时不要放碱。

5.胆固醇摄入过量

控制动物性食物摄入，中老年人尤其要控制畜肉、蛋类、动物内脏的摄入，可以用豆类或豆制品代替部分动物性食品。

健康饮食讲究四平衡

时下，人们都特别注重健康，谁都不愿输给疾病这个"头号杀手"。所以，人们开始追求健康的饮食方式，而健康是依靠每天从外界获取营养物质所得，这些营养物质来源于各种各样的食物。因此，要保持身体健康就必须营养全面，做到平衡饮食。

1."杂食者，美食也"——杂与精的平衡

人体需要的营养是多方面的，必须有众多不同来源的食物才能满足人体营养平衡的需要。膳食偏简求精，实则有害无益，特别是对生长发育不利，偏食和食物过精易造成微量元素铁、锌、碘、矿物质元素钙和某些维生素的缺乏以及一些营养素的过剩。因此，除需注意食品色、香、味、形以外，更应保证食品来源的多样化。

2."食宜暖"——膳食的冷热平衡

"饮食者，热无灼灼，寒无沧沧"，指出了膳食的冷热平衡。"食宜暖"，生冷食物进食过多会损伤脾、胃和肺气，微则为咳，甚则为泄。体虚胃寒的人，应少吃生冷食物，特别是在夏日更应慎重。民间也强调"饥时勿急，空腹忌冷"。反之，饮食也不可太热，否则易烫伤胃脘、咽喉。据报道，在华北地区食管癌高发区，居民就有喜饮热水、热粥的习惯。故古代医学家孙思邈在《千金翼方》中指出："热食伤骨，冷食伤肺，热无灼唇，冷无冰齿。"所以，膳食应当注意冷热平衡。

3."食前忌动，食后忌静"——就餐前后动静平衡

就餐前后动与静的平衡同样很重要，因为人们每天饮食中所摄入的各种营养与身体的热能消耗之间必须保持平衡。《论语·乡党》中说："食不言，寝不语。"说明古人主张食前及食中宜静而专注，不可分心、高谈阔论，以利纳谷和消化。俗话说"饭后百步走，能活九十九"，说明进食后缓行散步有利于健康。

4."胃好恬愉"——进食前后的情绪平衡

进食前和进食中保持平静愉快的情绪有利于消化活动正常进行，与此相反，则会危害脾胃。《素问·举痛论》中说："怒则气上，喜则气缓，悲则气消，恐则气下，惊则气乱，思则气结。"人们在气血紊乱的情况下，不可能保证消化功能的正常进行。古人说："食后不可便怒，怒后不可便食。"进食过程中一切反常的情绪都应尽力排除。

Chapter 3

食物是最好的营养仓库

▶ 营养来自每天的饮食

营养是维持生命的先决条件，是保证身心健康的物质基础，也是人体康复的重要条件。很多人关注"营养"，但不见得真正懂得"营养"。其实，营养的重要来源就是食物。食物是维持人体生命和保证健康的物质基础，它能维持生命、保证生长发育、促进健康。人类从胎儿开始直至死亡都离不开食物和营养，人类体质的好坏与营养状况具有十分重要的关系。

让我们先看看食物的功效：

食物供给我们维持生命活动所需要的能量。就像汽车跑动需要汽油，空调制冷需要电力一样，人体也像一台机器，需要食物的营养来维持运转，站、走、睡觉、读书都需要食物提供的能量。

人体的组织和器官，如骨骼、肌肉、牙齿、血液，它们的生长发育需要食物提供"建筑原料"。各种组织需要不断地更新和修补，也需要食物提供原料。

与此同时，食物还参与维持正常的渗透压、酸碱平衡等一系列生理生化活动，保持机体正常运转。人的一生，以70岁寿命计算，包括饮水在内，共计摄入接近60吨的食物，如此巨大的膳食库足以改变人的健康走向。合理饮食，有益健康，可延长寿命，提高生活质量。

▶ "好色"是获取健康的明智之举

科学研究发现，不同颜色的食物所含的营养成分和具有的功效有所不同，下面我们就介绍七种不同颜色的食物的特殊功效，让您在满足口福的同时，也能从食物中得到最均衡的营养，从而进一步提高生活质量，有利于健康和长寿。

1.黄色食物——维生素C的天然源泉

黄色食品是高蛋白、低脂肪食品中的佳品，最适宜患有高脂血症的中老年人食用。黄色源于胡萝卜素和维生素C，二者功效广泛而强大，在抗击氧化、提高免疫力、维护皮肤健康等方面更有协同作用。

玉米和黄豆是黄色食品的代表。玉米提供碳水化合物、膳食纤维和B族维生素等，可刺激胃肠蠕动，加速粪便成形和排出，防治便秘、肠炎和肠癌；还可调节血脂，在一定程度上预防高血压和冠心病的发生。香蕉是很好的垃圾清理剂，能强化消化系统功能，同时还能清除血液中的毒素。

2.红色食物——添加能量

红色食物有助于减轻疲劳，并且有驱寒作用，可以令人精神抖擞，使人充满力量。红色源于番茄红素、胡萝卜素、铁、部分氨基酸等。红色食物对男性的前列腺炎有益。

红豆、红薯等是优质蛋白质、碳水化合物、膳食纤维、B族维生素和多种无机盐的重要来源，可弥补大米、白面中的营养缺失，经常食用可提高人体对主食中营养的利用率。

不过进食过量，会引起不安、心情烦躁，使人易怒，所以切记要适可而止。

3.绿色食物——肠胃的天然"清道夫"

大部分的绿色食物都含有纤维素，能清理肠胃，防止便秘，降低直肠癌的发病率。另外，常吃绿色食物能让我们的身体保持酸碱平衡的状态，在更大程度上避免癌症的发生。不仅如此，常吃绿色食品还可以舒缓精神压力，并能预防偏头疼等疾病。

4.紫色食物——延年益寿

甘蓝、茄子以及紫菜都是含碘丰富的食品。除此之外，紫色食品还是男人的最爱，例如洋葱就是著名的壮阳食品。另外，紫色的葡萄更是为皮肤的养护和心脏的健康立下了汗马功劳，因为葡萄中富含维生素B_1、B_2，能加速血液循环。

5.蓝色食物——稳定情绪

蓝色的食物并不常见，除了蓝莓及一些浆果类以外，一些白肉的淡水鱼原来也属于蓝色的食物。虽说蓝色的食物有镇定作用，但吃得太多也会适得其反，因为冷静过度会令人情绪低落。为避免失控，进食蓝色食物时可以放点橙色的食物，如用香橙之类伴碟。

6.黑色食物——益脾补肝

黑色的食物都是滋阴的佳品。蘑菇

中含有促进皮肤新陈代谢和抗衰老的抗氧化物质——硒，它有助于加速血液循环，防止皱纹产生。另外，黑米中含有18种氨基酸，还含有铁、锰、钙等多种微量元素；而黑芝麻中的维生素E含量极丰富，具有益脾补肝的作用。

7.白色食物——蛋白质和钙质的丰富源泉

通常说，白色食品如豆腐、奶酪等是钙质丰富的食物，经常吃一些白色的食物能让我们的骨骼更健康。同时，各种蛋类和牛奶制品还是富含蛋白质的优质食品，而我们常吃的白米则富含碳水化合物，它是饮食金字塔坚实根基的一部分，更是身体不可或缺的能量之一。

温馨提示

菜的颜色影响营养价值还反映在同类蔬菜的不同品种中，例如红皮甘薯的营养价值高于白皮甘薯，黑木耳所含维生素高于白木耳，红色胡萝卜所含胡萝卜素高于黄色胡萝卜。另外，即使是同一株蔬菜，因不同部位的颜色深浅有别，其营养价值的差异也甚为悬殊，例如葱的绿色部分所含维生素是葱白部位的4.5倍，芹菜绿叶所含维生素C是茎白部位的4倍以上。

食物的"性"、"味"两部曲

药物有"四气"、"五味"之分，食物同样有"四气"、"五味"的不同。一些人认为，凡是食物，你能吃，我当然也能吃，不存在什么性味上的差异，那就错了。

"性味"学说是中药药性理论的核心。补药、补品的性味与功能是在长期医疗保健实践中逐步形成，并通过反复实践，不断充实、发展而日臻完善的。"性"、"味"就是"四气"、"五味"，这是中医药的独特理论。"性"和"味"的作用，既有区别，又有联系。

1.四气

所谓"四气"，即指饮食具有寒、热、温、凉四种性质。另有不寒不热、不温不凉的饮食，属于平性。

（1）寒凉性的食物。大多具有清热、泻火、消炎、解毒等作用，适用于夏季发热、汗多口渴或平时体质偏热的人，以及急性热病、发炎、热毒疮疡等。例如，西瓜能清热祛暑、除烦解渴，有"天生白虎汤"之美称；绿豆能清热解毒，患疮疡热毒者宜多选用之；其他如梨、甘蔗、莲藕等，都有清热、生津、解渴的作用。

（2）温热性的食物。大多具有温振阳气、驱散寒邪、驱虫、止痛、抗菌等作用，适用于秋冬寒凉季节肢凉、怕冷，或体质偏寒的人，以及虫积、脘腹冷痛等病症。例如，生姜、葱白二味煎汤服之，能发散风寒，可治疗风寒感冒；大蒜有强烈的杀菌作用，对肺结核、肠结核、急慢性肠炎、痢疾等都有很好的补养作用；韭菜炒猪肾能治肾虚腰疼；当归生姜羊肉汤能补血调经。

（3）平性的食物。大多能健脾、和胃，有调补作用，常用于脾胃不和、体力衰弱者。例如，黄豆、花生仁均富含油脂，煮食能润肠通便，为慢性便秘者的最佳食补方法。

上述平性的食物，无偏盛之弊，应用很少禁忌。但寒凉与温热两种性质的食物，因其作用恰好相反，不宜过多偏食。如舌红、口干的阴虚内热之人，忌温热性的食物；舌淡苔白、肢凉怕冷的阳气虚而偏寒的人，就应忌寒凉性的食物。讲究饮食必须这样考虑，如有违反，益增其偏，反而加重病情，为害匪浅。

2.五味

所谓"五味"，即指饮食所含的酸、苦、甘、辛、咸五种味道。另外有淡与涩两种味道，古人认为"淡味从甘，涩味从酸"，故未单独列出来，统以"五味"称之。饮食的味道不同，其作用自有区别。

（1）酸味的食物。具有收敛、固涩、安蛔等作用。例如，碧桃干（桃或山桃未成熟的果实）能收敛止汗，可以治疗自汗、盗汗；石榴皮能涩肠止泻，可以治疗慢性泄泻；酸醋、乌梅有安蛔之功，可治疗胆管蛔虫症等。

（2）苦味的食物。具有清热、泻火等作用。例如，莲子心能清心泻火、安神，可治心火旺的失眠、烦躁之症；茶叶味苦，能清心提神、消食止泻、解渴、利尿、轻身明目，为饮料中之佳品。

（3）甘味的食物。具有调养滋补、缓解痉挛等作用。例如，大枣能补血、养心神，配合甘草、小麦为甘麦大枣汤，可治疗悲伤欲哭、脏燥之症；蜂蜜、饴糖均为滋补之品，前者尤擅润肺、润肠，后者尤擅建中气、解痉挛，临症宜分别选用。

（4）辛味的食物。具有发散风寒、行气止痛等作用。例如，葱姜善散风寒、治感冒；香菜能透发麻疹；胡椒能祛寒止痛；茴香能理气、治疝痛；橘皮能化痰、和胃；金橘能疏肝解郁等。

（5）咸味的食物。具有软坚散结、滋阴潜降等作用。例如，海蜇能软坚化痰；海带、海藻能消瘿散结气，常用对治甲状腺肿大有良好功效。早晨喝一碗淡盐汤，对治疗习惯性便秘有润降之功。

食补也要根据人体阴阳偏盛偏衰的情况，有针对性地进补，以调整脏腑功能的平衡。如热性体质、热性病者宜适当多食寒凉性食物；寒性体质、寒性病者，就要适当多食温热性食物。只有这样的食补才能相宜，才能达到预期的效果。

温馨提示

中医养生专家认为，饮食的四气五味不能太偏，否则就会生病。在日常生活中，常常遇到因不懂四气五味而偏食致病者。如过食生冷，导致脾阳损伤，使寒湿内生，发生腹泻、腹痛等；过食肥甘辛辣厚味，致温热痰浊、气滞血瘀，症见痔疮、痈疽；过食酸味，会使肝气过旺、脾胃虚弱，症见胃脘胀、两肋隐痛等；过食咸味，会使肾气伤、肌肉萎缩、腰膝酸软。所以，不论是平素的饮食，还是体弱进行食补或药补，都要用四气五味理论来指导。如体质偏热、病属热证者，宜吃凉性食物；若体质偏寒、病属寒证者，宜吃温热性食物。

食物相克，营养受损

有许多食物，如果混合进食，就会在人体内引起一系列不良反应，使人体对必需的微量元素和维生素吸收大大减少。为此，特为大家列举了彼此之间相克的几种食物，在日常饮食中，我们要避免同时食用这些食物，以免阻碍营养的吸收，对身体造成危害。

1.有碍铜吸收的食物

铜是制造红血球的重要物质之一，它参与体内多种金属酶的组成。人体缺铜可引起铁代谢紊乱、贫血、缺氧、骨骼病变、发育迟缓。缺铜又可引起心肌细胞氧化代谢紊乱，造成各种各样的心肌病变。铜多存在于动物肝脏、菠菜、鱼类等食物中，如果把它们和含锌量较高的食物（瘦肉等）混合食用，则该类食物析出的铜会大量减少。食糖过多也会降低含铜食物的营养价值。另外，与番茄、大豆、柑类混食后，食物中的维生素C也会对铜的释放产生抑制作用。

2.有碍铁吸收的食物

铁是细胞的组成部分，构成血红蛋白携氧的血红素，帮助身体将氧运送到细胞内。严重缺铁会引起贫血。铁在黑木耳、海藻类、动物肝脏中含量比较多，进食这类食物时饮用含有单宁酸的咖啡、茶、红酒等，就会减少人体对铁的吸收。

3.甲壳类食物与含维生素C类食物相克

维生素C是烯醇式结构物质。而甲壳类食物，特别是小虾和对虾含有高浓度的五价砷化合物，五价砷化合物是无毒的，但若服用大剂量维生素C，可以使五价砷转化为有剧毒的砒霜，砒霜中毒可以致死。因此，食用甲壳类食物不能服维生素C。

4.吃高蛋白食物后不要立即饮茶

长期以来，人们在吃完肉食、蛋类、海味等高蛋白食物以后，总习惯于立即饮茶助消化。近年来，科学家研究发现，这种做法是不科学的。因为，茶叶中含有大量的鞣酸，鞣酸与蛋白质结合生成具有收敛作用的鞣酸蛋白质，可使肠蠕动减慢，从而延长粪便在肠道内潴留的时间，不但易形成便秘，还会使有毒物质和致癌物质易被人体吸收，危害人体健康。所以，吃高蛋白食物后，不宜立即饮茶。

5.有碍钙吸收的食物

钙是构成骨骼和牙齿的主要成分。钙多见于牛奶、虾皮与含丰富维生素的食物中。如与黄豆、菠菜、苋菜、韭菜混合食用，就会影响钙的吸收。

6.有碍锌吸收的食物

锌是多种蛋白质和酶的重要组成部分，对身体生长和创口愈合很重要。锌多含于瘦肉、鱼、牡蛎、谷类食物中，与高纤维质的食物同时进食，就会降低人体对锌的吸收能力。

7.酒有碍维生素的吸收

酒精具有干扰身体多种维生素吸收的特点，故饮酒时，食物中维生素D、B_1、B_{12}等的吸收就会受到影响。

这么吃毁了健康能怨谁

我们的身体会在我们吃下去的食物中寻找对我们有用的东西，用来修复我们受损的细胞和组织；在我们有限的睡眠时间里帮助我们制造血液，排除垃圾。它一直全力以赴地为我们服务。可是有一天，身体顶不住了，我们生病了，是我们自己创造了不利健康的饮食条件，能怪得了谁呢？所以，快快抛弃破坏我们健康的因素吧。

1.暴饮暴食会生病

暴饮暴食是指在短时间内进食大量食物，超过胃肠道的负荷。暴饮暴食可引起急性胃扩张，诱发急性胃肠炎、急性胃溃疡穿孔，甚至诱发心脏病等。暴饮暴食还是诱发急性胰腺炎的元凶之一。可以说，暴饮暴食是饮食的第一大忌。

古人根据长期的养生经验提出"食不过饱"。从近期反应看，过饱会影响胃肠道的生理功能；从远期反应看，过饱会使体内的热量过剩，引起肥胖，并可加速衰老过程。从营养素吸收的角度看，一次性摄入大量优质食物，会使其中的大部分营养素（如蛋白质等）无法被充分吸收，从而造成浪费。

2.未腌透的食物不能吃

目前，一些人大量进食腌制食品，如咸菜、咸鱼、火腿、香肠等。这些食物均含有较多的硝酸盐，硝酸盐可还原成亚硝酸盐，对人体产生较大的危害。以腌制泡菜为例，新鲜的蔬菜中，都含有一定量的无毒硝酸盐，这种硝酸盐在盐腌过程中，若腌制不透，硝酸盐便可在肠道细菌的作用下，还原为有毒的亚硝酸盐。一般情况下，腌制后4小时亚硝酸盐开始明显增加，14～20天达高峰，此后又逐渐下降。因此，要么吃4小时内的速腌咸菜，否则宜吃腌30天以上的咸菜。亚硝酸盐能把血液中携带氧气的低铁血红蛋白氧化成不能携带氧气的高铁血红蛋白，从而失去携带氧气的功能，使人体缺氧。因此，咸菜未腌透不能吃。

3.多吃咸盐，少活十年

世界卫生组织规定，成人每日钠盐摄入量不超过6克。在我国，普遍存在着食盐摄入过量的问题。研究数据表明，我国居民每人每天食盐摄入量平均为13.5克，有的高达17克。调查资料还表明，人的血压与食盐的摄入量成正相关。因此，平时的饮食中应注意控制盐的摄入量。

（1）每人每餐食盐不超过2克，同时避免摄入过多高盐食物，如酱油、榨菜、咸菜、黄酱等。

（2）利用蔬菜本身的风味来调味，例如将青椒、番茄、洋葱、香菇等和味道清淡的食物一起烹煮，像番茄炒蛋，可起到互相协调的作用。

（3）利用葱、姜、蒜等经油爆香后产生的油香味，增加食物的可口性，譬如葱油鸡等。

（4）在烹调时，利用白醋、柠檬、苹果、菠萝、柳丁汁等各种酸味调味汁，来添增食物的味道，如在煎烤食物上挤点柠檬汁。另外，醋有减少对盐需求的作用，因此，吃水饺时，酱油碟里只加白醋，同样的美味。

（5）烹调时使用糖醋调味，可增添食物甜酸的风味，相对减少对咸味的需求。

（6）采用高钾低钠盐代替普通食盐。

4.常吃泡饭不好

俗话说"汤泡饭，嚼不烂"。汤和饭混在一起吃是个不好的习惯，时间长了，会使消化机能减退，引起胃痛。我们吃进的食物，首先要在口腔中进行初步消化处理。坚硬的牙齿将大块食物切磨成细小粉末和颗粒，同时唾液腺不断分泌唾液，与食物充分搅拌混合，唾液中的淀粉酶使淀粉分解成甘甜爽口的麦芽糖，便于胃肠进一步消化吸收。人吃固体食物时咀嚼时间越长，唾液分泌量也就越多，有利于润滑和吞咽食物。汤和饭混在一起吃，形成半流体状，咀嚼需要的时间短，唾液分泌量亦少，食物在口腔中不等嚼烂，就同汤一起咽进胃里去了。这不仅使人"食不知味"，而且舌头上的味觉神经没有受到刺激，胃和胰脏等产生的消化液就不多，并且还被汤冲淡，使吃进的食物不能很好地被消化吸收，时间长了，就会引起胃病。所以，不要常吃汤泡饭。

5.大量饮酒使健康远离

少量饮酒对身体无害，但过量就会损害身体健康。研究表明，少量饮酒可以提高胆固醇含量，防止动脉硬化，促进血液循环，进而减少血栓产生。但饮酒过量会产生如下危害：

（1）损害肝脏。酒精要通过肝脏分解和处理，在分解过程中，有相当数量的酒精转化为对人体有害的乙醛。这种物质会使肝细胞变性，纤维组织增生，严重损害肝脏功能，最终诱发中毒性肝炎和肝硬变。

（2）降低记忆力。经常酗酒会使脑神经不断遭到破坏，从而使大脑容积逐渐缩小，影响大脑功能，使智力减退。

（3）经常大量饮酒，会引起酒精中毒，动脉硬化，诱发食道癌、胃癌等疾病。

（4）长期大量饮酒，会降低食欲，

使人体所需的维生素、矿物质、蛋白质营养素供给不足，不利于维持各种组织器官生长发育和生理功能的协调，从而损害人体健康。

因此，就算适合饮酒的人，也要少饮。

6.空腹喝茶，疾病上身

毫无疑问，喝茶有许多好处，可是如果喝茶的时间和方法不对，不仅不会促进健康，还会适得其反。有些人起床第一件事就是喝杯热茶。起床便空腹喝茶是一种不良习惯，因为茶叶中含有咖啡碱成分，空腹喝茶，腹中无物，茶水直入脘腹，有如"引狼入室"。如果肠道所吸收的咖啡碱过多，会产生一时肾上腺皮质功能亢进症状，出现心慌、尿频等，时间长了，还会影响人体对维生素B_1的吸收。

空腹饮茶还会稀释胃液，降低消化功能，容易引起胃炎。空腹状态吸收率高，茶叶中某些不良成分就会被大量吸收到血液里，从而引起头晕、心慌、手脚无力、心神恍惚等症状，这就是人们所谓的"醉茶"。

所以，自古以来就有"不饮空腹茶"之说。

7.吃糖多，坏处多

糖是三大营养素之一，是人体热能的重要来源。适时适量摄取糖分，能维持人体正常的生理功能，但如果食用过量，就会伤害身体，甚至诱发疾病。

（1）吃糖过多导致龋齿的发生。吃糖过多给口腔细菌提供良好的繁殖条件，逐渐使牙表面的釉质融化。又因糖是酸性食物，会腐蚀牙齿形成龋齿。

（2）吃糖多会引起多种维生素的缺乏或营养性疾病。大量吃糖后，血糖升高，可产生饱腹感，使食欲减退，影响消化和吸收，引起多种维生素的缺乏。一旦缺乏维生素B_1，久而久之就会出现厌食、呕吐、消化不良，以及烦躁不安等神经系统症状，严重时出现面色苍白、肌肉松弛、抵抗力下降等营养不良现象，还会降低神经和肌肉的活动能力。

（3）吃甜食过多，容易影响视力。吃糖过多，由于血糖增高，可对眼睛造成损害。糖是产酸食物，能中和体内的钙、铬等碱性元素。钙和铬是保持眼球弹性的材料之一，营养均衡时，体内的钙、铬元素亦处于平衡状态，保持眼压正常；钙、铬不足时，眼球壁弹性降低，不能保持正常眼压，长时间紧张用眼即可使眼轴拉长，造成近视。另外，血糖增高会加速眼晶状体变性，引起眼晶状体和房水渗透压的改变，使屈光度增加，导致近视。

8.三天不吃青，两眼冒金星

现在生活水平普遍提高了，家家大鱼大肉，往往忽略了青菜或者吃得比较少。在江苏南京一带流行着这样一句话："三天不吃青，两眼冒金星。"

青菜属于蔬菜中的绿叶类，色泽明亮，鲜嫩味美，是蔬菜中的首选。春季的青菜，味略淡而鲜，维生素含量丰富，含水量也特别高。夏秋季节的青菜味略苦，富含具有去暑降温作用的物质，可降邪热、解劳乏、清心明目、益气壮阳等。冬季的青菜略带甜味，这是由于冬天的青菜没有强烈的阳光照射，因此与光合作用有关的营养物质逐渐增多，含水量相对减少，淀粉类物质转化成麦芽糖，所以味甜。

营养学家指出：成年人每天应吃500克以上的蔬菜，其中青菜应占总量的一半。青菜同油菜、小白菜、柿子椒等一样，富含维生素C。牙周易出血、易患感冒的人，就是因为缺乏维生素C，所以应多吃青菜。青菜中的维生素C还能阻断亚硝酸盐合成致癌物亚硝胺。

多吃青菜还能减轻消化系统的负担，对高血压及失眠者有一定的镇静作用。青菜还含有能使糖类转化成脂肪的物质，这一功效对肥胖者有益。青菜还有润肠效果，所以建议便秘的人多吃青菜。

青菜中富含钾元素。钾元素属碱性，对胰脏和唾液腺有利。糖尿病患者最适合吃青菜，因为糖尿病患者的胰脏已失去控制血糖量的功能，而胰脏的化学元素主要是钾，所以含钾丰富的青菜对糖尿病患者有特殊功效。

Part 2

营养来自最常见的食物

Chapter 1

最养人的食物要数五谷杂粮

▶ "代参汤"——粟米

粟米又叫小米，是我国北方的主要粮食作物之一，因其营养丰富，深受人们的喜爱。我国北方有在妇女生育后，用小米加红糖调养身体的传统。用粟米熬成的粥营养丰富，有"代参汤"的美称。

现代医学认为，粟米有防治消化不良、反胃、呕吐、滋阴养血的功效，可以使产妇虚寒的体质得到调养，帮助她们恢复体力。中医认为粟米性味甘咸，有清热解渴、健胃除湿、和胃安眠的功效。《本草纲目》说，小米"治反胃热痢，煮粥食，益丹田，补虚损，开肠胃"。发芽的粟米和麦芽一样，含有大量酶，是一味中药，有健胃消食的作用。

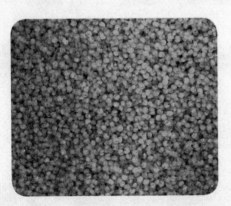

温馨提示

小米营养价值虽高，但产妇不能完全以小米为主食，应注意搭配，以免缺乏其他营养。小米宜与大豆或肉类混合食用，用小米煮粥时不宜太稀薄。

镁元素同样是一种保护人体免受癌症侵袭的重要物质。

玉米有长寿、美容的功效。玉米胚尖所含的营养物质能增强人体新陈代谢、调整神经系统功能，起到使皮肤细嫩光滑，抑制、延缓皱纹产生的作用。

玉米有调中开胃及降血脂的功效，玉米须有利尿降压、止血止泻、助消化的作用。

"粗粮中的保健佳品"——玉米

玉米，也叫玉蜀黍，又叫包谷或包米。在我国，有些地区以玉米为主食。它是粗粮中的保健佳品，常食玉米对人体的健康颇为有利。

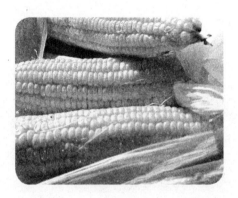

玉米含有钙、镁、锌、铜、锰、钴、硒等矿物质，有较多人体极其需要的微量元素；又含有维生素B_1、维生素B_2、烟酸等，亚油酸及维生素E的含量是大米的10倍，由此可见玉米营养之丰富。

玉米可预防高血压、动脉硬化、泌尿系结石等病，而且具有良好的抗癌作用。玉米中的谷胱甘肽，在硒的参与下生成谷胱甘肽氧化酶，能使化学致癌物质失去活性。玉米中含硒蛋白质的抗过氧化作用比维生素E要高出500倍，目前，硒元素已被国际公认是一种抗癌的微量元素。玉米中镁的含量也很可观，

温馨提示

玉米中的尼克酸不是单独存在的，而是和其他物质结合在一起，很难被人体吸收利用。在煮玉米的时候有个小窍门——加点小苏打就能使尼克酸释放出来，被人体充分利用。

"世界禾本科植物之王"——薏米

薏米，又名薏仁、六谷米等。它的营养价值极高，被誉为"世界禾本科植物之王"。它不仅作为佳馔，还被视为

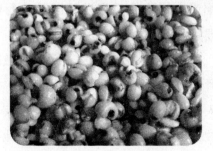

名贵中药，在药膳中应用广泛，被列为宫廷膳食之一。

薏米还是一种美容食品，常食可以保持人体皮肤光洁细腻，可消除粉刺、雀斑、老年斑、妊娠斑、蝴蝶斑，对脱屑、痤疮、皲裂、皮肤粗糙等都有良好疗效。经常食用薏米对慢性肠炎、消化不良等症也有效果。

薏米既可煮饭，也可熬粥、做汤。夏秋季和冬瓜煮汤，既可佐餐食用，又能清暑利湿。

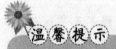

温馨提示

除治腹泻用炒薏米外，其他均用生薏米入药。

"神米"——黑米

黑米，亦称黑贡米。西汉"丝绸之路"开拓者张骞发现这种奇米后，把它献给汉武帝，汉武帝食后赞其为"神米"，从此被历代皇帝所享用。黑米的营养价值和药用价值都比较高，被认为是稻米中的珍品，是近年国际流行的"健康食品"之一。

《本草纲目》中记载，黑米有滋阴补肾、健脾暖肝、明目活血的功效，用它入药，对头昏、贫血、白发、眼疾等疗效甚佳。黑米的颜色之所以与其他米不同，主要是因为它外部的皮层中含有花青素类色素，这种色素本身具有很强的抗衰老作用。

国内外研究表明，米的颜色越深，则表皮色素的抗衰老效果越强，黑米色素的作用在各种颜色的米中是最强的。此外，这种色素中还富含黄酮类活性物质，是白米的5倍之多，对预防动脉硬化有很好的作用。

温馨提示

黑米的米粒外部有一层坚韧的种皮包裹，不易煮烂，因此，黑米应先浸泡一夜再煮。黑米粥若不煮烂，不仅大多数营养素不能溶出，而且多食后易引起急性肠胃炎。

"通便减肥良方"——燕麦

燕麦又称莜麦、油麦、玉麦，是由最早生长在亚洲的野生燕麦发展而来的。在早期，燕麦是作为药材被利用

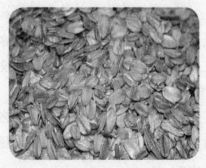

的，而不是粮食作物，到了现代，燕麦的好处渐为人知，成了较受现代人欢迎的食物之一。在《时代》杂志评出的十大健康食品中，燕麦位列第五。

燕麦的营养价值非常高，其所含的蛋白质是大米的2倍多，比面粉高出三至四个百分点，所含脂肪量是大米和面粉的数倍；含碳水化合物比大米和面粉低10%左右；含纤维素2.1%、灰分2%，是一种低糖、高蛋白质、高脂肪、高能量食品。

燕麦性温，味甘，能补虚止汗。燕麦所含亚油酸是人体的必需脂肪酸，它通常用来维持人体正常的新陈代谢活动，同时又是合成前列腺素等的必要成分。

燕麦粥有通便的作用，这不仅是因为它含有植物纤维，它所含的维生素B_1、维生素B_2在调理消化道功能方面更是功效卓著。很多老人大便干，容易导致脑血管意外，燕麦能解便秘之忧。

燕麦所含不饱和脂肪酸与可溶性纤维及皂苷素等，可以降低血液中胆固醇与三酰甘油（甘油三酯）的含量，能够降脂减肥，并可起到降低血糖的作用。

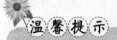

温馨提示

燕麦一次不宜吃太多，否则会造成胃痉挛或是胀气。

"心脏病良药"——大麦

大麦，又名倮麦、饭麦、牟麦，为禾本科植物大麦的种仁。在各种禾谷类作物中，大麦适合广泛的气候，从亚寒带到亚热带，它都能生长。在俄罗斯、澳大利亚、德国、加拿大、土耳其和北美洲等广阔的地带内，都有大麦种植，主要出口国家是欧盟成员国、澳大利亚和加拿大。

据研究，大麦中含有丰富的蛋白质、脂类及糖类，在大麦胚芽中的维生素B_1的含量比小麦多，因此对幼儿、老人、维生素B_1缺乏者或是预防脚气病都有很好的效果。

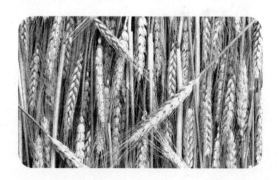

《本草纲目》上记载："大麦味苦咸凉，有清热利水、和胃宽肠之功效。"大麦对腹泻、烫伤、水肿患者都有益，也适合胃气虚弱、消化不良、食欲不振与产后乳房胀痛者食用。大麦还含有大量的膳食纤维，不仅可刺激肠胃蠕动，达到通便效果，还可抑制肠内致癌物质产生，降低血中胆固醇，预防动脉硬化，因此巴基斯坦人又誉其为"心脏病良药"。大麦中富含的钙对孩童的生长发育起着良好的作用。

大麦茶素有"东方咖啡"之称，它是用炒制的麦芽沏的茶，味甘性平，闻之有一股浓浓的麦香。大麦茶含有人体所需的17种微量元素、19种以上氨基酸，富含多种维生素及不饱和脂肪酸、蛋白质和膳食纤维，具有神奇的美容功效。日本学者研究得出：大麦茶含有抗癌物质P-香豆酸和槲皮素，长期饮用，可以消食化淤、平胃止渴、消暑解热、降低胆固醇、去除水中重金属、软化水质，有美容效果。

温馨提示

大麦茶还能增进食欲、暖肠胃，尤其适合餐前餐后饮用，许多韩国家庭都以大麦茶代替饮用水。大麦茶一年四季均可饮用，是老少皆宜的保健饮品。

▶ "绿色的牛乳"——黄豆

黄豆，与青豆、黑豆统称为大豆，它的营养价值极高，被称为"豆中之王"、

"肉中之肉"、"绿色的牛乳"等，是数百种天然食物中最受营养学家推崇的食物。

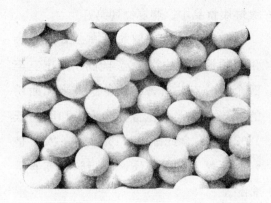

黄豆中富含皂角苷、蛋白酶抑制剂、异黄酮、钼、硒等抗癌成分，对前列腺癌、皮肤癌、肠癌、食道癌等几乎所有的癌症都有抑制作用。黄豆中的大豆蛋白质和豆固醇能显著地改善和降低血脂和胆固醇，从而降低患心血管疾病的概率；大豆脂肪富含不饱和脂肪酸和大豆磷脂，有保持血管弹性、健脑和防止脂肪肝形成的作用。黄豆中的植物雌激素与人体产生的雌激素在结构上十分相似。黄豆中还富含钙质，对更年期骨质疏松也有疗效。吃黄豆对皮肤干燥粗

温馨提示

凡豆类均忌生食，生大豆含消化酶抑制剂及过敏因子等，食后易引起恶心、呕吐、腹泻等症，故必须彻底煮熟以后才能吃。

糙、头发干枯大有好处，可以提高肌肤的新陈代谢率，促使机体排毒，令肌肤常葆青春。黄豆中的皂苷类物质能降低脂肪吸收功能，促进脂肪代谢；大豆纤维还可加快食物通过肠道的速度，从而达到轻身减肥的效果。

"豆类之冠"——黑豆

黑豆又名乌豆、黑大豆、冬豆等，是豆科植物大豆的黑色种子。生吃黑豆的风气，曾经席卷日本和中国台湾，吃过日本料理的人，都很难忘怀那一小盘甜黑豆的滋味。

黑豆具有补肾益精和润肤乌发的作用，经常食用有利于抗衰延年、解表清热、滋养止汗。

黑豆自古即入药，关于黑豆的药用价值，最早记载于《神农本草经》。李时珍《本草纲目》中说黑豆煮汁饮可治烫伤，不但可使创面愈合，而且预后不留瘢痕；将黑豆煮成黏稠状饮汁可治喉痹不语。

现代医学认为，黑豆能利水、祛风、活血、解毒；可治水肿、风痹、脚气、黄疸、浮肿、痢疾、腹痛、产后风痉；能解乌头、附子毒；研末调敷或者涂汁可治痈肿疮毒。

此外，黑豆的皮、叶、花都可入药。中医处方称黑豆皮为"料豆衣"或"稆豆衣"等，具有解毒利尿作用；中医处方称黑豆芽为"大豆卷"，水煎服可治疗风湿性关节炎；黑豆叶以清水洗净捣烂外敷，可治蛇咬伤；黑豆花能治目翳。

温馨提示

黑豆有解毒的作用，同时可降低中药功效，因此正在服中药者忌食黑豆。黑豆一次也不宜多吃，否则容易胀气。

"心之谷"——赤小豆

赤小豆，又称红小豆，因其颜色赤红而得名。赤小豆富含淀粉，也被称为"饭豆"，具有律津液、利小便、消胀、除肿、止吐的功能，被李时珍称为"心之谷"。赤小豆是高蛋白、低脂

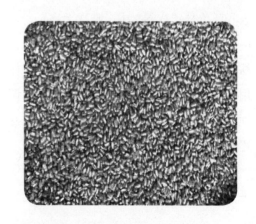

肪、高营养的优质豆类食品之一，人们生活中不可缺少的多功能的健康保健佳品。赤小豆性平，味甘、酸，有利于除湿，有退黄消肿、解毒排脓的作用。

赤小豆含有较多的膳食纤维，具有润肠通便、降压降脂、调节血糖、解毒抗癌、预防结石以及健美减肥的良好作用。

温馨提示

赤小豆与其他谷类食品混合食用，如制成豆沙包或八宝粥等，可以均衡营养摄入，是一种科学的饮食方法。赤小豆有利尿作用，尿频的患者应控制食量。

"八谷之中，唯次为良"——芝麻

芝麻又叫胡麻、脂麻等。芝麻既可食用，又可榨油。古代养生学家陶弘景对它的评价是"八谷之中，唯次为良"。

芝麻性平，味甘，具有补血明目、祛风润肠、生津养发、补肝通肾等作用，是防衰健脑的保健食品。它能够调理胃肠功能，促进乳汁分泌，常吃芝麻还能增加皮肤弹性。

芝麻油不但具有浓郁的香气，能促进食欲，而且有利于营养成分的吸收。

芝麻酱含铁量高，是猪肝的2倍，是蛋黄的7倍，经常食用能预防缺铁性贫血。芝麻含有大量油脂，有很好的润肠通便作用。

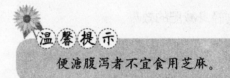

温馨提示

便溏腹泻者不宜食用芝麻。

"食用要物"——绿豆

绿豆，又名青豆子、交豆等。绿豆营养价值高，其中蛋白质含量比鸡肉还高，热量是鸡肉的近3倍，钙含量是鸡肉的3倍多，铁含量是鸡肉的4.5倍，硫胺素、核黄素、磷等也比鸡肉多。无怪乎李时珍称其为"食中要物"、"菜中佳品"。

绿豆性凉，味甘，具有清热解毒、清暑利水等功效。

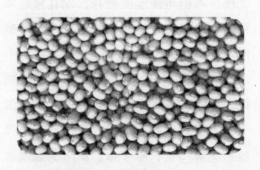

夏天温度高，出汗多，体内的水液流失大，电解质平衡易被破坏，喝绿豆汤

不仅能补充水分，还能及时补充无机盐，维持水液电解质的平衡，消暑益气，止渴利尿。

温馨提示

绿豆不宜煮得过烂，以免使其所含的有机酸和维生素遭到破坏，降低清热解毒功效。绿豆性凉，脾胃虚弱的人不宜多吃。服药时，特别是服温补药时不宜吃绿豆食品，以免降低药效。

"土人参"——红薯

红薯，又名白薯、地瓜等。它味道甜美，营养丰富，又易于消化，可供给大量的热量，有的地区还将它作为主食。此外，它还有着"土人参"的美誉。

红薯含有糖类、蛋白质、脂肪、胡萝卜、铁等，其营养十分丰富。红薯含

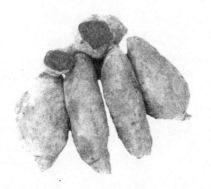

有大量膳食纤维，在肠道内无法被消化吸收，能刺激肠道，促进肠道蠕动，通便排毒，尤其对老年性便秘有较好的疗效。

《本草纲目》记载，红薯有"补虚乏，益气力，健脾胃，强肾阴"的功效。《陆川本草》说，红薯能生津止渴，治热病口渴。同时，红薯也是一种理想的减肥食品。

温馨提示

红薯含有气化酶，吃后有时会发生烧心、吐酸水、肚胀排气等现象，但只要一次别吃得过多，而且和米面搭配着吃，并配以咸菜或喝点菜汤即可避免。食用凉的红薯可致上腹部不适。

"粮菜佳品"——芡实

芡实又名鸡头米，性平，味甘涩。《神农本草经》载"主湿痹腰脊膝痛，补中除暴疾，益精气，强志，令耳目聪明"。由于芡实容易被吸收，故非常适合消化能力弱的人进补。又因它有"补而不峻"、"防燥不腻"的特性，所以是炎夏之后、入秋时节进补的首选，其健脾益胃的功效尤为明显。芡实有收涩

之用，可以改善生殖系统的循环状况，改善男性精子稀少，调理女性体质虚弱、白带过多、性冷淡等症状。芡实对成人大小便失禁、尿频、久泻不止也有疗效，还有助于耳聪目明、美化肌肤、防老抗衰。

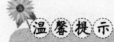

温 馨 提 示

芡实性涩滞气，一次不宜食用太多，否则难以消化。大便经常秘结以及腹胀之人忌食。

Chapter 2

蔬菜为你的健康保驾护航

"中国人参"——山药

山药又称薯蓣、薯药、长薯，为薯蓣科多年生缠绕草本植物的块茎。它是我国卫生部公布的食药两用蔬菜，是一种具有高营养价值的健康食品。外国人称其为"中国人参"。

山药营养价值很高，它含有人体需要的多种氨基酸、维生素C和黏液质，

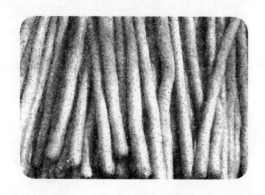

对人体有很好的滋养、补益、强壮作用。其所含的淀粉酶可帮助消化，增进食欲。

山药口味甘甜，性质滋润平和，中医认为它能补益脾胃、生津益肺、补肾固精。对于平素脾胃虚弱、肺脾不足或脾肾两虚的体质虚弱者，以及病后脾虚泄泻、虚劳咳嗽、遗精、带下、小便频数等人非常适宜。

山药可补益脾、肺、肾三脏，补而不燥，润而不腻，既能益气，又可益阴生津，常食久食，能增强消化功能，对身体健康极为有利。

现代药理研究表明，山药对实验性动物糖尿病有预防作用，并有降血糖作用；有诱生干扰素，增强机体免疫功能，改善冠状动脉和微循环的血流等作用，并能祛痰、镇咳、平喘。

山药还为病后康复食补佳品。山药含脂肪较少，而且所含的黏蛋白能预防心血管系统的脂肪沉积，阻止动脉过早发生硬化；可增加人体T淋巴细胞，增强免疫功能，延缓细胞衰老。所以，"常服山药延年益寿"的说法是科学的。山药中的黏液多糖物质与无机盐类相结合，可以形成骨质，使软骨具有一定弹性。此外，山药还有很好的减肥、健美功效。

温馨提示

食用山药时，应先去皮，以免产生麻、刺等异常口感。由于山药有收涩的作用，因此大便燥结者不宜食用。

"地下苹果"、"第二面包"——马铃薯

马铃薯又名土豆，是茄科茄属植物，是一种粮食兼用型的蔬菜，与稻、麦、玉米、高粱一起被称为全球五大农

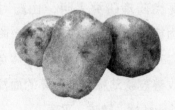

作物。在法国，马铃薯被称为"地下苹果"。马铃薯营养成分齐全，而且易为人体消化吸收，在欧美有"第二面包"的称号。

马铃薯所含淀粉、蛋白质、维生素C极为丰富，而其所含的营养成分中淀粉含量居第一位。另外，它还含有脂肪、粗纤维、钾、钙等。马铃薯含有的营养比谷类食物、苹果等都优，而且含有的蛋白质为完全蛋白，营养易被人体吸收。

中医认为，马铃薯性味平甘，具有和胃调中、益气健脾、强身益肾、消炎、活血消肿等功效。

现代医学则认为，马铃薯富含粗纤维，可促进胃肠蠕动和加速胆固醇在肠道内代谢，具有通便和降低胆固醇的作用，可以治疗习惯性便秘和预防血胆固醇增高。

马铃薯中的淀粉在人体内被缓慢吸

温馨提示

食用马铃薯要特别注意，不要食用发了芽的马铃薯，它会使人出现呕吐、恶心、腹痛、头晕等中毒症状，严重者甚至会死亡。如果发现马铃薯有芽眼，应将它除掉，否则也会危害健康。马铃薯在煮或烧之前要削皮，不然会影响健康。

收，不会导致血糖过高，可用作糖尿病的食疗；其热能低，并含有多种维生素和微量元素，是理想的减肥食品；它含钾量高，适量食用可使中风几率下降；马铃薯对消化不良的治疗也有特效，是胃病和心脏病患者的良药及优质保健食品。

"菜中皇后"——洋葱

洋葱又名葱头、玉葱。洋葱刚被切开时，有一种辣味，但尝起来又感觉甜丝丝的。它在国外被誉为"菜中皇后"。

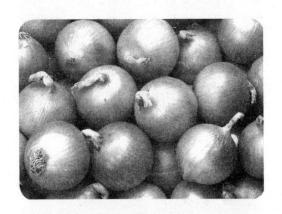

洋葱含有蛋白质、糖类、膳食纤维、胡萝卜素等，其中维生素C的含量比卷心菜高7倍，烟酸的含量也比一般蔬菜高2~3倍。

洋葱性温，味辛、甘，有温肺化痰、解毒杀虫之功效。洋葱能降血压、降血脂、降血糖，并且具有抗癌作用，是一种多功能的保健蔬菜。

洋葱中的硫化物能降低人体血糖，可防治糖尿病。因洋葱中含有前列腺素，此种物质能舒张血管、降低血压，可防治原发性高血压。洋葱几乎不含脂肪，可降低血中胆固醇，具有良好的降血脂作用。洋葱所含二烯丙基二硫化物、硫氨酸等物质，不仅有杀菌作用，对预防动脉硬化、脑血栓、冠心病、心肌梗死等也很有益。

洋葱为低热能食物，有良好的减肥作用。洋葱还能有效地预防骨质疏松症。

温馨提示

患有皮肤瘙痒性疾病和眼部疾病者应少食洋葱，因洋葱中挥发性的刺激成分会加重患者不适。不可过量食用洋葱，推荐量为每餐50克左右，因其易产生挥发性气体，过量食用会导致胀气和排气过多，给人造成不快。

"初春第一菜"——韭菜

韭菜又名起阳菜、壮阳菜，它不仅能补肾壮阳，也能有效地预防心肌梗塞。它是我国传统蔬菜，颜色碧绿、味道浓郁。它还是中医常用的药材，是卫生部确定的"食药同源"的食品之一。

韭菜性温，味甘、辛，具有补肾壮阳、温中开胃、散淤活血之功效。

现代医学证明，韭菜有扩张血管、降低血脂，从而有效预防心肌梗塞的作用。韭菜中还含有硫化物和挥发性油，有增进食欲和消毒灭菌的功效。韭菜中含膳食纤维较多，有预防便秘和肠癌的作用。

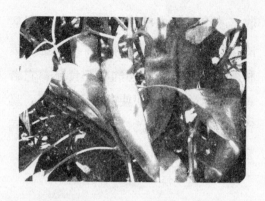

是非常重要的调味品。

辣椒富含辣椒素，能有效预防心肌梗塞。辣椒具有解热镇痛功效。辣椒辛温，能够通过发汗而降低体温，并缓解肌肉疼痛。辣椒具有促进血液循环的作用，可以改善怕冷、冻伤、血管性头痛等。辣椒的有效成分辣椒素是一种抗氧化物质，能降低癌症的发生率。辣椒素能够促进脂肪的新陈代谢，防止体内脂肪积存，有利于降脂减肥。辣椒具有帮助消化的作用。

温馨提示

每年初春是食用韭菜的最佳时节，按照中医"四季侧重"的养生原则，春季补五脏应以养肝为先，而韭菜正是温补肝肾的首选食物。可如果到了夏季就不宜过多食用韭菜，因为这个时期韭菜已老化，纤维多而粗糙，不易被吸收，多食易引起腹胀、腹泻。

温馨提示

尽管吃辣椒有很多好处，但也应适量，鲜辣椒每次100克、干辣椒每次10克为宜，食用过量反而会危害人体健康。过多的辣椒素会剧烈地刺激胃肠黏膜，引起胃痛、腹泻，并使肛门烧灼刺痛，诱发胃肠疾病，促使痔疮出血。

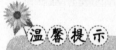

"红色牛排"——辣椒

辣椒俗称番椒、尖椒、大椒，为茄科双子叶植物。辣椒营养价值很高，堪称"蔬菜之冠"。印度人称辣椒为"红色牛排"。在我国，辣椒在许多地区都

高脂血症、高血压和糖尿病等患者均很有好处。

"菜中之王，能治百病"——卷心菜

卷心菜又叫圆白菜、洋白菜。现代的卷心菜是由野生发展而来的。它和大白菜一样，产量高，耐储藏，是四季的佳蔬。西方人用卷心菜治病，就像中国人用萝卜治病一样常见。现在市场上还有一种紫色的卷心菜叫紫甘蓝，营养功效基本上和普通卷心菜相同。

卷心菜含有多种维生素，如维生素A、维生素E、维生素K等，尤以维生素C的含量为高；它还含有多种矿物质如钙、磷等，营养非常丰富。卷心菜性平，味甘，无毒，具有强骨补肾、填髓、健脑的功效。卷心菜所含微量元素硒有保护眼睛的功效。卷心菜所含维生素能防治胃与十二指肠溃疡，并能预防肝炎和胆囊炎。卷心菜所含丰富的膳食纤维可降低胆固醇，预防动脉粥样硬化，防止糖类的过多吸收，对肥胖症、

温馨提示

在选购时要注意，优质卷心菜坚硬结实，放在手上很有分量，外面的叶片为绿色并且有光泽。但是，春季的新鲜卷心菜一般包得有一些松散，要选择水灵且柔软的。

"磷中首富"——蚕豆

蚕豆又称胡豆，它是豆科植物蚕豆的成熟种子。蚕豆营养较为丰富，蛋白质含量仅次于大豆；碳水化合物含量仅次于绿豆、红豆；脂肪含量少；粗纤维的含量也较高。此外，还含有磷脂、胆碱、维生素B_1、镁等多种矿物质，尤其是其中的磷和钾含量较高，这些营养素均为人体所必需。蚕豆性平，味甘，具有健脾益气、祛湿抗癌、利湿消肿之功效，对水肿、慢性肾炎、秃疮等病症具有一定的疗效。

蚕豆中含有调节大脑和神经组织的重要成分钙、锌、锰等，并含有丰富的胆碱，有增强记忆力的健脑作用。正在应付考试者或是脑力工作者，适当进食

温馨提示

蚕豆不宜生吃，应将生蚕豆多次浸泡或焯水后再进行烹调；也不宜多吃，以免胀肚伤脾胃。另外，蚕豆含有致敏物质，过敏体质的人吃了会产生不同程度的过敏、急性溶血等中毒症状，即俗称的"蚕豆病"。

蚕豆会有一定的功效。

蚕豆中的维生素C可以延缓动脉硬化，蚕豆皮中的粗纤维有降低胆固醇、促进肠蠕动的作用。

▶ "植物肉"——豆腐

豆腐是我国一种古老的传统食品，在一些古籍中（明代李时珍的《本草纲目》，叶子奇的《草目子》）都有记载。中国是世界上最先食用豆腐的国家。豆腐不仅是美味的食品，还具有养生保健的作用。

豆腐营养十分丰富，每百克豆腐中

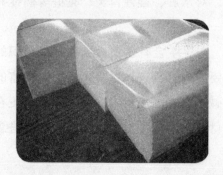

含蛋白质7.4克，脂肪3.5克，碳水化合物3克，钙277毫克，磷57毫克，铁2.1毫克，维生素$B_1$0.03毫克，维生素$B_2$0.03毫克，以及人体所必需的8种氨基酸等。因此它还享有"植物肉"的美称。

现代医学证明，丰富的大豆卵磷脂有益于神经、血管、大脑的生长发育，

比起吃动物性食品或鸡蛋来补养、健脑，豆腐有着极大的优势。豆腐有抗氧化的功效，能有效地预防骨质疏松、乳腺癌和前列腺癌的发生，是更年期的保护神；在健脑的同时，其所含的豆固醇还抑制了胆固醇的摄入；大豆蛋白质可以显著降低血浆胆固醇、甘油三酯和低密度脂蛋白，降低血脂，保护血管细胞，有助于预防心血管疾病。

温馨提示

如何选购优质豆腐？以下方法可提供借鉴：

视觉鉴别：可在阳光下直接观察豆腐的颜色，优质豆腐呈均匀的乳白色或淡黄色，稍有光泽。

嗅觉鉴别：在常温下直接嗅闻豆腐的气味，优质豆腐具有豆腐特有的香味。

口感鉴别：在室温下取小块豆腐细细咀嚼，品尝其滋味，优质豆腐口感细腻鲜嫩，味道纯正清香。

切块鉴别：用刀将豆腐切成几块再仔细观察切口处，最后用手轻轻按压，以试验其弹性和硬度。优质豆腐块形状完整，软硬适度，富有一定的弹性，质地细嫩，结构均匀，没有杂质。

"君子菜"——苦瓜

苦瓜，又名癞瓜、凉瓜等。苦瓜具有特殊的苦味，受到大众的喜爱，不仅口味特殊，还具有一般蔬菜无法比拟的神奇作用。苦瓜虽苦，却不会把苦味传给其他食物，所以它又有"君子菜"的雅称。

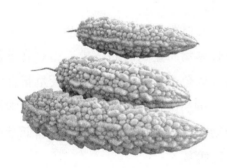

苦瓜性寒，味苦，具有除邪热、解劳乏、清心明目、益气壮阳、滋阴降火、养血滋肝、润脾补肾、清火消暑之功效。对治疗热病烦渴、中暑、痢疾、赤眼疼痛、痛肿丹毒、恶疮等疾病都有很好的效果。现代研究表明，苦瓜含有苦瓜苷和多种氨基酸，并含有类似胰岛素的物质，有降低血糖的作用。

苦瓜中所含的蛋白质类成分、噬细胞的吞噬能力，加强了对癌症的抵抗力。苦瓜所含苦瓜素不但能促进食欲、利尿活血、消炎退热、解劳乏、

清心明目，而且是一种强效的抗癌物质，它可以抑制鼻咽癌、口腔癌细胞的生长。

温馨提示

苦瓜是"君子菜"，鱼、肉等与之合烧或炒时，不沾苦味。但食用时也应注意方法，以减少它的苦味。一般把苦瓜剖开后，用盐腌一会儿，或者切成丝后用冷水漂洗几次，苦味就会减弱。

"冬吃萝卜夏吃姜，一年四季保安康"——萝卜

萝卜又名莱菔、萝白，是十字花科草本植物莱菔的根。它营养价值很高，有很好的食用、医疗价值。民间有"冬吃萝卜夏吃姜，一年四季保安康"的说法。

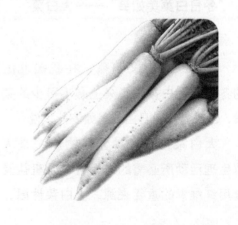

中医认为，萝卜味甘辛、无毒、化积滞、解酒毒、散淤血。进食萝卜有消食、顺气、化痰、止咳、利尿、补虚等作用。

萝卜不含草酸，是理想的补钙佳品。萝卜含维生素C丰富，有防癌作用。萝卜中的芥子油和膳食纤维均能促进肠蠕动，可增进食欲，防治便秘。白萝卜富含大量的有机硫黄化合物，这种化合物有强大的杀菌力，对于由感冒引起的发炎和咳嗽很有疗效。白萝卜还有消炎的作用，把它捣碎，也是不错的外用药。

温馨提示

吃白萝卜时不要将外皮削掉，只食其肉，因为白萝卜皮中含有大量的矿物质如钙等，对人的生长发育、维持生理功能较为有益。

"冬日白菜美如笋"——大白菜

大白菜古时又叫菘，在我国北方的冬季，大白菜是餐桌上必不可少的菜肴，故又有"冬日白菜美如笋"之说。

大白菜含有多种营养物质，是人体生理活动所必需的维生素、无机盐及食用纤维素的重要来源。大白菜性温，味甘，无毒，有清热解毒、消肿止痛、调和肠胃、通利大小二便等功效。大白菜中的钼能抑制人体对亚硝胺的吸收和合成，起到抗癌作用，能预防食管癌和肝癌；其中的硒能保护细胞膜，可以将致癌物质排出体外，提高人体免疫力，亦可起到防癌作用。大白菜所含各种微量元素有多种保健功效，如其中的锌可促进儿童的生长发育，促进创伤面的愈合，增强男性精子的活力；大白菜中的锰则可以起到调节人体中枢神经活动的作用。

大白菜所含丰富的维生素C，可阻止致癌物质亚硝胺的合成，亦有利于提高人体免疫力。大白菜所含大量膳食纤维，可加快胃肠蠕动，防止便秘，缩短废物在肠道内存留的时间，可降低肠癌的发病率。

温馨提示

切大白菜时，宜顺其纹理切，这样白菜易熟，维生素流失少。烹调时不宜用煮、烫后挤汁等方法，以避免营养成分的大量流失。

"特殊补品"——葱

葱，又叫菜伯，有大葱和小葱两

种。葱能补充人体所需的多种元素，因而人们称它为"特殊补品"。俗话说"常吃葱，人轻松"，可见吃葱有利于

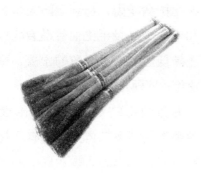

健康。

葱性温，味辛，具有发汗解表、通阳散寒、驱虫杀毒之功效。据研究，在葱所含挥发油中的主要成分是葱辣素，它具有较强的杀菌灭毒功效，又可发汗解表、祛痰，可防治伤风感冒。葱有消散血管内淤血、降低血中胆固醇和防止动脉硬化的作用。葱内所含的苹果酸和磷酸糖等，能兴奋神经系统，因而可以增强食欲。

温馨提示

不宜过食葱，否则会损伤视力。葱不可久煮，否则其挥发油等易丧失，最好用开水烫洗后再吃（生吃）。

"天然抗生素"——大蒜

大蒜是人们烹饪中不可缺少的调味品，它既可调味，又能防病健身，因此被人们誉为"天然抗生素"。

大蒜含有丰富的营养，除含有维生素、蛋白质、碳水化合物、钙、磷、铁外，还含有烟酸、大蒜素、锗、硒、锌、镁、铜等。此外，它还含有挥发油，其主要成分为大蒜素和大蒜辣素，具有极高的保健价值。

大蒜性温，味辛、甘，具有温中健胃、解毒杀虫之功效。大蒜含有十多种抗癌物质，实属防癌佳品，如槲黄素、硒、维生素C、大蒜素等，均能有效防癌，对胃癌、肺癌、食管癌、结肠癌、直肠癌及脑癌等有较好的防治作用。

大蒜所含大蒜素被称为植物抗生素，对痢疾志贺菌、大肠埃希菌、金黄色葡萄球菌等有较强的抑制作用；对流行性感冒、流行性脑膜炎、流行性乙型脑炎、大叶性肺炎、肺结核、伤寒及胃肠道细菌性传染病等均有较好的防治作用。

大蒜所含前列腺素A和前列腺素E能舒张血管，防止血小板凝集，因而能有效地防治高血压、高血脂、冠心病、糖尿病及动脉硬化等症。

大蒜还可起到降脂减肥和降低血糖的作用。

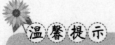

温 馨 提 示

　　大蒜吃得过多容易引起贫血，因此一次不易吃太多。大蒜味浓，吃后口中常留有蒜味，所以一些人并不食用。其实大蒜对身体非常有益，吃后用浓茶漱口或喝咖啡，蒜味很容易就会消除，不必因此而远避之。

"上帝食品"——磨菇

　　磨菇，又称肉蕈，是世界上人工栽培最广泛、产量最多、消费量最大的食用菌。磨菇鲜香可口，含有丰富的蛋白质、多糖、维生素、核苷酸和不饱和脂肪酸，具有很高的医疗保健作用，深受人们的喜爱，在西方有"上帝食品"的美称。

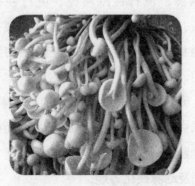

　　磨菇具有健脾开胃、理气化痰等功效，可治体虚纳少、痰多腹胀、恶心、泄泻等症，并可治疗高血压病、高脂血症、糖尿病等多种疾病。常食磨菇可增强人体抗病能力，起到预防人体各种黏膜和皮肤发炎及毛细血管破裂的作用，还能降低血液中胆固醇的含量，预防动脉硬化和肝硬化。

　　更为神奇的是，它的浸出液中有不少类型的"多糖体"，含有干扰素诱导剂，能大大增强人体对癌症的抵抗能力，被称为"天然抗癌良药"。

温 馨 提 示

　　磨菇不宜与鹌鹑肉同食，否则易导致痔疮发作。不要随意采摘野磨菇吃，以免中毒。

"菌中之冠"——银耳

　　银耳又名白木耳，质量上乘者称作雪耳。其营养价值很高，被人们誉为"菌中之冠"，既是名贵的营养滋补佳品，又是扶正强壮之补药，是我国传统的滋补珍品。

　　银耳性平，味甘淡，有滋阴清热、润肺止咳、养胃生津、益气和血、补肾强心、健脑提神、消除疲劳等功效，可用于治疗虚劳咳嗽、痰中带血、虚热口渴、大便秘结、妇女月经不调、神经衰弱、心悸失眠、老年慢性支气管炎、肺源性心脏病等症，对白细胞减少症、慢性肾炎、高血压病、血管硬化症也有一定的疗效。

银耳能提高肝脏解毒能力，保护肝脏功能，不但能增强机体抗肿瘤的免疫能力，还能增强肿瘤患者对放疗、化疗的耐受力。它滋润而不腻滞，具有安眠健胃、补脑、养阴清热、润燥之功，对阴虚火旺、不食参茸等温热滋补的病人是一种良好的补品。

银耳富有天然特性胶质，加上它的滋阴作用，长期服用可以润肤，并有祛除脸部黄褐斑、雀斑的功效。银耳是含膳食纤维的减肥食品，它的膳食纤维可助胃肠蠕动，减少脂肪吸收。

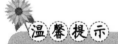

温馨提示

银耳宜用开水泡发，泡发后应去掉未发开的部分，特别是那些呈淡黄色的东西。冰糖银耳含糖量高，睡前不宜食用，以免血黏度增高。食用变质银耳会发生反应，严重者会有生命危险。

"素中之荤"——黑木耳

黑木耳，又名云耳等。它营养丰富，质地柔软，味道鲜美，因而有"素中之荤"和"素食之王"的美誉。

黑木耳含有丰富的碳水化合物、蛋白质、维生素、脂肪、糖、纤维、钙、铁、磷，以及多种无机盐、植物固醇、磷脂等，特别是铁的含量相当高。黑木耳性平，味甘，具有滋养脾胃、益气强身、舒筋活络、补血止血之功效。

现代研究表明，黑木耳含有能清洁血液并具解毒作用的物质，能帮助消除体内毒素，故有健身、美容、乌发等作用。

黑木耳还可增强人体免疫功效，并具有抗氧自由基和抗衰老的作用。

黑木耳能防治心脏病，也能防治痔疮和便秘。

黑木耳所含酸性异多糖具有抗癌作用，对宫颈癌有明显的疗效。

黑木耳所含腺嘌呤核苷能阻止血栓形成，防止动脉粥样硬化。

黑木耳所含发酵素和植物碱等有化解和排除结石（如胆结石、尿道结石）的作用。

▶ "魔力食品"——魔芋

魔芋又名鬼头，它含有大量甘露糖苷、维生素、植物纤维及黏蛋白，具

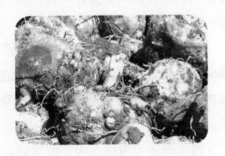

有奇特的保健作用和医疗效果，被人们誉为"魔力食品"。同时，它又具有神奇的医药用价值，被称为"胃肠清道夫"、"天赐神药"。

魔芋具有降血脂、降血糖、解毒消肿、抑菌、抗炎、化痰、散结、行淤等功能，对肥胖、便秘、饱胀、肺寒、高血脂、高血压、冠心病、动脉硬化、糖尿病等有一定疗效。科研人员研究发现，魔芋对防治结肠癌、乳腺癌有特效，还可防治食道癌、脑瘤等。

Chapter 3

果品中的营养你不可缺

"水果皇后"——草莓

草莓又名红莓、地莓等，它的外形呈心形，鲜美红嫩，果肉多汁，酸甜可口，香味浓郁，不仅有色彩，还有一般水果所没有的宜人芳香，是水果中难得的色、香、味俱佳者，而且营养价值和美容价值极高，因此常被人们誉为"水果皇后"。

草莓性味甘酸、凉，能润肺生津、健脾和胃、补血益气、凉血解毒，可辅助治疗动脉硬化、高血压、冠心病、坏血病、结肠癌等。

草莓中含的胡萝卜素是合成维生素A的重要物质，具有明目养肝的作用。

草莓的维生素C含量很高，可消除细胞的松弛或紧张状态，使脑细胞结构坚固，皮肤细腻有弹性。草莓是鞣酸含量丰富的水果，可吸附和阻止人体内致癌化学物质被吸收，具有防癌作用。

草莓还含有丰富的果胶和不溶性纤维，可以帮助消化，通畅大便。

草莓除了可以预防坏血病外，对防治动脉硬化和冠心病也有较好的功效。

据研究，女性常吃草莓，对皮肤、头发均有保健作用。草莓还可以减肥，因为它含有一种叫天冬氨酸的物质，可以平缓地除去体内的"矿渣"。

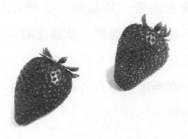

物和膳食纤维的含量也比较高。

中医认为柿子性寒，味甘、涩，具有补虚健胃、润肺化痰、生津止渴、清热解酒之功效，可以治疗高血压、痔疮出血、便秘、便血等症。

生食红软柿子有清肺、生津止渴的疗效。热病伤津、口干唇烂、胸中烦渴或热痢不止，可选大红柿子生食，每天2～3次。

柿子含碘，所以因缺碘引起的地方性甲状腺肿大的患者，食用柿子很有帮助。一般人平时经常食用，对预防碘缺乏也大有好处。

柿饼：味甘，性平，具有润肺化痰、补脾润肠、止血等功效，适用于燥痰咳嗽、脾虚食减、腹泻、便血、痔疮出血等症。

柿霜：味甘，性凉，具有清热、润燥、止咳等功效，适用于口舌生疮、咽干喉痛、咯血等。

柿蒂：味甘，性平，具有降气止呃功效，适用于呃逆不止等症。

柿叶：嫩柿叶以开水泡，代茶饮，能软化血管、降低血压、防止动脉硬化，并有清热健胃、助消化的作用，对高血压、冠心病有一定的疗效。由于嫩柿叶有利尿作用，所以柿叶茶还可以用来解酒。

温馨提示

草莓表面粗糙，不易洗净，用淡盐水或高锰酸钾水浸泡10分钟，既能杀菌又较易清洗。草莓能治消渴，故糖尿病患者亦可适当食用，但一次不可吃得太多。

▷ "天然药库"——柿子

柿子甜腻可口、营养丰富，不少人还喜欢在冬季吃冻柿子，别有味道。柿饼、柿霜、柿叶皆可入药，故柿子又有

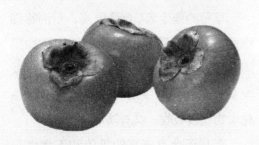

"天然药库"之称。

柿子含有丰富的蔗糖、葡萄糖、果糖、蛋白质、脂肪、碘等，它的营养十分丰富，与苹果相比，除了锌和铜的含量比苹果低以外，其他成分均比苹果有优势。它所含的热量比较高，碳水化合

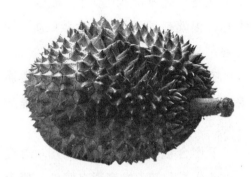

温馨提示

柿子中含有单宁，单宁主收敛，遇酸则凝集成块，并与蛋白质结合而产生沉淀，故切忌空腹食用鲜柿子，否则胃酸与柿子内的单宁相结合最易形成"柿石"，随即产生腹胀、腹痛。

柿子忌与红薯同食，因吃了红薯会产生大量胃酸，将使柿子沉淀成块，既难以消化，又难以排出，对人体非常有害。

此外，中医认为榴莲性质温热，有补血祛湿之效。榴莲的独特气味有开胃、促进食欲的功效，其中的膳食纤维还能促进肠蠕动。榴莲皮肉可解滞；用榴莲皮及果肉煮鸡汤喝，可作妇女滋补汤，能祛胃寒。

▶ "一个榴莲两只鸡"——榴莲

榴莲，是一种驰名的优质佳果，它原产东南亚，被称为"万果之王"。其成熟果肉淡黄，黏性多汁酥软味甜，吃起来具有陈乳酪和洋葱味，初尝有异味，之后清凉甜蜜，回味甚佳。

它是大补的水果，有"一个榴莲两只鸡"的说法，据说泰国女人坐月子都要吃它。泰国曾有这样一句民谚："榴莲出，少笼脱。"意思是宁愿脱下裙子卖掉，也要饱尝一顿榴莲。

食用榴莲对身体十分有益，它是补肾壮阳的佳品，同时还可以健脾补气、温补身体。

温馨提示

成熟后自然裂口的榴莲存放时间不能太长，当嗅到一股酒精味时，一定是变质了，千万不要购买。

▶ "天然维生素C丸"——枣

枣又名红枣、干枣。枣原产于中国，在中国已有四千多年的种植历史，自古以来就被列为"五果"（桃、李、梅、杏、枣）之一。枣最突出的特点是维生素含量高，据国外的一项临床研究显示：连续吃枣的病人，健康恢复得比单纯吃维生素药剂的人快3倍以上。因此，枣就有了"天然维生素C丸"的美誉。

枣性温，味甘，具有补中益气、养血安神、健脾和胃之功效，是滋补阴虚的良药。

干枣含糖量高达70%以上，对促进小儿生长和智力发育很有好处；所含钙、铁对防治老年性骨质疏松症和贫血十分有益；所含维生素P能降低血清胆固醇和甘油三酯，有利于防治高血压、动脉硬化、冠心病和中风。

常食枣能收到增加肌力、调和气血、健体美容和抗衰老之功效。

温馨提示

生吃枣时，枣皮容易滞留在肠道中不易排出，因此吃时应吐皮。腐烂的枣在微生物的作用下会产生果酸和甲醇，人吃后会出现头晕、视力障碍等中毒反应，严重者可危及生命，因此，腐烂的枣不宜吃。枣也不宜与海蟹同吃，否则容易患寒热病。

"长寿食品"——山楂

山楂，又名山里红、红果、胭脂果，有很高的营养价值和医疗价值。因老年人常吃山楂制品能增进食欲，改善睡眠，保持骨和血中钙的恒定，预防粥样动脉硬化，使人延年益寿，故山楂又被人们视为"长寿食品"。

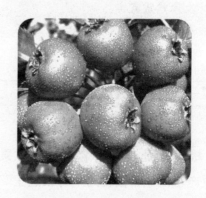

山楂富含维生素C、碳水化合物、多种矿物质、胡萝卜素等，其钙、铁的含量属果类中的佼佼者，胡萝卜素的含量在水果中居第二位。

现代医学研究证实，山楂能防治心血管疾病，具有扩张血管、增加冠脉血流量、增加心脏活力、兴奋中枢神经系统、降低血压和胆固醇、软化血管及利尿、镇静等作用；山楂酸还有强心作用，对老年性心脏病也有益；山楂能开胃消食，特别对消肉食积滞效果很好；山楂还有活血化淤的功效，有助于解除局部淤血状态，对跌打损伤有辅助疗效；山楂对子宫有收缩作用，在孕妇临产时有催生之效，并能促进产后子宫复原；能提高机体的免疫力，有防衰老、抗癌的作用。

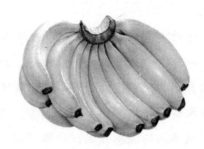

人不仅不会发胖，而且能使皮肤细腻光滑。常用香蕉汁擦脸搓手，可防止皮肤老化、脱皮、瘙痒、皲裂等。

香蕉皮中含有抑制真菌和细菌生长繁殖的蕉皮素。脚癣、手癣、体癣等引起的皮肤瘙痒症患者，用香蕉皮贴敷患处，能使瘙痒消除，促使疾病早愈。

常食香蕉还能有效防治血管硬化、降低血中的胆固醇、预防高血压。

有关专家研究发现，香蕉中含有一种化学物质，能增强胃黏膜的抵抗能力，增强对胃壁的保护，从而起到防治胃溃疡的作用。香蕉含有一种能帮助人脑产生5-羟色胺的物质，患有忧郁症的人脑里缺少5-羟色胺，适当吃些香蕉，可以驱散悲观、烦躁的情绪，增加愉快感。

温馨提示

山楂不适合孕妇吃，因为它会刺激子宫收缩，有可能诱发流产；山楂帮助消化，促进消化液分泌，并不是通过健脾胃的功能来消化食物的，所以脾胃虚弱者不宜食用；正处于换牙期的儿童，长期食用山楂或山楂制品，对牙齿生长不利；山楂具有降血脂的作用，因此血脂过低的人也不宜多吃，否则会影响健康。

"智慧之果"——香蕉

香蕉原产于马来西亚，传说佛祖释迦牟尼因为吃了香蕉而获得智慧，所以香蕉被称为"智慧之果"。现盛产于热带、亚热带地区，欧洲人因它能解除忧郁而称其为"快乐水果"。

香蕉富含多种维生素，常吃香蕉的

温馨提示

香蕉不宜空腹食用，也不宜多吃，以每天1～2根为宜。老人和小孩吃香蕉时，不要狼吞虎咽，以免噎着。

"果中皇后"——山竹

山竹，原名莽吉柿。原产于东南亚，一般种植10年才开始结果，对环境要求非常严格，因此是名副其实的绿色水果，非常名贵。山竹幽香，滑润而不腻滞，与榴莲齐名，号称"果中皇后"。

山竹含有丰富的碳水化合物、维生素A、维生素C、镁、锌、硒等营养成分。

山竹解热功效显著，在东南亚非常受欢迎，对燥火重、皮肤不太好的年轻人有很好的食疗效果，能化解脂肪、醒胃、润肤并降燥火。

山竹对机体有很好的补养作用，对体弱、营养不良、病后都有很好的调养作用。

温馨提示

山竹富含纤维素，但它在肠胃中会吸水膨胀，过多食用会引起便秘，因此一次不宜食用过多。

山竹不能和西瓜、豆浆、啤酒、白菜、盖菜、苦瓜等寒性食物同吃，若不慎吃过量，可用红糖煮姜茶解之。

"大夫第一药"——苹果

苹果，属蔷薇科植物，酸甜可口，营养丰富，是老幼皆宜的水果之一。它的营养价值和医疗价值都很高，被称为"大夫第一药"。

苹果含有多种维生素、纤维素以及多种矿物质。它还含有比其他水果都丰富的果胶和钾，其果糖、葡萄糖、蔗糖的含量属果类中的佼佼者。

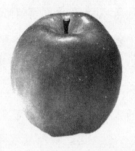

苹果性凉，味甘，微酸，具有润肺、健脾、益胃、生津止渴、清热除烦、助消化、止泄泻、顺气醒酒之功效。

因苹果含有丰富的果胶，有助于调节肠的蠕动，而它所含的纤维质则可帮助排除体内的垃圾，从而可使人体排毒养颜。

常吃苹果可以摄入较多的钾盐，能促进体内钠盐的排除，可以起到降低血压、降低胆固醇、防止动脉硬化和防治心脏病的作用。

苹果中的有机酸能刺激肠蠕动，其所含的纤维能使大便松软，既能润肠通便，又可预防癌症。

苹果所含的硼元素能防止或减少钙与镁的丢失，故可促进骨骼健康和防治骨质疏松。

温馨提示

苹果一次不宜吃得太多，特别是肠胃不佳者，否则会伤胃或导致便秘等。苹果没熟也不要吃，因为生苹果含酸较多，对身体不宜。苹果用作食疗时尽量选择色泽鲜红的为佳。

"百益之果" ——木瓜

木瓜，学名番木瓜，又名万寿果，为岭南四大名果之一。作为有"第一丰胸佳果"称号的木瓜，果肉厚实、香气浓郁、甜美可口、营养丰富，有"百益之果"和"万青瓜"之雅称。它还是我国民间传统的丰胸食品，而且木瓜特有的抗病保健功能，对保持胸部的健美有着很好的功效。现在，已经有越来越多的女性通过食用木瓜来达到丰胸和健胸的目的。

木瓜是一种营养丰富的果中珍品。现代医学证明，木瓜富含17种以上的氨基酸及多种营养元素，对丰胸有很大帮助，是女性滋补美胸的天然果品。木瓜所具有的抗菌消炎、舒筋活络、软化血管、抗衰老、祛风止痛等功能，能为女性胸部的健康提供多重保护，从而可防范各种胸部及乳腺疾病的发生。

木瓜中所含的番木瓜碱具有抗肿瘤的作用，并能阻止人体致癌物质亚硝胺的合成，对淋巴细胞性白血病具有抗癌活性。

木瓜性温，不寒不燥，其中的营养物质容易被皮肤直接吸收，特别是木瓜具有润肺的功能。当肺部得到适当的滋润后，可行气活血，使身体更易于吸收充足的营养，从而让皮肤变得光洁、柔嫩、细腻，皱纹减少，面色红润。

温馨提示

治病多采用宣木瓜，也就是北方木瓜，不宜生吃；食用木瓜多是产于南方的番木瓜，可以生吃，也可作为蔬菜和肉类一起食用。

哺乳期间的妇女食用木瓜可增加乳量。常年消化不良的人多吃木瓜也能收到一定的效果。

"21世纪最佳保健果品"——桑葚

桑葚又名桑果，为桑科落叶乔木桑树的成熟果实。其营养是葡萄的4倍、苹果的5～6倍，具有多种功效，被医学界誉为"21世纪最佳保健果品"。

桑葚性寒，味甘，具有滋阴补血、补肝益肾、生津止渴的功效，可以治疗久病体虚、肝肾阴亏、腰膝酸软、目眩耳鸣、须发早白、关节不利、肠燥便秘、津亏血少、潮热遗精与烦渴不止等病症。

桑葚有改善皮肤（包括头皮）血液供应，营养肌肤，使皮肤白嫩及乌发等作用，并能延缓衰老。桑葚是中老年人健体美颜、抗衰老的佳果与良药。

桑葚可以促进血红细胞的生长，防止白细胞减少，并对治疗糖尿病、贫血、高血压、高血脂、冠心病、神经衰弱等病症具有辅助作用。

温馨提示

未成熟的桑葚含有氢氰酸（此酸有剧毒），不可食。熬桑葚膏时忌用铁器。

桑葚不可过量食用，因它含有溶血性过敏物质及透明质酸，过量食用容易发生溶血性肠炎。

桑葚具有增强免疫力的作用，可防止人体动脉硬化、骨骼关节硬化，促进新陈代谢。

"十佳食物之一"——橘子

橘子，常与柑一起被统称为柑橘，其颜色鲜艳、酸甜可口，是日常生活中最常见的水果之一，它还被美国营养学家评为10种最佳食物之一。

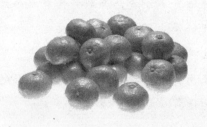

现代医学研究发现，橘子可治疗高血压。常吃橘子对调节人体新陈代谢等生理机能十分有益，对中老年人及心血管疾病患者更为有益。

刮去白色内层的橘子表皮称为橘红，具有理肺气、祛痰、止咳的作用；橘瓣上的筋膜称为橘络，具有通经络、消痰积的作用，可治疗胸闷肋痛、肋间神经痛等症。

橘籽可治疗腰痛、疝气痛等症；橘叶具有疏肝作用，可治肋痛及乳腺炎初起等症；橘肉具有开胃理气、止咳润肺的作用。常吃橘子，对治疗急慢性支气管炎、老年气喘、津液不足、消化不良、伤酒烦渴、慢性胃病等有一定的效果。

温馨提示

空腹时不宜吃橘子，其中的有机酸会刺激胃壁，对胃不利。吃橘子时不要吃螃蟹，否则可能引起软瘫。

"热带水果之王"——芒果

芒果又名檬果，是一种热带常青树结的果实，果皮有浅绿色、黄色、深红色等多种颜色；果肉为黄色，有纤维，味道酸甜不一，有香气，汁水多而果核大。芒果集热带水果精华于一身，被誉为"热带水果之王"。

芒果味甘酸，性凉，其食疗保健作用主要有：

1.抗癌：据现代食疗观点而言，芒果含有的三萜类皂苷对癌症及心脏病有

明显的疗效，并且含有大量的维生素A，因此有防癌、抗癌的作用。

2.清肠胃：芒果具有清肠胃的功效，对晕车、晕船引起的呕吐有一定防治作用。

3.滋润肌肤：由于芒果中含有大量的维生素，因此经常食用芒果可以起到滋润肌肤的作用。

4.防治高血压、动脉硬化：芒果含有维生素C、矿物质等，除了具有防癌的功效外，同时具有防治动脉硬化及高血压作用。

5.防治便秘：芒果中含有大量的纤维，可以促进排便，对于防治便秘具有一定的作用，并可预防结肠癌和直肠癌。

6.杀菌：芒果叶的提取物和未成熟芒果汁能抑制化脓性球菌、大肠杆菌、绿脓杆菌，同时还具有抑制流感病毒的作用。

温馨提示

芒果种子含有氢氰酸，误食可引起中毒。芒果不宜大量食用，饱食后也不宜食用，忌与大蒜等辛辣食品共食。肾炎患者也应慎食，曾有食芒果引起肾炎的病例。另外，对芒果有过敏反应者应忌食。肠胃虚弱、消化不良、感冒、胃溃疡及有风湿症状的人，也不宜食用。

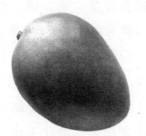

"百果之宗"——梨子

梨子，又称块果。它因肉脆多汁、甘甜清香、风味独特、营养丰富而有"百果之宗"的美誉。梨含有蛋白质、脂肪、糖类（葡萄糖、果糖、蔗糖）、膳食纤维、维生素C、苹果酸、柠檬酸等成分。

梨的果实、果皮以及根、皮、枝、叶均可入药。中医认为，梨性凉，味甘微酸，入肺、胃经，能生津润燥、清热化痰，主治热病伤津、热咳烦渴、惊狂、噎食、便秘等症，并可帮助消化、止咳化痰、滋阴润肺、解疮毒和酒毒等。

梨性寒凉，含水量大，且含糖分高，食后满口清凉，既有营养，又解热证，可止咳生津、清心润喉、降火解暑，对患感冒、咳嗽、急慢性气管炎患者有效。

梨还有降低血压、养阴清热、镇静的作用。因梨中含有较多的配糖体和鞣酸成分以及多种维生素，故高血压、心肺病、肝炎、肝硬化病人头晕目眩、心悸耳鸣时，常吃梨有好处。肝炎病人吃梨能起到保肝、助消化、增进食欲的作用。

温馨提示

梨性寒凉，一次不要吃得过多。脾胃寒者、发热的人不宜吃生梨，可把梨切块后煮水食用。

"维C之王"——猕猴桃

猕猴桃又名奇异果，因猕猴喜欢吃，故名猕猴桃。猕猴桃的维生素C含量在水果中名列前茅，一个猕猴桃能提供一个人一日维生素C需求量的2倍多，故被誉为"维C之王"。猕猴桃还含有良好的可溶性膳食纤维。

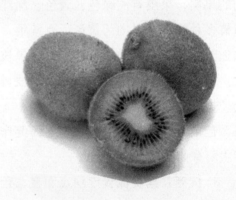

猕猴桃含有蛋白质、脂肪、糖类、果酸、膳食纤维、钙、磷、铁、钾、镁、类胡萝卜素、维生素C等，其所含维生素C比柑橘类高5～8倍，比苹果高19～83倍，比梨高32～130倍。

猕猴桃具有解热、止渴、通淋功效，对治疗烦热、消化不良、食欲不振、呕吐、泌尿道结石、便秘、痔疮等有帮助。

最新的医学研究表明，成人忧郁症有生理学基础，它与一种大脑神经递质缺乏有关。猕猴桃中含有的血清促进素具有稳定情绪、镇静心情的作用，另外，它所含的天然肌醇有助于脑部活动，因此能帮助忧郁者走出情绪的低谷。

温馨提示

猕猴桃不能空腹吃，饭前饭后1～3个小时吃比较合适。由于猕猴桃中维生素C含量颇高，易与奶制品中的蛋白质凝结成块，不但影响消化吸收，还会使人出现腹胀、腹痛、腹泻等情况，故食用猕猴桃后一定不要马上喝牛奶或吃其他乳制品。

"坚果之王"——榛子

榛子，又称山板栗。它形似栗子，外壳坚硬，果仁肥白而圆，有香气，油脂含量很高，吃起来特别香，余味无穷，因此成为最受人们欢迎的坚果类食品，有"坚果之王"的称号。

榛子营养丰富，除含有蛋白质、脂肪、糖类外，胡萝卜素、B族维生素的含量也很丰富。榛子含有人体必需的8种氨基酸，而且含量远远高于核桃；其钙、磷、铁的含量也高于其他坚果。

榛子富含油脂，有利于脂溶性维生素在人体内的吸收，对体弱、病后体虚、易饥饿的人都有很好的补养作用。榛子有天然香气，有开胃之功。榛子含有抗癌化学成分——紫杉酚，它是红豆杉醇中的活跃成分，可以防治卵巢癌、乳腺癌及其他一些癌症，可以延长病人的生命。中医认为，榛子性平，味甘，入脾、开胃，滋养气血，明目，主治不欲饮食、体倦乏力、形体消瘦、肢体疲软、病后体虚、视物不明等病症，对消渴、盗汗、夜尿频多等肺肾功能不足之症颇有益处。

温馨提示

榛子含有丰富的油脂，因此，胆功能严重不良者应慎食。另外，存放时间较长的榛子也不宜食用，发黑的榛子也要忌食。

疮、折伤肿痛等症。因此，肾虚者不妨多吃栗子。

栗子粥既能健运脾胃，增进食欲，又能补肾、强筋骨。

"干果之王"——栗子

栗子，又称板栗、毛栗，它是我国的特产，素有"干果之王"的美誉，在国外，它还被称为"人参果"。栗子对人体有着很好的滋补作用，可与人参、黄芪、当归等媲美，故又被称为"肾之果"。

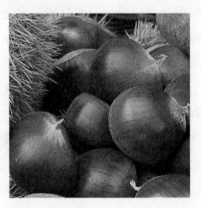

据科学实验证实，栗子的营养丰富，含有脂肪、钙、磷、铁和多种维生素，特别是维生素C、B族维生素和胡萝卜素的含量比一般干果高。

栗子的药用价值亦颇高，《本草纲目》说："治肾虚，腰脚无力，以袋盛生栗悬干。每日吃十余颗，次吃猪肾粥助之，久必强健。"中医认为，栗子味甘性温，无毒，入脾、胃、肾三经，有补脾健肾、补肾强筋、活血止血的功能，适用于脾胃虚寒引起的慢性腹泻，肾虚所致的腰膝酸软、腰肢不遂、小便频数以及金

温馨提示

将生栗子放置在阳光下暴晒一天，栗子壳即会开裂，这时无论生剥还是煮熟后剥，都很容易剥去栗子的外壳和内皮。但晒后的栗子不能长期保存。

"益智果"——核桃

核桃又名胡桃，在国际市场上它与扁桃、腰果、榛子一起，并列为世界四大干果。在国外人称核桃为"益智果"，在国内它则享有"长寿果"的美称，其卓著的健脑效果和丰富的营养价值，已经为越来越多的人所推崇。

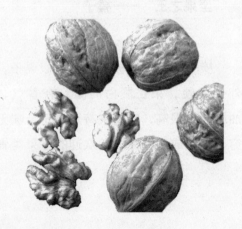

核桃含有蛋白质、脂肪、糖类、钙、磷、铁、钾、铬、镁、锌、锰、胡萝卜素等营养成分，是一种营养极其丰富的高级滋补品。

核桃性温，味甘，具有补肾固精、温肺定喘、补脑益智、养血益气、润肠通便、排除结石之功效。现代医学研究认为，核桃中的磷脂对脑神经有良好的保健作用。它所含丰富的维生素E及B族维生素等，能帮助清除自由基，可补脑益智、增强记忆力、抗衰老。

现代研究表明，核桃含脂肪高达63%，且核桃油中含有大量不饱和脂肪酸，能降低胆固醇，对防治高血压、冠心病和动脉硬化很有好处。

核桃所含的铬、镁、锌、锰等微量元素对保护心脑血管很有益。核桃所含的萘醌化合物和维生素E等，又是良好的抗癌物质，能预防多种癌症。

核桃所含的丙酮酸能防止胆结石的形成，并可帮助排除胆结石。

温馨提示

因核桃含有较多的脂肪，因此一次不宜吃太多，否则会影响消化，以20克为宜。有的人喜欢将核桃仁表面的褐色薄皮剥掉，这样会损失一部分营养，所以吃的时候不要剥掉这层皮。

"长生果"——花生

花生又名落花生、及地果、唐人豆，因其长于滋养补益，有助于延年益寿，所以民间又称其为"长生果"，并且和黄豆一起并称"植物肉"、"素中之荤"。

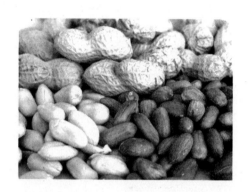

花生含有丰富的维生素、蛋白质、碳水化合物、脂肪、膳食纤维、水分、钙、磷、铁、胡萝卜素等，还含有少量的磷脂、生物碱、嘌呤等。

现代医学证明，花生有止血的作用。花生红衣的止血作用比花生高出50倍，对多种出血性疾病都有良好的止血功效。花生能增强记忆、抗老化、延缓脑功能衰退、滋润皮肤。花生中的不饱和脂肪酸有降低胆固醇的作用，可防治动脉硬化、高血压和冠心病。花生中还含有一种生物活性很强的天然多酚类物质——白藜芦醇。这种物质是肿瘤类疾病的化学预防剂，也是减少血小板聚集，预防和治疗动脉粥样硬化、心脑血管疾病的化学预防剂。中医认为花生有扶正补虚、悦脾和胃、润肺化痰、滋养调气、利水消肿、止血生乳、清咽止咳的作用。

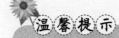

温馨提示

　　去壳花生和花生粉在温湿条件下易发霉变质，花生发霉所产生的黄曲霉素是一种较强的致癌物质，因此应注意花生的保存条件。不可食用霉烂的花生。

Chapter 4

肉禽蛋水产是健康的加油站

解毒滋阴，常被视为一种壮阳的食品。鸽肉补力十分平和，易被肠胃吸收，特别适合大病初愈的人食用，作为一种滋补佳品深受少年儿童、体弱老者、产后妇女、手术后患者的喜爱。它对老年人阳气虚弱、老年性功能衰弱、儿童发育不良、气血不足等的保健作用亦十分明显。鸽肉还有解疮毒之功效，对小儿麻疹、水痘、天花等有效。由于鸽肉的脂肪量少，也受到高血脂、高血压、冠心病患者的青睐。

"无鸽不成宴，一鸽胜九鸡"——鸽肉

鸽肉具有丰富的营养成分，对人的身体很有益处。在清代，它已作为珍贵食品、美味佳肴进了宫廷，素有"无鸽不成宴，一鸽胜九鸡"之说。

鸽肉含有水分、蛋白质、脂肪、碳水化合物、钙、磷、铁、维生素等营养成分，其蛋白质的含量很高，富含氨基酸，是一种脂肪含量少的肉类。

鸽肉可强壮身体、开胃益气、

温馨提示

鸽肉营养丰富，若油炸后食用，会降低营养成分，长期食用还会引起机体癌变。凡是病死、毒死的鸽子都不要吃，儿童为避免消化不良，一次不宜食用过多。

"天上吃龙肉，地下吃驴肉"——驴肉

俗语说得好："天上吃龙肉，地下吃驴肉。"这句话在中国无人不知，无人不晓。由于驴肉比牛肉更细嫩，味道更鲜美，历来为我国北方人民所喜爱。因为它丰富的营养和鲜美的味道，现在被更多的食客所喜爱。

驴肉营养价值相当高，蛋白质含量比牛肉、猪肉都高，而脂肪含量比牛肉、猪肉低，是典型的高蛋白、低脂肪食物。驴肉还含有碳水化合物、钙、磷、铁及人体所需的多种氨基酸，能为体弱、病后调养的人提供良好的营养。

中医认为，驴肉的功效一是补气养血，用于气血不足者的补益；二是养心安神，用于心虚所致心神不宁的调养。功效非凡的阿胶制品，就是用驴皮熬制而成的，具有很好的补血、护肤、养颜功效。

温馨提示

吃驴肉后不宜立即饮茶。驴肉也不可和金针菇一起吃，否则会引起心痛，严重时可能致命。驴肉不能和荆芥、猪肉同食，否则容易导致腹泻。

"肉中骄子"——牛肉

牛肉是中国的第二大肉类食品，仅次于猪肉。牛肉蛋白质含量高，脂肪含量低，所以味道鲜美，受人喜爱，享有"肉中骄子"的美称。

牛肉富含蛋白质、脂肪、碳水化合物等营养成分。牛肉中所含人体必需的氨基酸很多，营养价值颇高。

中医认为，牛肉性温，味甘，具有益筋骨、增体力、暖中补气、补肾壮阳、健脾补胃、滋养御寒之功效，主治筋骨不健、脾胃虚弱、水肿胀满、腰膝乏力等症。

寒冬食牛肉有温中暖胃的作用，实为冬季补益食疗佳品。

牛肉的营养丰富，所含蛋白质比

温馨提示

宜食者：牛肉适宜营养不良、身体衰弱、久病体虚、畏寒怕冷、面色萎黄及头晕目眩之人食用；体力劳动者、运动员及体力消耗过大者，尤其适宜食用牛肉。

忌食者：患皮肤病者不宜食用，肝炎、肾炎等患者应慎食，外感时邪或内有积热、痰火者、疮疽患者忌食。

猪肉高一倍，且含脂肪、胆固醇低，维生素含量高，并含有人体所需的12种氨基酸，因此，牛肉很适宜肥胖者、高血压、冠心病、血管硬化和糖尿病人食用，是滋养强壮的补品。

"动物人参"——鹌鹑肉

鹌鹑，古代称鹑鸟、宛鹑、奔鹑，鹌鹑肉有丰富的营养价值，素有"动物人参"的美誉。

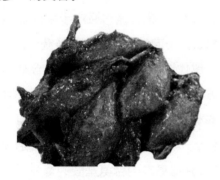

鹌鹑肉含有蛋白质、水分、脂肪、碳水化合物、磷、铁、钙以及维生素、尼克酸等，其蛋白质含量高，脂肪含量低。

它的蛋白质含量远远高于其他肉类，胆固醇的含量很低，其维生素的含量比鸡肉高1～3倍，而且易于消化吸收，适宜老、弱、病、产妇食用。

中医认为，鹌鹑肉可"补五脏，益精血，温肾助阳"。男子经常食鹌鹑肉可增强性功能，并增气力、壮筋骨。

鹌鹑肉还可入药。《本草纲目》中说"鹌鹑肉能补五脏、益中续气，实筋骨，耐寒暑，消结热"，"鹌鹑肉和小豆、生姜煮食，止泻痢、酥煮食、令人下焦肥"。

鹌鹑肉适用于治疗消化不良、身虚体弱、贫血萎黄、咳嗽哮喘、神经衰弱等，而且鹌鹑肉中含有卵磷脂，可生成溶血磷脂，具有抑制血小板凝聚的作用，可防止血栓形成，保护血管壁，防治动脉硬化。

> **温馨提示**
>
> 挑选时要注意皮起皱、嘴坚硬的为老鹌鹑，品质较差；皮肉光滑、嘴柔软的是嫩鹌鹑，品质较好。

"荤中之素"——兔肉

兔肉味美香浓，久食不腻，食后极易被消化吸收，其消化率可达85%，这是其他肉类达不到的。

兔肉属于高蛋白、低脂肪、低胆固醇的肉类，其所含的蛋白质高达70%，比一般肉类都高，但脂肪和胆固醇含量低于其他肉类，故有"荤中之素"的美称。

兔肉含有蛋白质、脂肪、水分、维

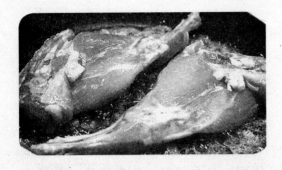

生素A等营养成分，它还含有防止血栓形成的卵磷脂等。

常吃兔肉可强身健体，但不会增肥，是肥胖者理想的肉食品，女人食之，可保持身材苗条。

兔肉还具有抑制血小板黏聚的作用，能保护血管壁，阻止血栓形成，防止动脉粥样硬化，因此，有人将兔肉称为"保健肉"。

常食兔肉还可增加细胞营养，防止有害物质沉积，促进儿童健康成长和老人延年益寿。兔肉、兔肝、兔脑、兔骨、兔血皆可入药。

兔肉有补中益气、凉血解毒的作用，可治热气湿痹，能止渴健脾、凉血、解热毒、利大肠；兔肝可泻肝热，能明目；兔脑可治冻疮、催生滑胎；兔骨主治热中，消渴；兔血可凉血活血、解胎中热毒、催生易产。

▶ "妇科圣药"——乌鸡

乌鸡又称泰和鸡、武山鸡，具有十大特征，如紫冠、缨头、绿耳、胡须、毛脚、五爪、白丝毛等，以其乌皮、乌肉、乌骨而得名。它原产于中国江西省泰和县，一向被视为"妇科圣药"。

现代医学研究表明，乌鸡含有丰富的黑色素、蛋白质、B族维生素等18种氨基酸和18种微量元素。乌鸡的血清总蛋白和γ-球蛋白含量均明显高于普通鸡。每100克乌鸡肉中含氨基酸的量高于普通鸡25倍，铁元素比普通鸡高45倍。

中医认为，乌鸡性平，味甘，具有滋阴清热、补肝益肾、健脾止泻等作用。李时珍在《本草纲目》中说："乌骨鸡，性味甘平，无毒，主治补虚劳亏损，治消渴，中恶心腹痛，益产妇，治妇人崩中下带，一切虚损诸病。"又说："肝肾血分之病宜用之，男用雌，女用雄，妇人方科有乌鸡丸，治妇人百病。煮鸡至烂和药，或并骨研用之。"乌鸡主治一切虚损之症，如腰酸腿痛、

　　宜食者：兔肉适宜贫血、糖尿病、营养不良症、高血压、冠心病、动脉硬化及肥胖症等患者食用。

　　忌食者：脾胃虚寒及便溏腹泻者忌食，有四肢厥冷等明显阳虚症状的女性也忌食。

消渴久痢、头晕目眩、贫血萎黄、结核盗汗、失血过多、月经不调、白带过多、不孕等症。

温馨提示

> 乌鸡连骨（砸碎）熬汤滋补效果更佳，炖煮时宜用沙锅文火慢炖，不宜用高压锅。
>
> 用酒混合萝卜汁冲洗乌鸡块，或用冷水冲洗后，再用柠檬片擦拭表面，可去乌鸡肉的腥味。

▶ "理想的营养库"——鸡蛋

鸡蛋是一种十分普及的食品，用途广泛，它含有高质量的蛋白质，常被用作度量其他蛋白质的标准。

鸡蛋含有人体需要大部分营养物质，故被人们称为"理想的营养库"，营养学家称之为"完全蛋白质模式"，多吃鸡蛋是不少长寿者的养生之道。

鸡蛋含有蛋白质、脂肪、维生素、钙、磷以及尼克酸、叶酸等营养成分，尤其含有丰富的氨基酸、铁，含维生素的种类也非常多。蛋黄中还含有卵黄素等。

常食鸡蛋可避免老年人智力衰退，并可增强记忆力，保护肝脏。鸡蛋中的蛋白质对肝脏组织损伤有修复作用。蛋黄中的卵磷脂可促进肝细胞的再生，还可提高人体血浆蛋白量，增强机体的代谢功能和免疫功能，防治动脉硬化。鸡蛋中含有较多的维生素B_2，可以分解和氧化人体内的致癌物质。鸡蛋中的微量元素，如硒、锌等也都具有防癌作用。

温馨提示

> 鸡蛋煮着吃是最佳的吃法，但要细嚼慢咽，否则会影响吸收和消化。不过，对儿童来说，还是蒸蛋羹、蛋花汤最适合，因为这两种做法能使蛋白质松解，极易被儿童消化吸收。
>
> 茶叶蛋应少吃，毛蛋、臭蛋不能吃。

▶ "一盘蟹，顶桌菜"——螃蟹

螃蟹是公认的食中珍珠，自古就有"一盘蟹，顶桌菜"的民谚。它含有丰富的蛋白质、较少的脂肪和碳水化合物。蟹黄中的胆固醇含量较高。螃蟹还含有丰富的钙、磷、钾、钠、镁等微量

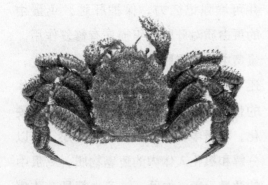

元素。

经常食用螃蟹可防止缺钙。近年来发现，螃蟹还有抗结核病的作用，吃螃蟹对结核病的康复大有裨益。

中医认为，螃蟹有清热解毒、补骨添髓、养筋活血、滋肝阴、充胃液之功效，对于淤血、损伤、腰腿酸痛和风湿性关节炎等疾病有一定的食疗作用。

温馨提示

患有伤风、发热、胃痛以及腹泻的病人吃蟹会使病情加剧；慢性胃炎、胆囊炎、肝炎活动期的人最好不要吃蟹，以免病情加重；蟹黄中胆固醇含量高，患有冠心病、高血压、动脉硬化的人应少吃或不吃蟹黄，否则会加重病情；体质过敏的人，吃蟹黄后容易引起恶心、呕吐，引起荨麻疹；脾胃虚寒的人，应少吃或不吃螃蟹。

"家鱼之首"——鲤鱼

鲤鱼别名赤鲤鱼、黄鲤、乌鲤、鲤拐子、鲤子等。鲤鱼因鳞有十字纹理，故得鲤名，素有"家鱼之首"的美称，《本经》列为上品。它是世界上最早养殖的鱼类，远在公元前12世纪的殷商时代人们便开始养殖鲤鱼。

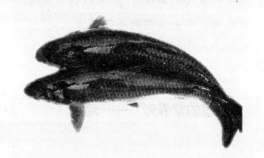

鲤鱼含有丰富的蛋白质，而且容易被人体吸收，利用率高达98%，可供给人体必需的氨基酸。鲤鱼含有的脂肪主要由不饱和脂肪酸，如EPA和DHA组成，是人体必需的脂肪酸，具有重要的生理作用。鲤鱼体内含钙、磷、钾等营养素也较多。

鲤鱼具有平肝补血、和脾养肺之作用，常食鲤鱼对肝、眼、肾、脾等病有一定疗效，是孕妇的高级保健食品，营养价值很高。鲤鱼除食用外，还可以入药治疗疾病，有健脾开胃、利小便、消水肿、止咳镇喘及发乳之功效。鲤鱼肉可治疗门静脉肝硬化、慢性肾炎、咳嗽、哮喘、产妇缺奶、妇女月经不调或血崩等症；其血可治口眼歪斜；其胆汁能治赤眼痛肿和化脓性中耳炎。

鲤鱼头中含有十分丰富的卵磷脂，是人脑中神经递质乙酰胆碱的重要来源。多吃鱼头，可增强人的记忆、思维和分析能力，并能控制脑细胞的退化，延缓衰老。

温馨提示

宜食者：适宜孕妇、老人和儿童食用。适宜神经衰弱、慢性肾炎、黄疸、贫血、冠心病、糖尿病、高脂血症、水肿病、营养不良、妇女胎动不安、产后乳汁缺少及久咳不愈等患者食用。

忌食者：鲤鱼为发物，凡疗疮、痈疽、疖肿、红斑狼疮、淋巴结核、恶性肿瘤、小儿痄腮、血栓闭塞性脉管炎、荨麻疹及皮肤病等患者忌食。

"狗肉滚三滚，神仙站不稳" ——狗肉

俗话说："寒冬至，狗肉肥。""狗肉滚三滚，神仙站不稳。"狗肉的味道醇厚，芳香四溢，有的地方又叫香肉，它与羊肉都是冬至进补的佳品。

狗肉含蛋白质、脂肪、钾、钠、氯、嘌呤类、肌肽及有机酸等，尤以蛋白质含量最为丰富。它的营养价值很高，是理想的营养食品。

狗肉味甘、咸、酸，性温，具有补中益气、温肾助阳之功。《普济方》说狗肉："久病大虚者，服之轻身，益气力。"故此，中医认为狗肉是一味良好的中药，有补肾、益精、温补、壮阳等功用。民间也有"吃了狗肉暖烘烘，不用棉被可过冬"、"喝了狗肉汤，冬天能把棉被当"的俗语。

现代医学研究证明，狗肉对治疗心脑缺血性疾病、调整高血压有一定益处。狗肉还可用于老年人的虚弱症，如尿溺不尽、四肢厥冷、精神不振等。

温馨提示

宜食者：狗肉适用体弱虚寒、肢冷、腰腿软弱无力、痔瘘、遗尿、遗精、早泄、阳痿及不育症等患者食用，尤其适合老年人食用。

忌食者：狗肉性温热，多食易生热助火，故凡发热病、阴虚火旺、湿疹、痛疽、疮疡等患者忌食；因含嘌呤类物质，故痛风患者忌食，孕妇亦忌食。

妇产后体虚或腹痛、产后出血、产后无乳等症。

寒冬常食羊肉可益气补虚、祛寒暖身，促进血液循环，增强御寒能力。

妇女产后无乳，可用羊肉和猪蹄一起炖吃，则通乳效果很好。体弱者、小孩、遗尿者食羊肉颇有益。

羊肉可增加消化酶，保护胃壁，帮助消化，体虚胃寒者尤宜食用。羊肉含钙、铁较多，对防治肺结核、气管炎、哮喘、贫血等病很有帮助。羊肉还有安心止惊和抗衰老作用。

"要想长寿，常吃羊肉"——羊肉

羊肉是我国人民食用的主要肉类之一，其肉质细嫩，脂肪及胆固醇的含量都比猪肉和牛肉低，并且具有丰富的营养价值，因此，它被人们当做冬季进补的佳品。多吃羊肉还可以提高身体素质，增强抗疾病能力，所以现在人们常说"要想长寿，常吃羊肉"。

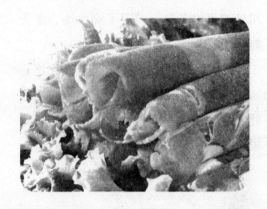

羊肉含有丰富的蛋白质、脂肪、碳水化合物、钙、磷、铁、胡萝卜素及维生素B_1、维生素B_2、烟酸等成分。羊肉所含蛋白质高于猪肉，所含钙和铁高于牛肉和猪肉，而胆固醇含量却是肉类中最低的。

羊肉性温，味甘，具有补虚祛寒、温补气血、益肾补衰、开胃健脾、补益产妇、通乳治带、助元益精之功效，主治肾虚腰疼、阳痿精衰、病后虚寒、产

温馨提示

宜食者：羊肉适宜劳损虚冷、气管炎咳喘、胃寒反胃呕吐、形体消瘦、妇女产后贫血或无乳、小孩遗尿、体虚自汗、盗汗及畏寒怕冷等患者食用。

忌食者：羊肉性温偏热，凡外感、发热、牙痛、心肺火盛者不宜食用。

"喝鹅汤，吃鹅肉，一年四季不咳嗽"——鹅肉

鹅，又名舒雁、家雁，因为营养价值颇高而深受人们的喜爱，其蛋白质

含量比鸭肉、鸡肉、猪肉、牛肉、羊肉都要高，而脂肪的含量又较低。除此之外，它还有很高的药用价值，是一种绿色健康食品。

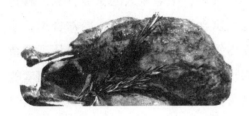

鹅肉含有蛋白质、脂肪、糖类、钙、磷、铁、铜、锰、维生素A、维生素B$_1$、维生素B$_2$、维生素C等成分，营养价值很高。

据《本草纲目》载："鹅肉利五脏，解五脏热，止消渴。"常喝鹅汤，食鹅肉，可以补益五脏，止咳化痰，所以古人云："喝鹅汤，吃鹅肉，一年四季不咳嗽。"《随息居饮食谱》说："鹅肉补虚益气，暖胃生津。"因此，鹅肉特别适宜气津不足之人，经常口渴、乏力、气短、食欲不振者，可常喝鹅汤、吃鹅肉。鹅肉可补充老年糖尿病患者的营养，又可控制病情发展，还可预防和治疗咳嗽病症，尤其对治疗感冒和急慢性气管炎有良效。

现代研究表明，鹅血中含有浓度较高的免疫球蛋白，常吃鹅血对防治癌症有较明显的作用。

温 馨 提 示

宜食者：一般人都可食用，比较适宜身体虚弱、气血不足、营养不良、止渴生津及糖尿病患者食用。

忌食者：脾胃阴虚、皮肤疾病、淋巴结核、痈肿疔毒等患者忌食。

"小暑黄鳝赛人参"——鳝鱼

鳝鱼，也叫黄鳝，是我国的一种特产。它所含营养非常丰富，是一种高蛋白、低脂肪的营养保健食品。鳝鱼味鲜肉美，刺少肉厚，十分细嫩，风味独特。民间认为小暑前后一个月的鳝鱼最为滋补味美，因此又有"小暑黄鳝赛人参"的说法。

鳝鱼含有蛋白质、脂肪、灰分、维生素A、尼克酸等，它还含有维生素E、钙、磷、铁多种矿物质和微量元素，其氨基酸和特有的黄鳝素含量丰富。

鳝鱼性温，味甘，具有补气益血、健脾益肾、益气固膜、除淤祛湿之功效，可治劳伤气血、产后虚损、恶露淋漓、腰膝酸软、久泻脱肛、子宫脱垂、腹冷肠鸣、内痔出血、中耳炎、口疮等。

鳝鱼肉可益气利血，补五脏。鳝鱼血可祛风、活血、壮阳，用于口眼歪斜、目痛、鼻出血、疮癣等。鳝鱼头可止痢，治疗消化不良。鳝鱼皮可治疗妇女乳核肿痛。

温馨提示

　　吃鳝鱼时最好现杀现烹，死鳝鱼不宜食用。不可过量食用鳝鱼，否则不易消化，而且可能引发痼疾。鳝鱼与狗肉同吃伤肝，因此不宜同吃。

▶ "鱼类软黄金"——鳗鱼

鳗鱼又称鳗鲡，分为河鳗和海鳗。它肉质鲜美、细嫩，纤维质很少，营养价值高，属于高蛋白食用鱼类，有"水中人参"、"鱼类软黄金"之誉，是我国的出口创汇产品之一，产品畅销国内外市场。

鳗鱼含肉率达84%，含胆固醇比较少，富含蛋白质、钙，蛋白质含量大大高于鸡肉、猪肉。它还含有人体必需的氨基酸，维生素A的含量是一般鱼类的60倍，维生素E的含量是一般鱼类的9倍。

鳗鱼具有补虚养血、祛湿、抗痨等功效，是久病、虚弱、贫血、肺结核等病人的良好营养品。

鳗鱼体内含一种很稀有的西河洛克蛋白，具有良好的强精壮肾的功效，是年轻夫妇、中老年人的保健食品。鳗鱼也是富含钙质的水产品，经常食用，能使血钙值有所增加，使身体强壮。鳗鱼的肝脏含有丰富的维生素A，是夜盲者的优质食品。

温馨提示

　　宜食者：一般成年人均可食用，特别适合年老、体弱者及年轻夫妇食用。

　　忌食者：患有慢性疾病和对水产品过敏的人忌食。

▶ "神赐魔食"——牡蛎

牡蛎俗称虫毛，别名蛎黄。从冬至到次年清明是它最肥美、最好吃的时候，它有浓郁的香味，是上等水产品。在西方国家，它被称为"神赐魔食"，日本人则称它为"根之源"，还有"天上地下牡蛎独尊"的赞美诗句。

牡蛎是一种高蛋白、低脂肪、营养丰富的食品。它的甲壳含碳酸钙、磷酸钙及硫酸钙，并含少量镁、钼、硅等

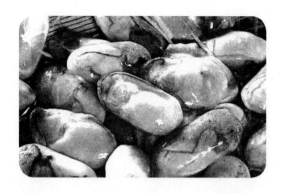

物质。

现代医学认为，牡蛎含有丰富的核酸，可以消除人面部细微的皱纹，使粗糙的皮肤变得光滑细嫩。《本草纲目》记载："牡蛎肉多食之，能细活皮肤、补肾壮阳，并能治虚、解丹毒。"现代医学认为，牡蛎肉还具有降血压和滋阴养血等功能。

牡蛎中含量丰富的肝糖原，在缓解体力不足和改善疲劳的同时，还可以增强肝脏功能。

牡蛎中锌的含量也是食物中最高的。如果锌摄入不足，容易导致味觉障碍、生长障碍、前列腺肥大、皮肤病和因精子减少造成的不孕等疾病。

牡蛎中蛋白质和铁的含量较高，对贫血患者有一定的食疗作用。

温馨提示

宜食者：一般人都可以食用。

忌食者：关节炎和痛风患者不宜吃，对海鲜过敏者忌食。

Part 3

食物巧搭配，营养翻翻倍

Chapter 1

蔬菜中的黄金搭档与聚头冤家

黄瓜

黄瓜富含水分，脆嫩清香，味道鲜美，是一种美容蔬菜，经常食用黄瓜或切成片贴在皮肤上可有效防止皮肤老化，减少皱纹的产生，并可预防唇炎、口角炎。

研究表明，黄瓜有降血糖的作用，是糖尿病人的食疗佳品。

黄金搭档

1.马铃薯。黄瓜含有的丙醇二酸可抑制碳水化合物转化为脂肪，而马铃薯则有和胃、健脾、益气、消炎、解毒等功效，富含淀粉及纤维素，是较好的淀粉类食物。黄瓜与马铃薯搭配食用，其营养会更加丰富，对人体很有益。

2.木耳。木耳具有和血的作用，可以平衡营养。黄瓜和木耳搭配食用，既可以平衡人体内的营养，又能起到一定的减肥作用。

3.豆腐。豆腐含有较高的蛋白质和钙，两者搭配食用适宜于高血压、肥胖症、癌症、水肿、咽喉肿痛等患者食用。

4.莲子。黄瓜与莲子一同食用，适宜于糖尿病、冠心病、高血压、高血脂等患者食用，也适宜肥胖、便秘者食用。

5.猪肉。黄瓜和猪肉搭配，具有清热解毒、滋阴润燥的功效，适合治疗消渴、烦热、阴虚干咳、体虚、乏力、营养不足、便秘等病症。

聚头冤家

1.含维生素C较丰富的蔬果。黄瓜含维生素C分解酶，如果与菠菜、西红柿等含维生素C较多的蔬果一起食用，就会破坏掉它们的维生素C，大大降低其营养价值。

2.花生。黄瓜性寒味甘，花生多油脂，一般来讲，如寒凉之物与油脂相遇，会增加其滑利之性，因此，两者搭配食用极易导致腹泻。

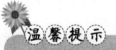

温馨提示

　　脾胃虚弱、腹痛腹泻及肺寒咳嗽的人应该少吃黄瓜，而肝病、心血管病、肠胃病以及高血压患者不要吃腌过的黄瓜。

▶西红柿

西红柿治皮肤病，美容、防衰老，治疗高血压、贫血、溃疡、肝炎等，还能防中暑、退高烧、治牙龈出血。西红柿中含有的番茄红素具有独特的抗

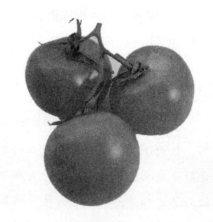

氧化能力，可以清除人体内导致衰老和疾病的自由基；预防心血管疾病的发生；阻止前列腺的癌变进程，并有效地降低胰腺癌、直肠癌等癌症的发病率。

黄金搭档

1.西红柿和芹菜搭配同食，可以降压、健胃、消食，非常适宜高血压、高血脂患者食用。

2.西红柿和菜花都含有丰富的维生素，二者搭配同食，可以有效清除血液中的杂物，对预防心血管疾病有很好的作用。

聚头冤家

1.鱼肉。西红柿富含维生素C，鱼肉中含有铜离子，二者同食，维生素C会与铜离子发生化合作用，抑制人体对维生素C的吸收。

2.蟹。蟹中含有破坏维生素C的酸性

物质，二者同食，会产生不良反应，引起腹痛、腹泻。

温馨提示

菠菜对大部分人而言是安全的，但由于菠菜所含的草酸与钙盐会结合成草酸钙结晶，对肾炎和肾结石患者非常不利，也会使一些敏感体质的人产生不良反应，所以这些患者应慎食。

▶ 菠菜

菠菜性味甘冷而滑，能利五脏、通血脉、止渴润燥、下气调中。菠菜中含有丰富的维生素C，还含有胡萝卜素、核黄素、烟酸以及丰富的钙、铁等，但含草酸较多，对营养不利。

黄金搭档

1.鸡蛋。菠菜和鸡蛋搭配做成的食物，含有丰富的优质蛋白质、矿物质、维生素等多种营养素，孕妇常吃可有效预防贫血。

2．猪肝。猪肝中富含叶酸、B族维生素以及铁等

造血原料，菠菜中也含有较多的叶酸和铁，二者搭配同食，是防治老年人贫血的食疗良方。

聚头冤家

1.豆腐。豆腐中含硫酸钙、氯化镁等无机盐类，若与菠菜中的草酸相遇，则化合为草酸钙与草酸镁，这两种化合物产生白色沉淀物，人体不能吸收，故长期配食易使人缺钙，尤其对小儿不利。

2.鳝鱼。鳝鱼味甘大温，能补中益气，除腹中冷气，菠菜性甘冷而滑，能下气润燥，二者性味功能皆不协调。二者同食，容易导致腹泻。

温馨提示

菠菜对大部分人而言是安全的，但由于菠菜所含的草酸与钙盐会结合成草酸钙结晶，对肾炎和肾结石患者非常不利，也会使一些敏感体质的人产生不良反应，所以这些患者应慎食。

▶ 土豆

土豆性平味甘，有很好的食疗作用，可以养胃、健脾利湿，还能帮助

机体及时排出毒素，防止便秘和肠道疾病的发生。土豆还有美容、抗衰老作用，因为土豆属于碱性蔬菜，可以保持体内酸碱平衡，中和代谢后的酸性物质。

黄金搭档

1.牛肉。两者搭配同食，能够使酸碱中和，促进营养的吸收。

2.豆角。两者搭配同食，能有效地防呕吐、腹泻和急性肠胃炎。

聚头冤家

1.西红柿。土豆会在胃肠中产生大量的盐酸，而西红柿在较强的酸性环境中会产生不溶于水的沉淀，会导致食欲不佳、消化不良。

2.香蕉。土豆和香蕉同食，容易使人面部生斑。

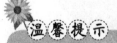

温馨提示

发芽的土豆中含有一种叫"龙葵素"的有害物质，人体内有200毫克就可能中毒，中毒者可能呼吸困难，甚至心脏麻痹，所以发芽的土豆不能吃。

▶ 胡萝卜

胡萝卜性平味甘，是蔬菜中的"小人参"，具有补脾消食、养肝明目、润肤美容、清热解毒、下气止咳、宽胸利膈、通利肠道的功效。

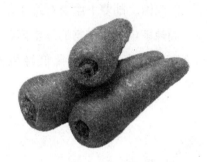

黄金搭档

1.菠菜。两者一起食用，可以明显降低中风的危险。因为胡萝卜素转化为维生素A后可防止胆固醇在血管壁上沉积，保持脑血管畅通，从而防止中风。

2.红枣、冰糖。胡萝卜所含的木质素可提高机体免疫力，配以红枣，再加入冰糖食用，则有健脾、生津、解毒、润肺、止咳的作用。

3.狗肉。胡萝卜与狗肉搭配食用，能温补脾胃、益肾助阳，特别适宜于胃寒喜暖、消化不良、肾虚、阳痿等病人食用。

4. 猪肝。胡萝卜与猪肝搭配食用，有补血、明目、养肝的功效，对因缺乏维生素A所致的夜盲症有一定疗效。

聚头冤家

1. 白萝卜。胡萝卜中含有维生素C分解酶，会破坏白萝卜中的维生素C，所以两者不能搭配食用。

2. 辣椒。胡萝卜中含有维生素C分解酶，而辣椒中含有丰富的维生素C，所以两者不宜同食，否则会降低辣椒的营养价值。

温馨提示

胡萝卜虽好，但也不宜多吃，否则肝脏无法代谢，血液中胡萝卜素过多，会使皮肤变黄。

胡萝卜不宜生吃，烹调时应加些油脂或肉类，因为胡萝卜素在油脂中能更好地为人体吸收。

▶ 南瓜

南瓜含水量很高，热量却很低，是维生素A、叶酸、钾的优质来源，具有补中益气、化痰排脓、除湿驱虫、退热止痢、止痛安胎的功效，可以治疗久病气虚、脾胃虚弱、气短倦急、便溏、糖尿病、蛔虫等病症。

黄金搭档

1. 红枣和牛肉。南瓜与红枣、牛肉搭配食用可用于防治糖尿病、动脉硬化、胃及十二指肠溃疡等病症。

2. 绿豆和赤小豆。南瓜和绿豆是丰富营养的好搭档，而赤小豆和南瓜搭配在一起有健身、润肤、减肥的作用。

聚头冤家

1. 羊肉。南瓜性温味甘，有补中益气的功效，而羊肉则温热补虚，如果同时进补两者，就会令人肠胃气胀、消化

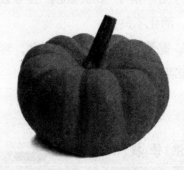

不良，甚至引起胸闷、腹痛。

2. 富含维生素C的蔬果。由于南瓜含有维生素C分解酶，所以不宜同菠菜、油菜、西红柿、辣椒、小白菜、菜花等富含维生素C的蔬果同食，否则，就会破坏这些蔬菜中的维生素C，降低它们的营养价值。

温馨提示

脚气患者和黄疸患者不宜食用南瓜；夜盲症患者常食用南瓜能缓解病症。

冬瓜

冬瓜是一种解热利尿的食物。冬瓜性味甘、微寒，无毒，有清热解毒、利小便、除烦止渴、祛湿解暑、解鱼毒的功效。冬瓜对小便不利、心胸烦热等有很好的疗效。

黄金搭档

1.鸡肉。冬瓜和鸡肉搭配共食，能起到减肥利尿的良好效果。

2.甲鱼。甲鱼有润肤、明目的作用，冬瓜富含B族维生素和植物纤维，具有生津止渴、利尿除湿、散热解毒的功效，和甲鱼搭配共食，能起到润肤明目的良好效果，还有助于减肥。

聚头冤家

1.鲫鱼。冬瓜和鲫鱼搭配共食，容易使人体发生脱水的现象。

2.补药。冬瓜和补药搭配共食，会降低补药的滋补效果。

温馨提示

肾病、糖尿病、高血压、冠心病患者适宜食用冬瓜。

香菜

香菜性温味辛，具有清热解毒的功效。香菜中的香精油能促进唾液分泌，加快肠胃蠕动，增进食欲，有开胃醒脾的作用。

香菜会散发一种特殊的香味，能够驱除蚊虫，人们可以在蚊虫叮咬后用剁碎的香菜涂搽止痒。

黄金搭档

1.猪肝。两者一起煲汤，可补肝和胃、促进食欲，适用于脾胃不和所致的嗳气泛酸、不思饮食、眩晕等病症。

2.黄豆。两者一同煲汤，可辛温解表、健脾益胃，预防和辅助治疗流行性感冒。

3.猪大肠。两者同食，具有增强免疫力、防病抗病、强身健体、补虚、止肠血的功效。

4.豆腐皮。两者同食，可促进麻疹透发，亦可健胃、祛风寒、除尿臭和阴臭。

5.羊肉。两者同食，适宜于身体虚弱、阳气不足、性冷淡、阳痿者食用。

聚头冤家

香菜性温，味辛，而猪肉滋腻，助湿热而生痰，二者同食对身体有损害。

温馨提示

香菜具有温热、发疮的作用，故狐臭、胃溃疡、脚气患者均不宜食用，否则会加重病情。

▶蘑菇

蘑菇性凉味甘，可以补益肠胃、化痰散寒。现代医学研究表明，蘑菇可以

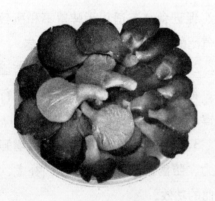

增强淋巴细胞功能，从而增强人体抵御疾病的能力。蘑菇中的多糖化合物有抗癌作用，亦可防治白细胞减少症、传染性肝炎。另外，蘑菇所含的膳食纤维可以润肠通便、促进消化。

黄金搭档

1.豆腐。两者同食可以舒张小血管，促进血液循环。

2.香菇。两者同食具有滋补健体、消食化痰、清神降压的作用。

3.油菜。两者同食可以促进肠道代谢，减少体内的脂肪堆积。

4.猪肉。两者同食，营养成分互补。

聚头冤家

黄豆中含有丰富的铁质，不能与含纤维多的蘑菇同食，因为纤维素会影响人体对铁的吸收。

温馨提示

蘑菇性滑，腹泻者应慎食。蘑菇含有一种叫甲壳的物质，有碍胃肠的消化吸收，患有胃肠病及肝脏功能不好的人，不宜经常食用蘑菇。

Chapter 2

水果中的黄金搭档与聚头冤家

▶ 西瓜

西瓜性寒味甘，清热解暑，除烦止渴。由于西瓜含有大量的水分，在体热发烧、口渴烦躁时吃上一块，症状会马上得到改善。在治疗肾炎和降低血压方面，西瓜可算是水果中的好医生。

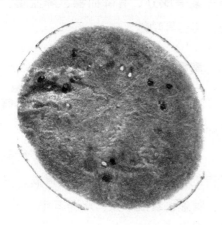

黄金搭档

1.大蒜。西瓜与大蒜同食，营养会更加丰富，而且对慢性肾炎浮肿和肝硬化腹水有较好的疗效。

2.冰糖。西瓜与冰糖搭配食用，对吐血和便血有一定疗效。

聚头冤家

1.油果子。西瓜和油果子同食容易使人呕吐。

2.羊肉。两者同食伤元气。

温馨提示

由于西瓜性寒，不宜多吃，吃得过多会伤脾胃，引起腹胀、腹泻、食欲下降，还会积寒助湿，引起咽喉炎。

菠萝

菠萝含有丰富的营养，如碳水化合物、维生素A、维生素B₁、维生素B₂、维生素C、尼克酸、钙、磷、钾、镁、铁、锰等。

菠萝性平味甘，有健脾和胃、消肿祛湿、消食止泻的作用。

黄金搭档

茅根与菠萝搭配食用对肾炎有一定的疗效。

聚头冤家

1. 牛奶、鸡蛋。菠萝含有大量果酸，而牛奶、鸡蛋中含有丰富的蛋白质，它们与菠萝同食会导致蛋白质凝固，进而影响蛋白质的消化、吸收。

2. 萝卜。二者同食，萝卜中的维生素C酵酶会破坏菠萝中的维生素C，降低营养价值。

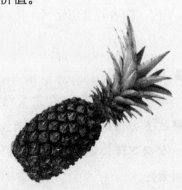

温馨提示

由于菠萝含有一种苷类物质，有些过敏体质的人食用后会出现腹痛、呕吐、头晕等症状，防止过敏的方法是食用前用盐水把菠萝浸泡30分钟。

另外，溃疡病、肝肾功能不全、凝血功能障碍者要慎食菠萝。

柚子

柚子的营养价值很高，含有丰富的蛋白质、糖类、有机酸、维生素和钙、磷、镁、钠等营养成分。中医认为，柚子味甘酸，性寒，具有理气化痰、润肺清肠、补血健脾的功效。现代医学研究则认为，柚子中含有丰富的维生素C、类胰岛素等成分，有降血糖、降血脂、减肥、美容等功效。

黄金搭档

1. 鸡肉。两者同食具有温中益气、补肺下气、消痰止咳的功效。

2. 猪肚。两者同食有健脾、行气、暖胃的作用，适用于虚寒性胃痛、多稀涎、脾虚、食欲不振、瘦弱等症。

聚头冤家

1. 螃蟹。两者同食会刺激胃肠，出现腹痛、恶心、呕吐等症状。

2. 胡萝卜、黄瓜。同食会破坏柚子中维生素C的营养价值。

3. 猪肝。猪肝中富含铜、铁、锌等成分，一旦与柚子中的维生素C相遇，就会加速金属离子的氧化而破坏营养价值。

温馨提示

患有胃病、十二指肠溃疡的人要远离柚子。另外，脾虚泄泻的人吃了柚子会腹泻，因为他们对食物营养的吸收和转化能力较弱，粗纤维的柚子可能未消化完毕就被排出体外，造成人体湿热的错觉。

▶ 葡萄

葡萄来自西域，据说是张骞出使西域时，由中亚经丝绸之路带入中国的。葡萄的营养成分很丰富，而且清凉甘饴，古人写诗赞美葡萄："见此西凉甘露乳，冷然齿颊出寒酥。"

黄金搭档

枸杞含有天然糖分、维生素B$_1$、维生素B$_2$、维生素E和胡萝卜素，而葡萄含有丰富的维生素C，枸杞与葡萄搭配食用是补血良品。

聚头冤家

1. 萝卜。葡萄与萝卜同食，会产生抑制甲状腺作用的化合物，导致甲状腺肿痛。

2. 海产品。葡萄含有大量果酸，海产品如鱼、虾等含有丰富的蛋白质和营养物质，一起进食的话，果酸不仅会使蛋白质凝固，而且会与海产品中的钙元素结合，生成沉淀物，从而刺激肠胃，引起腹痛、呕吐。

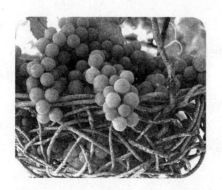

温馨提示

"吃葡萄不吐葡萄皮"，因为葡萄皮中含有的花青素和白藜芦醇都是天然的抗氧化剂，有抑癌功效，可抑制细胞恶变、破坏白血病细胞的复制功能。

▶ 桃

桃形美色艳、味佳肉细、皮韧易剥、汁多甘厚、味浓香溢，是水果家族中最受人欢迎的品种之一。桃除了含有多种维生素、果酸以及钙、磷等矿物质外，含铁量更远远超过苹果和梨。另外，桃还含有盐酸、蛋白质、脂肪、纤维素、钙、葡萄糖、果糖、蔗糖、木糖、挥发油、苹果酸、柠檬酸等营养成分。

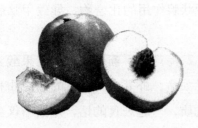

黄金搭档

桃和牛奶搭配，能为人体提供丰富的营养，起到清凉解渴的作用。

聚头冤家

由于甲鱼中含有丰富的蛋白质，而桃含有鞣酸，两者同食会结合成一种凝固物质，不利于人体吸收，营养价值会大打折扣。

温馨提示

桃虽然好吃又有营养，可胃肠功能不佳、糖尿病患者及老人、小孩一定要慎食。

▶ 柠檬

柠檬，又称益母果，含有丰富的柠檬酸，因此被誉为"柠檬酸仓库"。柠檬汁多肉嫩，有浓郁的芳香气味。

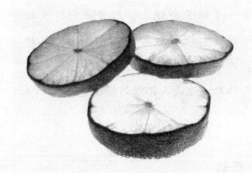

黄金搭档

1. 荸荠。柠檬和荸荠搭配同食，能够生津解渴，治疗咽喉痛。

2. 鸡肉。柠檬和鸡肉同食有开胃生津的功效，可促进食欲。

3. 芍药。柠檬与芍药搭配同食，可以有效缓解压力。

聚头冤家

山楂和牛奶是柠檬的冤家，同食会影响人体肠胃的消化功能。

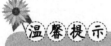

温馨提示

　　胃溃疡和胃酸过多者不宜食用柠檬，否则会加重病情。

荔枝

荔枝性温味甘，有生津、益血、健脑、理气、止痛等作用，对贫血、心悸、失眠、口渴、气喘等均有较好的疗效。

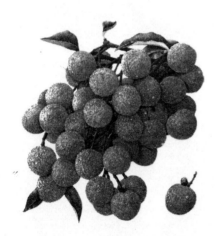

现代医学研究认为，荔枝中的葡萄糖含量十分丰富，有补血、健肺的功效，能促进血液循环，对心肺功能不佳的人有很好的补益作用。

黄金搭档

1.红枣。荔枝具有散滞气、消腹胀、养肝、解毒、止泻等功效，与红枣搭配食用，主治脾虚腹泻。

2.白酒。两者同食对治疗胃痛有一定疗效。

聚头冤家

1.动物肝脏。荔枝和动物肝脏同食会破坏荔枝中的维生素C。

2.胡萝卜、黄瓜。胡萝卜和黄瓜中含有维生素C分解酶，它们与荔枝同食会破坏荔枝中的维生素C。

温馨提示

　　阴虚火旺的人食用荔枝时尤其要小心，如果贪吃，很可能引起便秘、上火和一些炎症。健康人每天吃荔枝也不宜超过300克。

木瓜

木瓜有"水果之皇"、"万寿瓜"之誉。木瓜含有17种以上氨基酸及钙、铁等多种营养成分，还含有木瓜蛋白酶、番木瓜碱等特殊物质。木瓜的维生素C含量极为丰富，吃半个中等大小的木瓜就可以提供成人一天所需的维生素C。木瓜性温味酸，具有平肝舒筋、和中祛湿的功效，可治疗腰腿酸痛、麻木、腹泻腹痛、腓肠肌痉挛、四肢抽搐等病症。

黄金搭档

1.带鱼。两者同食具有补虚、通乳的功效。

2.玉米笋。两者同食对防治慢性肾炎和冠心病、糖尿病有一定疗效。

聚头冤家

木瓜与油炸食物同食，会引起肠胃不适，并可能导致腹泻、呕吐。

温馨提示

木瓜含有的番木瓜碱，对人体有轻微的毒性，因此不宜过多食用，过敏体质者更应慎食。孕妇忌食木瓜，否则会引起子宫收缩、腹痛。

Chapter 3

肉禽蛋奶中的黄金搭档与聚头冤家

猪肉

猪肉性微寒，味甘咸，无毒，具有健脾益气、和胃补中、滋阴润燥、滑润肌肤的功效，主治温热、热退津伤、口渴喜饮、肺燥咳嗽、干咳少痰、咽喉干痛、肠道枯涩、大便秘结、气血虚亏、羸瘦体弱、腰膝酸痛等症。

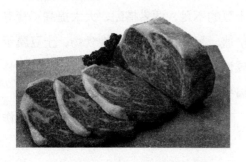

黄金搭档

1. 南瓜。南瓜有降血糖的作用，而猪肉有滋补作用，两者搭配对保健和预防糖尿病有较好的作用。

2. 大蒜。猪瘦肉中含有维生素B_1，如果吃肉时伴以大蒜，可延长维生素B_1在人体内的停留时间，这对促进血液循环及尽快消除身体疲劳、增强体质都有很好的作用。

3. 萝卜。两者搭配适宜于胃满肚胀、食积不消、饮酒过量、便秘、癌症患者食用。

4. 枸杞。两者同食，有滋补肝肾、延年益寿之功效，适用于体弱乏力、贫血、肾虚阳痿、腰痛腿酸等症。

聚头冤家

1.羊肝。两者一起烹炒易生怪味。

2.田螺。猪肉酸冷寒腻，田螺大寒，两者同属凉性，且滋腻易伤肠胃，所以不宜同食。

3.牛肉。猪肉性微寒，有滋阴作用，而牛肉则性湿，具有补气壮阳的功效。两者同食，温寒相克，功效相互抵消，会降低营养价值。

4.香菜。猪肉滋阴润燥，易生痰湿，而香菜性温，耗气伤神，两者同食耗气又无补。

5.黄豆。猪肉含有矿物质，而黄豆中含有较多的有机酸，二者同食，生成不易被人体吸收的化合物，同时产生大量气体，引起消化不良和腹胀。

6.杏仁。两者同食，会发生生化反应，产生有毒物质，导致胃痛、腹痛。

温馨提示

食用猪肉后不宜大量饮茶，因为茶叶中的鞣酸会与蛋白质形成鞣酸蛋白，使肠蠕动减慢，延长粪便在肠道中的滞留时间，不但易造成便秘，还会增加身体对有毒物质和致癌物质的吸收，影响身体健康。

牛肉

牛肉性温平、味甘，有补中益气、滋养脾胃、强健筋骨、化痰息风、止渴止涎的功效，适宜于中气下陷、气短体虚、筋骨酸软、贫血久病及面黄目眩之人食用。由于牛肉有高蛋白、低脂肪、低胆固醇的特点，很适宜肥胖、高血压、血管硬化、冠心病、糖尿病患者食用。

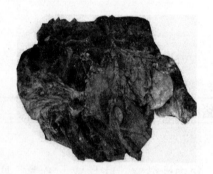

黄金搭档

1.土豆。土豆可供给人较多的热量，而蛋白质、无机盐和维生素的含量则相对较低，牛肉富含蛋白质，可以弥补土豆的不足，两者搭配，大大提高了营养价值。另外，牛肉属酸性食物，土豆属于碱性食物，两者同食，可以达到使体内酸碱平衡的目的。

2.鸡蛋。两者同食，不但有滋补作

用，而且能够促进血液的新陈代谢，延缓衰老。

3.芹菜。牛肉补脾胃，滋补健身，营养价值高，而芹菜清热利尿，有降压、降胆固醇的作用，还含有大量的粗纤维。两者搭配，既能保证正常的营养供给，又不会增加人的体重。

聚头冤家

1.栗子。栗子中含有丰富的维生素C，易与牛肉中的微量元素发生反应，会削弱栗子的营养价值。

2.韭菜和生姜。牛肉甘温，补气助火，韭菜和生姜都有大辛、大温的功效，两种食物同时容易助热生火以致引发口腔炎症、肿痛等。

3.红糖。牛肉含有微量金属元素，红糖属酸性物质，二者同食，金属元素会与酸性物质发生氧化作用，产生不易被人体吸收的氧化物，同时产生大量气体，引起肠胃不适。

温馨提示

由于牛肉所含的肌肉纤维较粗，不易消化，且含有较多的胆固醇，故老人、幼儿及消化力弱的人不宜多吃，可适当吃些嫩牛肉。

羊肉

羊肉性温，冬季常吃羊肉，可以增加人体热量、抵御寒冷，还能保护胃壁，修复胃黏膜，助消化，起到抗衰老的作用。

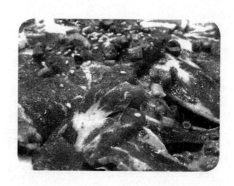

黄金搭档

1.鸡蛋。两者同食能滋补营养，而且能够促进血液的新陈代谢，延缓衰老。

2.龟肉。两者同食有滋阴补血、补肾壮阳之功。

3.生姜。两者同食可驱外邪，并可治寒腹痛。

聚头冤家

1.豆瓣酱。豆瓣酱性味咸、寒，能解除热毒。而羊肉温热易动火，两者功能相反，所以不宜同食。

2.茶水。两者同食会导致腹泻和便秘。

3.西瓜。羊肉性味甘温，西瓜性味甘寒，二者同食，因功效相反，会在胃肠中引起不良反应，导致腹痛。

4.南瓜。两者同食会引起消化不良、腹胀、胸闷。

温馨提示

由于羊肉性温热，常吃易上火，所以肝炎病人应少吃羊肉，过多食用会增加肝脏负担，加重病情。由于羊肉有补虚、益气血的功效，所以感冒病人要避免吃大补的羊肉。

▶ 鸡肉

鸡肉味甘性温，入脾养胃，有温中益气、补精益髓、益五脏、补虚损的

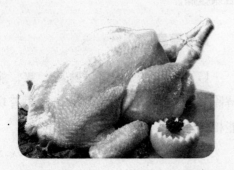

功效，可用于脾胃气虚、阳虚引起的乏力、胃脘隐痛、浮肿、产后少乳、虚弱头晕等症，对于肾精不足所致的小便频繁、耳聋、精少精冷等症也有很好的辅助疗效。

黄金搭档

1.人参。两者同食有填精补髓、活血调经的功效。

2.金针菇。两者同食可防治肝脏、肠胃疾病，开发儿童智力，增强记忆力及促进生长。

3.栗子。鸡肉补脾造血，栗子健脾，脾健则有利于吸收鸡肉的营养成分，造血机能也会随之增强。

4.绿豆芽。两者同食可以降低心血管疾病及高血压病的发病率。

聚头冤家

1.蜂蜜。鸡肉是温补的，蜂蜜性味甘平，两者同食，会有不良反应，伤及肠胃。

2.糯米。鸡肉含有多种营养成分，糯米也含有丰富的营养成分，但一起吃会适得其反，发生对人体不利的生化反应，导致身体不适。

3.李子。两者同食会引起食物中毒。

　　有毒物质会在鸡进食过程中进入其体内，经过体内的化合作用，产生的毒素一部分随血液循环滞留在脑细胞内，所以鸡头毒性较强，不宜吃。

鸭肉

　　鸭肉性寒，味甘咸，具有补虚滋阴、利尿消肿、养胃生津等作用。李时珍在《本草纲目》中说鸭肉"主大补虚劳。最消毒热，利小便，除水肿，消胀满，利脏腑"。

黄金搭档

　　1.地黄。鸭肉有滋阴养胃、清肺补血、利尿消肿的作用，而地黄有养阴生津、清热凉血的作用。二者同食，其营养及药用价值更高。

　　2.金银花。两者同食具有滋润肌肤、消除面部暗疮及多种皮肤病的功能。

　　3.山药。两者同食可消除油腻，还可起到滋阴补肺的作用。

　　4.酸菜。鸭肉有滋阴养胃、清肺补血、利尿消肿的作用，酸菜具有杀菌、

治寒腹痛等功效，两者同食可以增强双方的药用功效。

聚头冤家

　　1.甲鱼。《饮膳正要》中说："鸭肉不可与鳖肉同食。"两者同食会令人阴盛阳虚、水肿泄泻。

　　2.木耳。两者同食会引起胃肠不适，导致腹痛、腹泻。

　　3.胡桃。两者同食，一凉一温，且胡桃多油脂，不易消化，会引发水肿、腹泻。

　　鸭肉性寒凉，适宜体内有热、上火的人食用。体质虚弱、食欲不振、大便干燥和水肿的人，食之更佳。但腹部冷痛、腹泻、腰疼、痛经者不宜食用。另外，胆囊炎患者也不宜多吃。

鸡蛋

　　鸡蛋营养丰富、用途广泛，含有高质量的蛋白质，是日常生活中营养价值较高的天然食品之一。鸡蛋含蛋白质14.7%，包含人体必需的8种氨基酸，属于完全蛋白。鸡蛋还含有多种矿物质

如钙、磷、铁等，其中铁的含量高于牛奶。生鸡蛋清中还含有多种酶类及生物活性物质，不过它们在煮熟后，大多失去了活性。

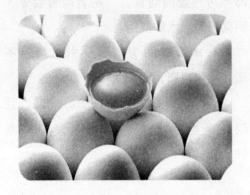

黄金搭档

1. 韭菜。两者同食可以起到补肾、行气、止痛的作用，对阳痿、尿频、肾虚、痔疮及胃痛亦有一定疗效。

2. 蘑菇。两者同食其味清鲜、颜色淡雅，且无胆固醇。

3. 海鲜。两者同食会使营养更加丰富。

4. 羊肉。两者同食不但滋补，而且能够促进血液的新陈代谢，延缓衰老。

5. 苦瓜。两者同食能促进骨骼、牙齿及血管的健康，使铁质吸收得更好，有健胃的功效，能治疗胃气痛、眼痛、伤寒和小儿腹泻呕吐等。

6. 枸杞。两者搭配食用，对妇女白带多有一定疗效。

7. 牛奶。清凉解渴，增加营养。

8. 菠菜。两者搭配食用，含有丰富的优质蛋白、矿物质、维生素等多种营养素，孕妇常吃可预防贫血。

聚头冤家

1. 柿子。两者同食容易引起腹痛、腹泻、柿结石。

2. 鲤鱼。两者同食会产生有害物质。

3. 味精。两者同食会降低营养价值。

4. 兔肉。两者同食会引起腹泻、中毒。

5. 白糖。两者同食会产生有毒化合物。

6. 葱、蒜。鸡蛋与葱、蒜同食会引发哮喘或气短。

7. 豆浆。两者同食会降低营养价值。

温馨提示

煎、炸鸡蛋虽然好吃，但较难消化，胆结石、胆囊炎患者不宜食用。毛蛋营养价值不高，还容易引发多种疾病，建议少吃或不吃。另外，高血脂、冠心病人不宜食用蛋黄。

▶ 牛奶

牛奶是完全蛋白质食品。在人体所需的氨基酸中，牛奶所含的蛋氨酸和赖氨酸尤为丰富，这些都是植物蛋白所缺乏的。

中医认为，牛奶味甘，性微寒，具有润肺、润肠、通便的作用。现代医学研究认为，牛奶的脂肪颗粒小，呈高度乳化状态，易于消化吸收，而且胆固醇含量少，对中老年人、女性尤为适宜。同时，牛奶所含的多种免疫球蛋白能增强人体的免疫抗病能力。

黄金搭档

1. 糙米。牛奶有润肺、生津、通便、补虚、解毒等功效，糙米对痔疮、便秘、高血压等有良好的治疗作用。两者搭配更有利于人体健康。

2. 木瓜。木瓜是水果中维生素A含量较多的水果，如果做成木瓜牛奶，则是一道富含维生素A的爽口饮品。

3. 大枣。大枣牛奶粥含有丰富的蛋白质、脂肪、碳水化合物和钙、磷、铁、锌及多种维生素，能补血、开胃健脾。

4. 蜂蜜。牛奶含钾多，而蜂蜜含有丰富的镁。研究表明，钾对神经冲动的传导、血液的凝固过程都起到重要的作用，它能缓和情绪、抑制疼痛，防止感染及减少经期失血量；镁对大脑中枢神经具有镇静作用，能调节情绪、消除紧张、减轻压力。所以，蜂蜜与牛奶搭配食用，对治疗痛经有帮助。

5. 核桃仁和白糖。牛奶与核桃仁、白糖搭配食用，可补脾肾、润燥益肺，适用于咳嗽、气喘、腰痛及肠燥、便秘等症，可作为病后体虚、神经衰弱、慢性支气管炎、性功能低下、老年便秘患者的膳食。

聚头冤家

1. 米汤。两者同食会导致维生素A大量流失，婴幼儿若长期维生素A摄取量不足，将会导致婴幼儿发育缓慢，故喂养婴幼儿应将牛奶和米汤分开。

2. 柑橘。牛奶所含的蛋白质遇到柑橘的果酸便会凝固，影响蛋白质的消化吸收，因此在吃柑橘时不宜喝牛奶。

3. 巧克力。牛奶与巧克力同食，则牛奶中的钙与巧克力中的草酸就会结合成草酸钙，长期食用，会造成头发干枯、腹泻、缺钙等现象。

4. 药物。两者同食会使药物难以被胃肠吸收，这样就降低了药物在血液中的浓度，影响疗效。

5.菜花。菜花所含的化学成分会影响人体对牛奶中钙的消化、吸收。

6.韭菜。牛奶和含草酸多的韭菜混合食用会影响人体对钙的吸收。

7.果汁。牛奶含有丰富的蛋白质，果汁属于酸性饮料，在胃中能使蛋白质凝结成块，影响吸收。

8.糖。牛奶在加热的情况下会与糖发生反应，产生不利于身体吸收的物质。

9.菠菜。菠菜含草酸较多，易与牛奶中的钙结合成不溶性钙盐，不能被人体吸收。

温 馨 提 示

牛奶虽然营养丰富，但不是所有人都适合饮用，如果饮用后有不良反应，可以用酸奶或豆浆代替。脾胃虚寒、痰湿者要少喝牛奶。

Chapter 4

水产中的黄金搭档与聚头冤家

鲫鱼

鲫鱼含蛋白质多、脂肪少，食之鲜而不腻。鲫鱼还有健脾利湿、和中开胃、活血通络、温中下气之功效，对脾胃虚弱、水肿、溃疡、气管炎、哮喘、糖尿病患者有很好的滋补食疗作用。

黄金搭档

1. 黑木耳。鲫鱼与黑木耳同食有温

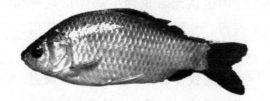

中补虚、利尿、润肤养颜和抗衰老的作用。

2. 豆腐。两者同食营养更丰富，能治疗脾虚湿盛、水肿、体虚等病症。

聚头冤家

1. 猪肉。猪肉味酸冷、性微寒，而鲫鱼甘温，性略不相同，若合煮或同炒，则不相宜。

2. 鸡肉。鲫鱼性味甘温，有健胃、利湿的作用，而鸡肉却有补中助阳的功效，同食就会产生不利于身体的有害物质，所以不宜同食。

3. 芥菜。鲫鱼与芥菜同食易引起水肿。

4. 蜂蜜。鲫鱼性味甘平，具有滋补及利水功效，而蜂蜜性味甘平，有滋养、润燥、解毒之功效，同食容易中毒。

5.猪肝。猪肝含有大量胆固醇，食用太多，容易引起动脉硬化。它若与鲫鱼同食会产生强烈刺激，疮痛热病者应忌食。

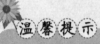

温馨提示

鲫鱼的鱼子中胆固醇含量较高，故中老年人和高血脂、高胆固醇者应忌食。

▶ **鲤鱼**

鲤鱼性平味甘，含有丰富的蛋白质，有健胃利湿的作用，是很好的滋补之品。《神农本草经》里称鲤鱼为"诸鱼之长"。

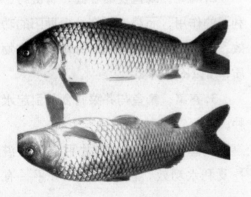

黄金搭档

1.白菜。两者组合含有丰富的蛋白质、碳水化合物、维生素C等多种营养元素，对妊娠水肿有辅助疗效。

2.醋。鲤鱼本身有利湿的作用，人体水肿除肾炎外大都是湿肿，醋也有利湿的作用。两者同食有很强的利湿功效。

聚头冤家

1.狗肉。鲤鱼与性温的狗肉在一起食用很容易使人上火。

2.咸菜。鲤鱼与咸菜同食，咸菜中的亚硝酸盐与鲤鱼所含的蛋白质化合为亚硝胺，它是一种致癌物质。

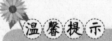

温馨提示

鲤鱼是发物，因此慢性病患者应慎食，痘疹、瘰痹、疥癣等患者应忌食。

▶ **带鱼**

中医认为带鱼性平味甘，具有和中开胃、养肝补血、补虚润肤的作用。《食物宜忌》中说："带鱼和中开胃。"《随息居饮食谱》中说："带鱼暖胃，补虚，泽肤。"因此，经常食用带鱼对脾胃虚弱、消化不良的人十分有益。

黄金搭档

带鱼与木瓜同食是非常有营养的，有补虚、通乳的功效。

聚头冤家

带鱼和南瓜同食会使人中毒，一旦发生这种情况，可以用黑豆、甘草解毒。

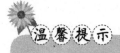

温馨提示

　　带鱼腥气较重，宜红烧。购买带鱼时，尽量不要买变黄的带鱼，如果买了，要及时食用，否则会很快腐烂发臭。

▶ 黄鳝

黄鳝是一种高蛋白、低脂肪的食品，性温味甘，入肝、脾、肾三经，具有补中益气、养血固脱、温阳益脾、滋补肝肾、祛风通络等功效。传统医学认为，黄鳝乃温补强壮剂，适用于内痔出血、气虚脱肛、产后瘦弱、妇女劳伤、子宫脱垂、肾虚腰痛、四肢无力、风湿

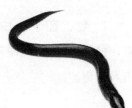

麻痹、口歪眼斜等症。

黄金搭档

藕含有大量的食物纤维，是碱性食物，而黄鳝属酸性食物，同吃对维持体内酸碱平衡和滋养身体均有好处。

聚头冤家

1.菠菜。黄鳝与菠菜同食易引起腹泻。

2.葡萄。两者同食会生成不被人体吸收的沉淀物，降低营养价值。

温馨提示

　　因虚热而生病的人不宜食黄鳝。

▶ 虾

虾是蛋白质含量很高的食品之一，是鱼、蛋、奶的几倍，甚至几十倍。另

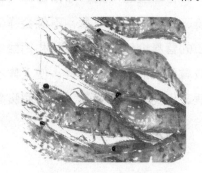

外，虾还含有甘氨酸，这种氨基酸的含量越高，虾的甜味就越重。虾中的胆固醇含量较高，但同时含有丰富的能降低人体血清胆固醇的牛黄酸。

黄金搭档

1. 啤酒。啤酒能让虾的营养更丰富。

2. 枸杞。虾与枸杞搭配同食，有补肾助阳的功效，而且对阳痿、遗精、滑泄、尿频等症有一定疗效。

3. 豆腐。两者同食容易消化，对患有高血压、高血脂症、动脉粥样硬化的肥胖者更有好处。

聚头冤家

1. 鸡肉。两者一起食用，会发生反应，破坏营养成分。

2. 含维生素C的食物。两者同食会产生三价砷，三价砷是一种剧毒物质。

3. 西红柿。两者同食会使西红柿中的维生素被虾中的酸性物质氧化，从而使营养遭到破坏。

4. 含鞣酸的水果。如葡萄、石榴、山楂、柿子等与虾同食，不仅会降低蛋白质的营养价值，而且鞣酸和钙酸结合形成鞣酸钙后会刺激肠胃，使人体感觉不适，出现呕吐、头晕、恶心和腹痛、腹泻等症状。

温馨提示

虾特别适合老年人、孕妇和心血管疾病患者食用。不过，虾是肺吸虫的寄生体，如果生吃或吃半熟的虾，肺吸虫的幼虫就会在人体内发育成成虫，使人患上肺吸虫病。

螃蟹

螃蟹的铁含量比一般鱼类要高出5～10倍。螃蟹肉味咸性寒，有清热、散血、滋阴的功效；螃蟹壳咸凉，有清热解毒、破淤消积、止痛的作用。

黄金搭档

1. 香芹。螃蟹与香芹都具有清热解毒的功效，和香芹搭配食用，对胸中邪气热结痛有一定疗效。

2. 荷叶。螃蟹本是湿热寒凉之品，如果能配合有清热功效的荷叶，就会有中和的功效，还可帮助排毒。

聚头冤家

1. 梨、茄子。由于梨和茄子性寒凉，螃蟹和它们同属冷利之物，同食易伤人肠胃。

2.花生仁。花生仁性味甘平，且脂肪含量高达45%，油腻之物遇冷利之物极易导致腹泻。所以螃蟹与花生仁不宜同食。

3.泥鳅。泥鳅药性温补，而螃蟹性冷利，功能正好相反，所以它们不宜同食。

4.香瓜。香瓜性味甘寒，滑利，能除热通便。香瓜与螃蟹同食，有损肠胃，易导致腹泻。

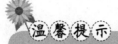

温馨提示

死蟹绝对不可食用，以免中毒。螃蟹虽好吃，却不是人人皆宜的。患有心血管系统疾病的人以及脾胃虚寒、腹痛、便稀的病人不宜吃螃蟹，否则可能加重病情。曾患有慢性胃炎、十二指肠溃疡、胆结石、胆囊炎、肝炎的人，吃了螃蟹会导致旧病复发。另外，伤风发热患者也不要吃螃蟹。

Chapter 5

饮品调料中的黄金搭档与聚头冤家

茶

茶味苦性寒，有清热解毒的功效，能清心提神、降火除烦、下气消食、利尿消痰。茶含有较多的鞣酸，有助于延缓衰老；而茶含有的另一种元素茶多酚，则具有很强的抗氧化性和生理活性，是人体自由基的清除剂。

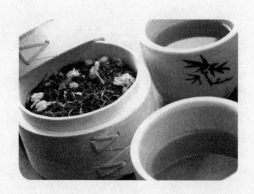

黄金搭档

茶和薄荷搭配同饮具有生津止渴、提神醒脑、镇静安神的功效，对消除疲劳、缓解压力很有好处。

聚头冤家

1.糖。由于茶味苦性寒，有清热解毒的功效，而糖性平味甘，两者同食，糖中的元素就会抑制茶的清热解毒功能，所以，茶和糖不宜同食。

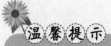

温馨提示

滚开水不宜泡茶，否则会把茶内的维生素C等营养成分破坏。饭前饭后不宜饮茶，否则易损害胃的消化功能。

2.狗肉。茶含有丰富的鞣酸，狗肉中含有丰富的蛋白质，吃狗肉喝茶，鞣酸与蛋白质就会结合成鞣酸蛋白质，这种物质会减弱肠蠕动，导致便秘，使有毒物质长时间滞留体内而被人体吸收，引起癌变。

▶ 蜂蜜

蜂蜜性味甘平，能益气补中、安五脏、和百药、清热、润燥、解毒止痛。蜂蜜的主要成分有果糖、葡萄糖、蔗糖、蛋白质，矿物质钾、钙、镁、磷、铁、铜、锰等，酶类氧化酶、还原酶、过氧化酶、转化酶、淀粉酶等，含有维生素B_1、维生素B_2、维生素B_6、维生素D、维生素E、维生素K和维生素P等。

黄金搭档

牛奶含钾多，而蜂蜜是镁的"富矿"。研究表明，钾能缓和情绪、抑制疼痛、防止感染，并减少经期失血量；镁能帮助大脑中神经冲动传导，使具有神经激素作用的活性物质维持在正常水平。二者同食能起到心理调节作用，有助于身体放松，消除紧张心理，减轻压力。

聚头冤家

豆腐味甘咸，性寒，能清热散血，下大肠浊气，而蜂蜜甘而滑利，如果同食容易导致腹泻。

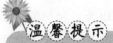

温馨提示

　　蜂蜜生性寒滑，过多食用会导致腹泻，肠胃虚寒者不宜食用。

▶ 豆浆

豆浆性平味甘，有长肌肤、益颜色、填骨髓、加气力、解诸毒、补体虚等作用。常饮豆浆可维持正常的营养平衡，全面调节内分泌系统，降低血压、血脂，减轻心血管负担，增强心脏活力，加快血液循环，保护心血管，并有平补肝肾、抗癌、增强免疫力等功效，是心血管的保护神。

黄金搭档

1.西兰花。豆浆与西兰花搭配同食，具有平补肝肾、抗癌、增强免疫力等功效。

2.猪蹄。猪蹄含有丰富的胶原蛋白、少量的脂肪和碳水化合物，经常食用可有效防治肌营养障碍，并可改善全身的微循环，与豆浆搭配食用则具有美容养颜的功效。

聚头冤家

1.蜂蜜。蜂蜜里面含有75%左右的葡萄糖、果糖及少量的有机酸，而豆浆中的蛋白质含量比牛奶还高。有机酸与蛋白质结合产生变性沉淀，不能被人体吸收，所以两者不宜冲兑饮用。

2.鸡蛋。鸡蛋中含有丰富的蛋白质，豆浆也如此，二者同食，蛋白质进入胃肠，经胃蛋白酶和胰腺分泌的胰蛋白酶分解为氨基酸，而后由小肠吸收。但豆浆中含有一种胰蛋白酶抑制物质，能破坏胰蛋白酶的活性，影响蛋白质的消化和吸收。鸡蛋中含有一种黏液性蛋白，能与胰蛋白酶结合，使胰蛋白酶失去作用，从而阻碍蛋白质的分解。因此，豆浆和鸡蛋不宜同食。

温馨提示

最好不要食用凉豆浆，否则可能导致腹泻。

▶ 红糖

红糖含有维生素和微量元素铁、锌、锰、铬等，营养成分比白糖高很多。中医认为红糖性温味甘，入脾，具有益气补血、健脾暖胃、缓中止痛、活血化淤的作用。

黄金搭档

红糖的黄金搭档是生姜。两者在开水中浸泡，或者煮开喝，不仅驱寒治疗感冒，而且可以促进血液循环、温暖身体、调理偏寒体质、加快新陈代谢，对于女性痛经也有很好的疗效。

聚头冤家

1.豆浆。红糖中的有机酸和豆浆中的蛋白质结合，会产生"变性沉淀物"，不利于人体吸收。

2.竹笋。竹笋含有多种氨基酸，其中有一种赖氨酸在与红糖共同加热的过程中，易形成赖氨酸糖基，这种物质对人体有害。

温馨提示

红糖不宜长期存放后再食用，小儿睡前忌食用，糖尿病、肥胖症、高血脂、胆囊炎、胰腺炎、高热、龋齿患者忌多食用红糖。红糖含铁量较高，缺铁性贫血患者可多食用。

3.牛奶。红糖含有机酸较多，牛奶中的蛋白质遇到酸碱易发生凝聚或沉淀，营养价值大大降低。所以，牛奶中不适宜加红糖。

▶ 醋

醋是烹调时主要的调味品之一，以酸味为主，且有芳香味，用途较广，是糖醋味的主要原料。醋能去腥解腻，增加鲜味和香味，能在食物加热过程中减少维生素C的流失，还可使烹饪原料中钙质溶解而有利于人体吸收。

黄金搭档

1.芦荟。芦荟的多糖免疫复活作用可提高机体的免疫力，具有抗炎、修复黏膜和止痛的作用。醋和芦荟同食可以缓解紧张情绪，非常适合工作压力大的人士食用。

2.芍药。芍药可以缓解肌肉紧张，促进血液循环，具有镇痛的作用。醋可以促进食欲，二者共食，具有帮助消化的功效，适合腹胀、腹痛者食用。

3.鲤鱼。醋含有蛋白质、糖分、多种维生素和有机酸，可以为人体提供多种必需的营养物质；鲤鱼味甘性平，有止咳、治黄疸、下水气的功效，二者搭配食用会促进这些功效的发挥。

聚头冤家

1.牛奶。牛奶是一种胶体混合物，具有两性电解质性质，而且其本身就有一定的酸度，当酸度增加到一定点时，就会发生凝集和沉淀，不易被消化吸收。所以，古人说："奶与酸物相反。"

2.丹参。醋和丹参相克，同食会导致人体中毒。

3.羊肉。羊肉和醋一起食用，容易生火动血。羊肉汤中也不宜加醋，心脏功能不好以及血液病患者更应注意。

4.猪骨。猪骨是一种很好的滋补品，在炖猪骨汤时加醋，会使猪骨中的无机物逸出，破坏原有的营养成分和搭配。

5.茯苓。醋和茯苓相克，同食会导致中毒。

温馨提示

食醋过多，会引起消化系统疾病，如胃酸过多、消化功能减退等。醋与铜器长久接触，会产生铜绿，而铜绿会导致人体中毒，所以不能用铜器装醋。婴幼儿食用醋过多，不利于其骨骼的生长发育。

▶ 味精

味精性平味酸，有滋补、开胃、助消化的作用。化学名称谷氨酸钠，又叫麸氨酸钠，是氨基酸的一种，也是蛋白质最后分解的产物。

黄金搭档

作为鲜美的调料，味精的黄金搭档很多，在这里就不一一说了。

聚头冤家

鸡蛋本身含有许多与味精成分相同的谷氨酸，所以炒鸡蛋时放味精，不仅不能增加鲜味，反而会破坏和掩盖鸡蛋的天然鲜味。

温馨提示

多食味精，会引起口渴而欲多喝水，还会出现四肢麻木、头痛胸闷、面红出汗等症状；儿童吃多了，会引起发育迟缓、脑神经损伤等后果；缺锌患者食用，会加重锌的缺乏。

▶ 葱

葱性味辛温，能发散解表、利窍通阳、除风湿、解诸毒、通乳散结、治感冒风寒，具有防止人体细胞老化的功能。葱中含有蛋白质、脂肪、糖类、维生素B$_1$、维生素B$_2$、维生素C、维生素A以及钙、铁、镁等矿物质，还含有无机盐、葱辣素、黏液质、纤维素、含硫化合物、水溶性果胶等成分。

黄金搭档

兔肉中所含蛋白质高于等量的牛羊肉，易于人体吸收，而且脂肪低，所以一直被认为是美容食品。而葱具有降血脂的功效，两者搭配共食，能使兔肉更加细嫩，促进人体消化吸收。

聚头冤家

1. 蜂蜜。蜂蜜中的有机酸、酶类遇上葱中的含硫氨基酸，会产生不利于人体的化学反应，并且有毒物质会刺激肠胃道，使人腹泻。

2. 狗肉。葱性辛温发散，利窍通阳；狗肉性热，助阳动火。二者共食，很容易使人上火。

3. 枣。枣甘辛而热，葱辛热助火，同食，致人上火生疮。

温馨提示

发烧患者不宜多食葱。葱性偏热，有辛温助热之力，多食会加重发热者的病情或使发热初愈者再发生热性病。久食葱会诱发或加重狐臭患者的病情，体虚多汗、记忆力减退以及慢性皮肤病、慢性胃炎患者忌久食。

生姜

生姜性温味辛，生姜的提取物能刺激胃黏膜，引起血管运动中枢及交感神经的反射性兴奋，促进血液循环，起到改善胃功能、止痛、发汗、解热的作用。

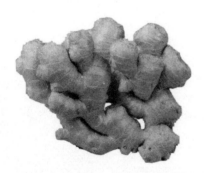

生姜的挥发油能增强唾液的分泌和胃壁的蠕动，从而帮助消化。从生姜中提取出来的姜烯、姜酮混合物均有明显的止呕吐作用。

黄金搭档

1.白萝卜。两者同食具有清热解毒、利尿消肿、化痰止咳的功效，可辅助治疗急性喉炎、痈肿、鱼蟹中毒等病症。

2.当归、羊肉。温补气血的羊肉、补血止痛的当归与温中散寒的生姜同食，可增强补虚、散寒、止痛之功，同时还可以去掉羊肉的腥味。

聚头冤家

兔肉酸寒，而生姜辛辣性热。二者味性相反，寒热同食，易导致腹泻。所以，烹调兔肉时不宜加生姜。

温馨提示

生姜素会刺激膀胱等泌尿系统的黏膜，加重泌尿系统感染的炎症反应，所以，对患有泌尿系统感染者来说，无论是膀胱炎或是尿道炎，皆不宜多吃生姜。

蒜

蒜性温，有微毒，能下气、消谷、健胃、杀菌、止痢、驱虫，含有蛋白质、脂肪、糖、B族维生素、维生素C，矿物质钙、铁、磷等。蒜含有2%的挥发油，主要成分是大蒜素，有刺激性强臭味，是一种植物杀菌素。

黄金搭档

1.生菜。生菜和蒜搭配同食，可以起到有效除内热的作用。

2.瘦肉。瘦肉和蒜同食对促进血液循环、尽快消除身体疲劳及增强体质有重要作用。

聚头冤家

1.蜂蜜。蒜性温，微毒，性热，而蜂蜜恰恰与蒜相反，所以两者不宜同食。

2.大葱。蒜和大葱搭配同食，会伤胃。

3.何首乌。蒜和何首乌搭配同食，会引起腹泻。

温馨提示

蒜中的辣素有刺激作用，能使胃酸分泌增多，因此患胃肠道疾病，特别是患有胃溃疡和十二指肠溃疡的人不宜吃蒜。

有肝病的人过量食用蒜，会造成肝功能障碍，引起肝病加重。

蒜有明显的刺激性，生食会使口舌灼痛，胃感烧灼、恶心。若熟食，不宜加热过久。

Part 4

四季补得好，胜过仙丹妙药灵芝草

Chapter 1

春暖花开来食补

春季肝值班，要好好养护它

中医养生主张"四季侧重"，认为春季肝脏当令，养阳益肝是首要，以防肝脏淤滞不畅，并提倡春季养肝食为先和以脏补脏的方法。结合了这一养生特点，现代营养学认为，早春的膳食原则应该是高蛋白、高维生素、充足热量的均衡膳食。所谓高蛋白就是要根据个人的具体情况，适当增加蛋白质含量高的食物的摄入量。

春季万物萌生，正是调养身体五脏的大好时机。下面介绍春季养肝的几种方法。

1.以脏补脏鸡为先

鸡肝味甘而温，补血养肝，为食补养肝之佳品，较其他动物肝脏补肝的作用更强，且可温胃。具体做法是：取新鲜鸡肝3只，大米100克，同煮为粥服食。可治中老年人肝血不足、饮食不佳、眼睛干涩或流泪等症。此外，老年肢体麻木者，可用鸡肝5只，天麻20克，两味同蒸服，每日一次，服用半月，便可见效。

2.以味补肝首选醋

醋味酸而入肝，具有平肝散淤、解毒抑菌等作用。肝阳偏亢的老年高血压患者，每日可食醋40毫升，加温水冲淡后饮服；也可用食醋泡鸡蛋或黄豆，食蛋或豆，疗效颇佳。平素因气闷而肝痛者，可用食醋40毫升、

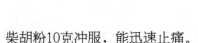

柴胡粉10克冲服，能迅速止痛。

3.以血补肝食鸭血

鸭血性平，营养丰富，肝主藏血，以血补血是中医常用的治疗方法。取鸭血100克、鲫鱼100克、白米100克同煮粥服食，可养肝血，辅治贫血，这也是肝癌患者的保肝佳肴之一。

4.舒肝养血菠菜佳

菠菜为春天的应时蔬菜，它具有滋阴润燥、舒肝养血等作用，对肝气不舒及并发胃病的辅助治疗常有很好的作用。

春天生机勃勃就要注意养气

"一年之计在于春。"从这句古老的谚语中，不难看出春天在一年四季中的地位和人们对它的钟爱程度。春回大地，万物复苏，大自然脱掉灰暗的外衣，换上了秀美的新装，自然界的一切生物迅速生长起来。同时，人体的新陈代谢也明显加快，营养消耗相应增加，冬日的储藏在此时也开始动用。

另外，春季还是一个多病期，很多疾病好发于春季。再加上人们珍惜大好时光，争分夺秒地学习、工作，所以春季的营养保健就显得十分重要。中医认为春季重养生，就是在春天应借助大自然的生机，激发人体的生机，鼓动生命的活力，从而进一步激发五脏，尽快从冬天的"藏伏"状态中走出来，进入新一年的生命活动中。我们应该借助春天的生机，长养自己的生气，千万别偷懒，只有五脏有了生气，生命力才旺盛，人才有活力。因此在饮食中，我们必须要注意一些细节问题。

1.正确早餐

春天人体新陈代谢旺盛，人们明显感觉早晨醒得早，但现在人们晚上普遍睡得很晚，所以会有睡眠不好的现象。早餐应以高蛋白食物为主（一杯奶、一个鸡蛋和粥），还要喝一点咖啡或茶，以提神醒脑。

2.补充维生素

权威营养专家指出：缺乏维生素A容

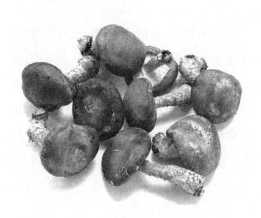

易患呼吸道和消化道疾病，一旦感冒或腹泻，体内维生素A的含量就会下降。缺乏维生素A会减少人体的抗体反应，导致免疫力下降。维生素A对呼吸道及胃肠道黏膜的保护作用已得到广泛的证实。以食物补充维生素A是一种安全有效的保健方法，在众多食物中，最能补充维生素A的当数胡萝卜。所以，春季到来的时候一定要多吃胡萝卜等富含维生素A的食物。

3.多食食用菌

春季饮食应清淡一些，多吃蔬菜和食用菌，如黑木耳、银耳、蘑菇、香菇等。春季是病毒出没频繁的季节，很多病毒会乘虚进入人体内，多食食用菌能增强人的抗病毒能力。

吃好喝好让身体与万物一起复苏

春天补养必须根据春天人体阳气逐渐生发的特点，选择平补、清补的饮食，以免适得其反。一般认为春宜甘温平淡，可适当配合具有清肝疏肝作用的食物，如小白菜、油菜、胡萝卜、芹菜、菠菜、芥菜、马兰头、菊花脑等。

补时因人而异，缺啥补啥。小白

菜、油菜、柿子椒、西红柿等新鲜蔬菜，柑橘和柠檬等水果，富含维生素C，具有抗病毒作用；胡萝卜、苋菜等黄绿色蔬菜，富含维生素A，具有保护和增强上呼吸道黏膜和呼吸器官上皮细胞的功能，从而可抵抗各种致病因素侵袭；富含维生素E的食物也应食用，以提高人体免疫力，增强机体的抗病能力，这类食物有芝麻、青色卷心菜、菜花等。

春天外感较多，身体虚弱的人更应重视。凡事有利也有弊，细菌生长快，人体也可以利用这个万物复苏的时机把自己好好地调养一番。

患有各种慢性病而形体屡瘦者，腰酸目眩，脸色萎黄，精神委靡，可在春天，根据个人体质及病情，选择适当的食补方法防病治病。老年人有上述情况者，可采用平补饮食。具有这种作用的食物有荞麦、薏仁、豆浆、赤豆、橘子、苹果、核桃等，均可长期食用。老年人如有阴虚内热者，可选用清补的方法。这类食物有梨、莲藕、芥菜、百合等。此类食物食性偏凉，食后有清热消炎作用，有助于改善不良体质。病中或病后恢复期的老年人的进补，一般应以清凉、素净、味鲜可口、容易消化的食物为主，可选用大米粥、莲子粥、青菜泥、肉松等。

春季多吃蜂蜜能提高免疫力

我国古代名医孙思邈指出："春日宜省酸增甘，以养脾气。"意思是说，春季宜适当吃些甜食。这是因为，春天人们在户外活动增多，体力消耗较大，故需要较多的能量，但此时脾气较弱，胃肠的消化能力较差，不适合多吃肉食，所以增加的能量可适当由糖供应。

糖的极品是蜂蜜，中医认为，蜂蜜味甘，入脾胃二经，能补中益气、润肠通便。春季气候多变，天气乍寒乍暖，人容易感冒。蜂蜜有清肺解毒的功能，可提高人体免疫力。现代科学研究表明，蜂蜜含有多种矿物质和维生素，为人体代谢活动所必需。因此，在春季，如果每天能用1～2匙蜂蜜，以一杯温开水冲服或加牛奶服用，对身体有滋补作用，对老年人更为适合。

春季食补养生重点大荟萃

春补对健康的人有益，久病体虚和外科手术后气血受损的病人，以及体质虚弱的儿童更需要春补。春补不可恣意而行，要遵循以下原则，方能顺应天时，符合机体需要。

1.宜温补阳气

阳，是指人体阳气，阳气与阴精既对立又统一。阳气泛指人体之功能，阴精泛指人体的物质基础。中医认为，"阳气者，卫外而为固"，意思是说，阳气对人体起着保卫作用，可以使人体坚固，免受自然界六淫之气的侵袭。春季饮食上要养阳，应进食一些能够起到温补人体阳气的食物，以使人体阳气充实，只有这样才能增强人体抵抗力，抗御以风邪为主的邪气对人体的侵袭。明代著名医学家李时珍在《本草纲目》里主张"以葱、蒜、韭、蒿、芥等辛辣之菜，杂和而食"，除了蓼、蒿等野菜现已较少食用外，葱、蒜、韭可谓是养阳的佳蔬良药。

因为肾藏之阳为一身阳气之根，所以在饮食上养阳，还包含有养肾阳的意思。关于这一点，张志聪在《素问集注》里说："春夏之时，阳盛于外而虚于内，秋冬之时，阴盛于外而虚于内，故圣人春夏养阳，秋冬养阴，从其根而培养之。"这里的"从其根"就是养肾阳的意思，因为肾阳为一身阳气之根，春天、夏天人体阳气充实于体表，而体内阳气却显得不足，故应多吃点培养肾阳的东西，如谚语"夏有真寒，冬有真火"即是指此意。

2.宜多甜少酸

唐代药王、养生家孙思邈说："春日宜省酸、增甘，以养脾气。"意思是，在春季，人们要少吃酸味的食品，多吃些甜味的东西，这样做的好处是能补益人体的脾胃之气。中医认为，脾胃是后天之本，人体气血生化之源，脾胃之气健壮，人可延年益寿。但春为肝气当令，肝的功能偏亢。根据中医五行理论，肝属木，脾属土，木土相克，即肝旺伤及脾，影响脾的消化吸收功能。

中医又认为，五味入五脏，如酸味入肝、甘味入脾、咸味入肾等。若多吃酸味食品，能加强肝的功能，使本来就偏亢的肝气更旺，这样就会大大伤害脾胃之气。鉴于此，春季在饮食上的另一条重要原则，就是要少吃点酸味食物，以防肝气过于偏亢；同时多食甜味食物，甜味的食物入脾，能补益脾气，如大枣、山药等。

3.宜清淡多样

油腻食品易使人产生饱胀感，妨碍多种营养的摄入，饭后使人疲劳、嗜睡、工作效率下降等，它是"春困"的诱因之一。春季饮食宜清淡，避免食用油腻食品，如肥猪肉、油炸食品等。春季膳食要提倡多样化，避免专一单调，进行科学合理的搭配，如主食粗细、干稀的合理搭配，副食荤与素、汤与菜的搭配等，只有这样才能从多种食物中获得较完备的营养，使人精力充沛。

4.宜多食新鲜蔬菜

人们经过寒冷的冬季之后，普遍会出现多种维生素、无机盐及微量元素摄取不足的情况，如冬季常见人们患口腔炎、口角炎、舌炎、夜盲症和某些皮肤病，这是吃新鲜蔬菜较少造成的。因此，在春季一定要多吃各种新鲜蔬菜，以弥补冬天吃蔬菜少造成的营养不足。

5.宜补充津液

春季多风，风邪袭人易使腠理疏松，迫使津液外泄，造成口干、舌燥、皮肤粗糙、干咳、咽痛等症。因此，在饮食上宜多吃些能补充人体津液的食物。常见的有柑橘、蜂蜜、甘蔗等，其补充标准以不感口渴为度，不宜过量。因为不少生津食品是酸味的，吃多了易使肝气过亢。

6.宜清解里热

所谓里热，即指体内有郁热或者痰热。热郁于内，春季，机体被外来风气鼓动，就会向外发散，轻则导致头昏、身体烦闷、咳嗽、痰多、四肢重滞；重则形成温病，甚至侵害内脏。

体内郁热的形成是由于在漫长的冬季，人们为了躲避严寒的侵袭，往往穿上厚厚的棉衣拥坐在旺旺的炉火旁边；喜欢吃热气腾腾的饭菜，热粥、热汤，一些上了年纪的人还经常喝点酒。这些在冬季看来是必要的，但使人体内积蓄了较多的郁热。

清除郁热的方法很多，最好是选用一些药膳。

7.忌黏硬生冷、肥甘厚味

春季肝气亢伤脾，损害了脾胃的消化吸收功能。黏硬生冷、肥甘厚味的食物本来就不易消化，再加上脾胃功能不佳，既生痰生湿，又会进一步加重和损害脾胃功能。

春季的饮食进补原则主要是以上七点，但具体运用时，要根据个人的体质、年龄、职业、疾病、所在地区等不同情况来处理。如糖尿病患者即使在春天也应以不吃甜食为佳。阳盛体质的人，大可不必补充阳气，因为体内阳气本来就偏盛。阴虚有虚火者补阳也须慎重。总之，上述饮食进补原则是根据一般情况提出来的，在应用中还必须因人、因地、因病制宜，这样才有益于健康。

春季食补有良方

烧黄鳝

原料：黄鳝500克，食用油50克，酱油5克，大蒜10克，生姜10克，味精、胡椒、盐各2克，湿淀粉30克，麻油10克。

制作：黄鳝洗净切成丝或薄片，姜蒜切成片，用盐、味精、胡椒、湿淀粉调成芡汁。锅置火上放食用油烧至七成热，下黄鳝爆炒，快速滑散，随即下姜、蒜、酱油炒匀，倒入芡汁，淋上麻油即成。畏腥气者可于起锅前放入适量酒、葱或芹菜。

功效：补虚损，强筋骨，补血、止血。

清蒸鲈鱼

原料：鲜鲈鱼（约500克）1条，姜、葱、香菜各10克，盐5克，酱油5克，食用油50克。

制作：将鱼打鳞去鳃肠洗净，在背腹上划两三道痕。生姜切丝，葱切长段后剖开，香菜洗净切成适当长段。将姜、盐放入鱼肚及背腹划痕中，淋上酱油。放在火上蒸8分钟左右，再放上葱、香菜。将锅烧热倒入油热透，淋在鱼上即成。

功效：益脾胃，补肝肾。

肉末蘑菇烧豆腐

原料：猪肉末50克，蘑菇10克，豆腐200克，酱油10克，葱花、姜末、黄酒、豆油各适量。

制作：蘑菇洗干净用温水泡后，切成小方丁，泡蘑菇的水留用；将豆腐切成小方块，沸水焯过备用。

油锅加热后，先把豆腐煎至两面

黄，拨在一边，再下蘑菇、葱、姜、肉末、煸炒至透，放入豆腐，加入黄酒、蘑菇水、酱油同烧，烧至入味，出锅即成。

功效：补益气血，健脾醒胃，抗癌。

鸡蓉鹌蛋

原料：鹌鹑蛋20只，鸡脯肉150克，火腿10克，鸡蛋3个，鸡汤500毫升，料酒30克，味精1克，精盐2克，湿淀粉50克，食用油80克。

制作：鹌鹑蛋煮熟剥壳，鸡蛋去黄留清，鸡脯肉洗净剥去筋打成蓉泥。将蓉泥放入碗中，用料酒30克、精盐1克、湿淀粉15克、蛋清和30毫升清水搅匀调成鸡蓉。净锅置火上，注入鸡汤，放入鹌鹑蛋、精盐、味精烧开，用35克湿淀粉勾成玻璃芡，再把鸡蓉徐徐倒入搅匀，待鸡蓉受热浓稠时放入油，装盘，撒上火腿末即成。

功效：补五脏，益中气，抗衰老。

鲫鱼蒸蛋

原料：鲫鱼1条（400克），鸡蛋5个，食盐、料酒、胡椒粉、鲜汤、色拉油各适量，香葱末少许。

制作：将鸡蛋打入大汤钵内，加鲜汤、料酒、食盐、胡椒粉、香葱末和色拉油，搅拌均匀。鲫鱼去鳞、鳃、内脏，洗净后放入开水锅内，煮至五成熟捞出，放在打匀的大汤钵内，露出头和尾，蒸至完全熟后淋上少量色拉油，即可食用。

功效：鲫鱼性味甘平，具有健脾利湿的功效。鸡蛋性味甘平，具有养心安神、补血、滋阴润燥的作用。

干烧竹荪鸡块

原料：水发竹荪300克，鸡肉200克，葱、姜、鸡精、料酒、精盐各适量。

制作：将竹荪洗净切片，鸡肉切块。将锅内放入油加热，放入葱、姜煸炒出香味，然后把鸡块放入，烹入料酒、精盐、鸡精，加入高汤，用小火慢烧，至鸡肉烧熟，下竹荪，放入香油，收汁起锅装盘。

功效：滋补强身，养神健体。

温馨提示

春笋因其鲜嫩可口深受人们喜爱，但是吃春笋要防过敏，尤其是老人、儿童不宜多吃，每餐最好不要超过半根。在吃春笋前要少量品尝，如有反应，马上停止。另外，笋尽量不要和海鱼同吃，避免引发皮肤病。

Chapter 2

夏日当头忙食补

▶夏季降火可千万别过火

一年四季中，夏季是阳气最盛的季节。很多人都非常注重夏季的降火保健，关于去火的方法人们掌握了很多。但是，降火也不能过火。

从中医学角度看，上火可分为实火和虚火两种，症状重，来势猛的属实火；症状轻，时间长又反复发作的是虚火。

人们往往习惯性地认为夏天气温高，

人体内自然就火大，多喝点菊花茶、金银花茶等，不仅能解渴消暑，还能驱走内火，但是要知道，食欲下降、口舌生疮、失眠、腹泻等都是整日茶不离嘴的"凉茶过敏"症状。这都是因为降火过了火。所以，体质虚弱的人应主要以饮食调理为主，饮食要以温为宜，夏季养生，要以清补、助阳、滋阴为目的，以降心火，养肺气。夏季人们要少食热性食物，如羊肉、狗肉等，勿伤脾肺之气。

降火的方法：多食酸味食物以生津

温馨提示

即便在盛夏，也不是人人都需要降火。首先，婴幼儿绝对不能盲目降火，否则会出现腹泻、腹痛、咽痛、咳嗽等症，还会诱发扁桃体炎、咽炎；其次，月经期的女性和一些患有妇科疾病的妇女体质一般都偏寒，过度饮用降火饮料容易引起痛经、虚脱等；最后，体质虚寒的慢性病人脾胃功能差，常喜温畏寒，也应该避免降火。

止渴。夏季是人体肺部较弱的季节，肺气弱则心气亢。中医认为，苦味入心，心属火，肺属金，火克金，心火不亢，肺气平和。夏天天气炎热，但人们也不可食苦味过多，一定要多食辛味，这样才能避免心气偏亢，有助于补益肺气。

夏季酷热，饮食细节要讲究

夏季不能暴饮暴食，即不能吃得过饱，尤其晚餐不应饱食。谚语说："少吃一口，活到九十九。"《黄帝内经·素问》指出，"饮食有节"、"无使过之"。老人、小孩本来消化能力就不强，夏季更差，吃得过饱，消化不了，容易使脾胃受损，导致胃病。如果吃八成饱，食欲就会增强。

夏季酷热，肠胃功能受其影响而减弱，因此在饮食方面要调配好。细粮与粗粮要适当搭配吃，一个星期应吃三餐粗粮，稀与干可适当安排。夏季以二稀一干为宜，早上吃面食、豆浆，中午吃米饭，晚上吃粥。荤食与蔬菜配制合理，以青菜、瓜类、豆类等蔬菜为主，辅以荤食。肉类以猪瘦肉、牛肉、鸭肉及鱼虾类为好。老人以鱼类为主，辅以猪瘦肉、牛肉、鸭肉。

夏季要按时进餐，不能想吃就吃、不想吃就不吃，那样会影响脾胃功能，使脾胃生理功能紊乱，甚至导致胃病。

夏季要少吃生冷食物，少喝冷饮，特别是冰。老人脾胃消化吸收能力已逐渐衰退，小儿、儿童消化机能尚未充盈，夏季受到暑热湿邪的侵袭，影响了脾胃的消化吸收功能，如再吃生冷食物、喝冷饮，就会损害脾胃。生冷食物属寒性，寒与湿互结，就会使脾胃受损，导致泄泻、腹痛等。

饮食清淡才能轻松过仲夏

立夏之时，雨量较少而大风天气较多，故而气候干燥，人体容易通过出汗、呼吸而大量失去水分。人体的新陈代谢不能保持平衡和稳定，导致生理机能失调，进而使大脑指挥失灵而引起上火症状，诸如咽干口燥、食欲不振、大便干燥、小便发黄等。这个时候尤其要重视饮食的调补。

从营养学角度看，饮食清淡在养生中有不可替代的作用，如蔬菜、豆类可为人体提供所必需的糖类、蛋白质、脂肪和矿物质等营养素及大量的维生素，维生素是人体新陈代谢中不可缺少的，可预防疾病、防治衰老。

中医认为，"脾主长夏"、"暑必挟湿"。脾虚者夏令养生，可采取益气、健脾养胃、消暑化湿的清补原则，饮食调养宜选用新鲜可口、性质平和、易于消化、补而不腻的各类食品。入夏应市的蔬菜、水果甚多，如茄子、冬瓜、丝瓜、西红柿、黄瓜、芹菜、西瓜、葡萄等，可轮流搭配食用。老年人食补可选用银耳羹、莲子汤、荷叶粥、绿豆粥、豆浆、玉米糊等消渴生津、清热解暑的食物。患有高血压、高脂血症的老年人，还可用海蜇、荸荠等，洗净后加冰糖适量煮成雪羹饮每日分三次服用。伴有消化不良、慢性腹泻者，用鲜白扁豆100克，粳米50克，加水适量煮粥吃，也可见到效果。

清补，当忌辛辣助阳、肥甘油腻、生痰助湿类食品，但并非禁忌荤食。比如鸭肉即是很适宜夏季的补品，鸭肉不仅富含蛋白质等营养，还能防疾疗病。奥妙在于鸭属水禽，性寒凉，从中医"热者寒之"的治病原则看，特别适合体内有热、上火的人食用。如低烧、虚弱、食少、大便干燥和水肿等，而这类疾病多见于夏季。如鸭与火腿、海参共炖，炖出的鸭汁善补五脏之阴；鸭肉同糯米煮粥，有养胃、补血、生津之功，对病后体虚大有裨益；鸭肉同海带炖食，能软化血管、降低血压，可防治动脉硬化、高血压、心脏病；鸭肉和竹笋炖食，可治痔疮出血。由此可见夏季应多吃鸭肉。同时也可选择瘦猪肉、兔肉、白斩鸡、清蒸鲜鱼等富含优质蛋白质的食品，以增加蛋白质的摄取量。

▶ 夏季心火旺盛，应重养心调神

立夏后天气渐热，人们容易心火旺，故需要重视养心。心为阳脏，主阳气。心脏的阳气能推动血液循环，维持人的生命活动。心脏的阳热之气不仅可维持其本身的生理功能，而且对全身有温养作用。调理精神为调理机体之先，人体三宝精、气、神中调神最重要，神是精、气的集中体现。

中医认为汗液为津液所化，血液、唾液同出一源，所以有"血汗同源"的说法，而心脏是血液的主宰，故又有"汗为心之液"的说法。夏日以饮食养生，必须把握时令与脏腑的关系，有目的地补充心脏所消耗的能量，以保护心气。夏日炎热多雨，得预防风湿性心脏病。

心的汤品有圆肉柏子炖猪心、燕窝煲鸭心；祛湿的汤品有田贯草猪小肚汤、绵茵陈蜜枣煲鲫鱼汤；消暑的汤品则有荷叶西瓜皮海蜇汤、薏米冬瓜荷叶猪骨汤。

夏月伏阴在内，饮食不可过寒。西瓜、绿豆汤、乌梅小豆汤，虽然是解渴消暑的佳品，但不宜冰镇后食用。

饮食要清淡，多食杂粮以寒其体，不

可过食热性食物，以免助热；厚味肥腻之品宜少勿多，以免化热生风，激发疔疮之疾。

调神安神，实为养心之首要，故《医钞类编》中说："养心在凝神，神凝则气聚，气聚则形全。"所谓凝神，实际上就是要保持精神上的安谧和清净，这样人自然就会心平气和，血脉流畅。

我们的情绪：喜、怒、忧、思、悲、恐、惊等七情对人的影响极大，对心的影响更大。因为心主管情志，七情中尤以怒、悲、恐等对心脏影响为大。在日常生活中常见不少人因大怒、大悲、恐惧等，诱发心脏病，所以善养心者必须节制情绪，不可过激。

夏季新陈代谢快，水分要跟得上

夏天人体出汗多，很多矿物质、维生素、蛋白质随着汗液流出体外，加之天热胃口不好，不想进食，这时候，就要补得巧，弥补流失的营养。

炎热的夏天，人不活动都会出汗，体内流失的水分就可想而知了，脾胃消化功能差一点的人此时应多进稀食，才符合夏季饮食养生。如早晚进餐时食粥，午餐喝汤，能生津止渴、清凉解暑，又能补养身体。在煮粥时加些荷叶，称荷叶粥，味道清香，粥中略有苦味，有醒脾开胃、清热解毒、生津利尿等作用。用参须泡水喝，既补气，又不会上火。温肺益气的莲子汤加上滋阴降火的银耳，有助于改善口干舌燥。

盛夏是水果消费旺季。很多女性认为吃水果既可美容也可减肥，但也不宜多吃。从营养学角度来讲，人体多种基本营养需求：碳水化合物、矿物质、蛋白质等，不是单靠吃水果就能够满足的，长期靠水果生存，对人体的内分泌系统、消化系统、免疫系统等都将产生不利影响。大部分水果糖分充足，长期大量摄入，同样难以获得减脂效果。水果入口前，最重要的是消毒、清洁。葡萄、草莓、杨梅等表皮往往有农药残留，误食会造成有机磷中毒，表现为头疼头晕、恶心呕吐，严重时还伴有流涎、腹泻等症状。要做到有效预防，除了用流动水彻底清洁外，还应将其放入清水中浸泡至少半小时。

糖尿病患者应把握好水果甜度、食用时间、食用量三个"安全阀"。一两片西瓜，半个水蜜桃，五六颗草莓，在餐后一个半小时至两个小时间食用，既解馋，又健康。孕妇则应避免食用冰水果，温度过低，往往会刺激肠胃导致腹泻，容易引发早产。"一颗荔枝三把火"，中医认为，荔枝属于温性食物，多吃易上火，导致便秘、齿痛、面部痤疮、口腔溃疡等，所以虚火偏旺体质的人不宜食用。

水是人体内不可缺少之物。水约占人体重量的70%左右，传统的养生方法十分推崇饮用凉开水。煮开后沸腾3分钟的新鲜开水不但无菌，而且水中的氯气及有害物质也被蒸发掉了，同时还保持了水中人体必需的营养物质。凉开水最好不要放置太长时间，超过24小时的凉开水会滋生细菌。

每个人的体质不一样，所以具体喝多少水应因人而异。大体上每个人每天补水量至少应达到1400～2000毫升。要养成每天清晨起床后和夜晚睡前喝一杯开水的好习惯。其他时间补水，应尽量做到细水长流，一次不要喝太多，但要经常补水。日本医学家在一次关于老年病防治的调查中发现，469名65岁以上的老人，每天清晨喝一杯开水，同时坚持白天不断补水，在持续5年后，其中82%的人面色红润、精力充沛、牙齿坚固、每天能步行十几公里，而且他们当中从未有人患过大病。

解暑的饮料中以茶水为最佳，茶在我国具有悠久的历史，茶中含有较多的酚类化合物，有利于补充水分、消暑解渴、提神醒脑。特别是绿茶，有消暑解渴、清热泻火的作用。汤、果汁等都可称为饮品，合理选用能起到很好的强身健体作用。果汁及蔬菜汁饮料富含维生素和矿物质，又含有一些特殊的化学成分，具有营养保健功能。

夏季食补有良方

荷叶凤脯

原料：鲜荷叶2张，火腿30克，剔骨鸡肉250克，水发蘑菇50克，玉米粉12克，食盐、白糖、鸡油、绍酒、葱、姜、胡椒粉、味精、香油各适量。

制作：鸡肉、蘑菇均切成薄片，火腿切成10片，葱切短节，姜切薄片，荷叶洗净，用开水稍烫一下，去掉蒂梗，切成10块备用。

蘑菇用开水焯透捞出，用凉水过凉，把鸡肉、蘑菇一起放入盘内加盐、味精、白糖、胡椒粉、绍酒、香油、鸡油、玉米粉、葱节、姜片搅拌均匀，然后分放在10片荷叶上，再各加一片火腿，包成长方形，码放在盘内，上笼蒸约两小时，若放在高压锅内只需15分钟即可。出笼后可将原盘翻于另一干净盘内，拆包即可食用。

功效：养心，升运脾气。可作为常用补虚之品，尤为适宜夏季食补。

荷叶茯苓粥

原料：荷叶1张（鲜、干均可），茯

苓50克，粳米或小米100克，白糖适量。

制作：先将荷叶煎汤去渣，把茯苓、洗净的粳米或小米加入药汤中，同煮为粥，出锅前加入白糖。

功效：清热解暑，宁心安神，止泻止痢。

莲叶绿豆汤

原料：新鲜莲叶1角，绿豆120克，花旗参9克，陈皮1角，乳鸽1只，盐少许。

制作：将乳鸽洗干净，去毛，去内脏，备用。新鲜莲叶、绿豆、花旗参、陈皮分别用清水洗干净。花旗参切片，备用。在瓦煲内加入适量清水，先用猛火煲至水滚，然后加入绿豆、花旗参、陈皮、乳鸽，一起继续用文火煲两小时左右，加入新鲜莲叶及少许盐稍滚片刻即可饮汤吃肉。

功效：消暑清热，防治热痱。

冰糖冬瓜

原料：冬瓜500～800克，冰糖200克。

制作：将冬瓜去皮，去瓤，切成小块，与冰糖同放入炖盅内，隔水炖半小时左右即可。

功效：冬瓜为盛夏消暑之佳品，本炖品中，加入冰糖，不仅味道鲜美，且清热滋阴，最适于夏季食用。

红枣炖猪皮

原料：红枣10～20颗，猪皮250～500克。

制作：先将猪皮洗净去毛，切成小块，与红枣、适量红糖或盐加水同炖，炖半小时左右即可。

功效：猪皮的主要成分为蛋白质、脂肪、糖类、动物胶质。猪皮有养血滋阴之功，还可利咽消肿。猪皮与红枣搭配，加强了补脾养血之功。适用于血小板减少、血小板减少性紫癜、慢性出血、血友病、牙龈出血、贫血及咽喉肿痛、少阴下痢等症，尤适于出血性疾患及贫血的调养和治疗。

青荷包三丝

原料：鸡脯肉150克，鸭脯肉70克，绿豆芽250克，鲜荷叶3张，生姜15克，葱10克，胡椒2克，味精1克，鸡蛋1个，淀粉10克，精盐3克，菜油1000克（实耗100克），猪油40克。

制作：鸡脯肉、鸭脯肉洗净切丝，生姜、葱洗净切成细丝。绿豆芽去头尾，洗净入沸水烫一下捞起。荷叶洗净烫软过凉，切成20张。鸡蛋去黄留清，用淀粉调好待用。鸡丝、鸭丝加精盐、胡椒、味精、姜、葱，拌匀腌渍5分钟，再用蛋清淀粉浆好。豆芽、猪油、葱、姜丝、精盐、味精拌匀。先取一份豆芽放在荷叶上面，再放一份鸡鸭丝，然后包好，共包20份。锅置火上注入菜油，将油烧至九成热将荷叶包放在漏勺里，反复淋以热油，大约5分钟即熟。

功效：荷叶性平味苦，主治暑热、泄泻、头晕、出血，是清热解暑的良药。荷叶的有效成分为荷叶碱、莲碱、荷叶苷等，不仅能降压降脂，还能减肥。适用于身体虚弱、阴虚火旺及暑湿泄泻、眩晕等症。

地黄鸡

原料：生地黄100克，母鸡1只，大枣10枚。

制作：将母鸡宰杀洗净后，掏去内脏，剁去爪、翅尖，再洗净血水，入沸水锅内略焯一下，捞出。将生地黄洗净后，切成颗粒，放入鸡腹内，再将鸡与大枣放入瓷罐内，灌入米汤，封口后，上笼用武火蒸。蒸2～3小时，待其熟烂即可，取出后，调味即成。

功效：养阴益肾。适用于夏季气阴不足的调补。有益于消除心脾虚弱、气血不足、肾阴亏损、虚热、盗汗等症。

Chapter 3

秋风送爽宜食补

秋季分阶段养生才是正道

一般说来，秋季养生可以分为初秋、中秋和晚秋三个阶段。

初秋之时，欲食之味宜减辛增酸，以养肝气。古代医学家认为，秋季，草木零落，气清风寒，节约生冷，以防疾病，此时宜进补养之物以生气。《四时纂要》说："取枸杞浸酒饮，耐老。"

中秋炎热，气候干燥，人容易疲乏。此时首先应多吃新鲜少油食品。其次，应多吃富含维生素和蛋白质的食物。现代医学认为，秋燥症应多食含维生素A、B族维生素、维生素C、维生素E类食品，如胡萝卜、藕、梨、蜂蜜、芝麻、木耳等以养血润燥，提高抗秋燥能力。

晚秋季节，心肌梗死发病率明显增高。专家指出，秋冬季节之交（约11月份）为心肌梗死的发病高峰期。高血压病人，秋冬之交血压往往要较夏季的血压增高20毫米汞柱左右，因此容易造成冠状动脉循环障碍。此时，日常饮食中注意多摄入含蛋白质、镁、钙丰富的食物，既可有效预防心脑血管疾病，也可预防脑血管意外的发生。切忌进食过饱，晚餐以八分饱为宜，晨起喝杯白开水，以冲淡血液。日间，多喝淡茶，坚持每天喝两三杯茶水，对心脏有保健作用。

秋干勿躁，滋阴润燥

中医认为，燥为秋季的主气，称为秋燥，其气清肃，其性干燥。因此，燥邪伤人，容易耗人津液，所谓"燥胜则干"，必现一派燥象，常见口干、唇干、鼻干、咽干、大便干结、皮肤干甚至皲裂等症，这该怎么办呢？

一是多补充水分。秋燥最容易伤人津液，应多喝开水、淡茶、果汁饮料、豆浆、牛奶等，以养阴润燥，弥补津液。喝水或喝饮料时，以少量、频饮为佳，并且要少喝甜味饮料。

二是多吃新鲜蔬菜和水果。梨、橙子、柚子、黄瓜、萝卜、藕、银耳等水果、蔬菜有生津润燥的功效，要多食用。另外，还应多吃蜂蜜、百合、莲子等清补之品，以顺应肺脏的清肃之性。少吃辛辣、煎炸食物，如葱、姜、八角、炸鸡腿、油条等，多食会助燥伤阴。

三是多吃粗粮和富含纤维素的蔬菜（如芹菜、白菜等），以促进排便。因为如果大便不通畅，积在肠内时间过长就会化火，从而减少体内津液，所以，促进排便也是防止秋燥的一个重要方法。

四是少洗澡。秋季洗澡不宜过勤，尤其是不宜用过热的水洗，而且要少用香皂、洁肤液等碱性清洁剂。

五是多运动。秋季气候已逐渐转凉，适合人们做各种运动，对预防秋燥也有好处。运动能促进血液循环，津液也会因此而充盈。

秋凉食补，脾胃先行

秋天一到，气温逐渐下降，人们便习惯地想到进补。因为经过炎热的夏天，人体耗损大，而进食较少，当天气转凉时，调补一下身体，是有必要的。怎么调补才有益健康？有人认为，补就是吃补品补药，于是不管身体情况如何，就进食许多补药补品，如人参、鹿茸等。殊不知，经历了酷热夏季，人们由于常食冷冻食品，造成脾胃功能减弱，秋凉伊始贸然进补，会骤然加重脾胃和肝脏的负担，使长期处于疲弱的消化器官不能一下子承受，导致消化功能紊乱，出现胸闷、腹胀、厌食、消化不良、腹泻等症状。

秋季进补之前要给脾胃一个调整适应的过程，可先补食一些富有营养，又易消化的食物。例如芡实就具有这些特点，它含有碳水化合物、蛋白质、脂肪、钙、磷、铁、核黄素、抗坏血酸和树脂等，具有滋养强壮、补中益气、开胃止渴、固肾养精等作用，如将芡实与瘦肉或牛肉共煮，不但味道鲜美，还是适时补品。

秋分前，进补不宜食用过于油腻的食物；秋分后，气温逐渐转凉，接近冬季时，适合进补温热的食物。

▶ 如何让呼吸道感染绕道跑

秋季容易诱发呼吸系统、消化系统疾病。此时的气候实际上是夏秋暑热与秋凉干燥的交替，人们容易患上季节交换的感冒发热，对于季节性的常见病要充分防范，加以警惕。

要预防疾病，就得增强体质，提高抗病的能力，应适应气候的变化，坚持锻炼身体。秋季锻炼身体，重在益肺润燥，如练吐纳功、叩齿咽津润燥功。调节饮食应以清润、温润为主。事实证明，多食芝麻、核桃、糯米、蜂蜜、乳品、雪梨、甘蔗等食物，可以起到滋阴润肺养血的作用。由于气候干燥，故应尽量少吃辛辣之物，遵守"少辛增酸"的原则，如葱、蒜、姜、茴香、辣椒等要少吃，而柑橘、山楂、苹果、梨、葡萄等新鲜瓜果蔬菜可多吃。要多喝开水、淡茶、豆浆、乳制品、果汁饮料等，有益胃、生津的功效。老年胃弱者，可采用晨起食粥法，如选食百合莲子粥、银耳冰糖糯米粥、杏仁川贝糯米粥、黑芝麻粥等，也可烹制杏仁猪肺汤、罗汉果炖猪肺、莲子百合炖猪肉、沙参炖肉等保健药膳服食。

▶ 秋季润肺生津，食物来帮忙

秋天，天气渐渐转凉，人们往往会感到口、鼻、皮肤等部位比较干燥，故应吃些生津养阴、滋润多汁的食品，少吃辛辣、煎炸食品。中医认为，肺与秋气的关系十分密切，所以应多吃有润肺生津作用的食品。

适合秋季食用的食品有：

百合：有补肺、润肺、清心安神、消除疲劳和润燥止咳的作用。

莲子：既能祛余暑，又能滋补强身，是秋天适时的补品。

山药：其特点是补而不滞、不热不燥，不论男女老幼、有病无病、体健体弱，都适合食用。

白扁豆：初秋，用白扁豆煮粥或煲汤服，可消余暑、化暑湿、健脾胃、增食欲。

藕：生藕能清热生津止渴，熟藕能健脾开胃益血，故有"暑天宜生藕，秋凉宜熟藕，生食宜鲜嫩，熟食宜壮老"的说法。

黄鳝：入秋食鳝，不但补益力强，对人体血糖还有一定的调节作用，烧鳝段、清炖、炒鳝丝、黄鳝粥等均可。

蛇肉：在驰名南国的菜肴中，秋天

的肥蛇最受欢迎。蛇肉蛋白质含量高，营养丰富，有轻身耐老、延年益寿的功效。

栗子：有健脾养胃、补肾强骨的作用。

胡桃：能补肾固精、温肺定喘，又能益气养血、润燥润肠。

花生：深秋后花生成熟，用鲜花生仁，或生研冲汤服，或水煮煎服，不宜炒吃。

红枣：秋食红枣，可滋阴润燥、益肺补气，如能与银耳、百合、山药共同煨食，效果更好。

海藻：海藻含有丰富的蛋白质、纤维素、维生素和矿物质。而海苔更具丰富的可溶性纤维藻糖酸，可以保护人体免受放射线的伤害。

此外，秋季还适合食用梨、荸荠、海蜇、胡萝卜、荠菜、平菇、海带、番茄、兔肉，进补则适宜食用黄芪、人参、沙参、枸杞子、何首乌等。

温馨提示

秋季食补要注意防止热量过剩，由于秋季气候宜人，食欲旺，加上食物丰富、品种齐全，容易进食过多，导致长"秋膘"。

秋季食补有良方

番茄鸡块

原料：鸡脯肉300克，土豆1个，柿子椒1个，辣椒1个，番茄3个，盐、五香粉、料酒各适量。

制作：鸡脯肉切块，放盐、五香粉、料酒腌制。番茄用开水烫过以后去皮，切碎入锅熬成酱备用。土豆切小块，柿子椒、辣椒切小菱形块备用。鸡块下锅炒至八成熟盛出备用。土豆块下油锅煸至八成熟，倒入少许水盖上盖焖至土豆变沙变软。倒入番茄酱、柿子椒、辣椒块翻炒片刻，出锅盛盘。

功效：柿子椒是一种外形漂亮、营养丰富的绿色食品。它富含维生素C，其含量是其他辣椒种类的两倍，经常食用，可以提高人体免疫力。

芝麻粥

原料：芝麻50克，粳米100克。

制作：先将芝麻炒熟，研（压）成细末，待粳米粥煮熟后，拌入芝麻细末同食。

功效：芝麻性润滑，具有润肺养肝、润肠通便之功效，以之食粥，气香味美，尤适于肺燥咳嗽、习惯性便秘者食用。

菊花粥

原料：菊花50克，粳米100克。

制作：先将菊花煮汤，滤出清汤与粳米同煮成粥。

功效：初秋易生燥热疾病，以菊花煮粥，具有清暑热、散风热、清肝火、明眼目等作用。对于秋季风热感冒、心烦咽燥、目赤肿痛等具有一定疗效。

鲍鱼羹

原料：鲍鱼一条，豆腐一块，盐、味精、香油、葱、姜少许，清汤半锅，以没过鱼为准。

制作：将鲍鱼改刀后，放入清汤中，以微火炖煮90分钟，加入豆腐和调料即可。

功效：口味鲜美，鲍鱼软嫩，营养丰富，滋补虚损，强身健体。

花生陈皮猪脚汤

原料：花生仁100克，陈皮1片，猪脚3只，生姜2～3片。

制作：花生、陈皮洗净，稍浸泡；猪脚刮净毛，洗净，斩件。然后与生姜一起放进瓦煲内，加入清水3000毫升（约12碗水量），以武火煲沸后，改为文火煲约3小时，再放入适量食盐与少许生油便可。此量可供3～4人食用，花生、猪脚可捞起拌入酱油佐餐用。

功效：汤中花生性平味甘，入脾、胃、肺经，有补脾益气、养血润燥的作用；陈皮补气健脾，滋而不腻；猪脚性平味甘、咸，入脾、胃、肾经，能强健腰腿、补血润燥、填肾益精。因而此汤既适用于健筋骨，又适合于初秋风燥时润肌肤，还适合秋凉时节温补气血。

红枣补血饭

原料：大米200克，红枣20枚，黑芝麻25克。

制作：大米淘洗净，拌入洗净拍碎的红枣，加适量水焖煮成饭，开锅时搅入文火炒香并碾碎的黑芝麻，分两次食用。

功效：健脾养胃补血，尤利于气血不足、病后体弱、胃虚引起消化不良和食欲欠佳者食用。

温馨提示

秋季以下食物不能同吃：柿子与螃蟹、维生素C与虾、海鲜与啤酒、豆腐与菠菜。

Chapter 4

冬挂冰凌巧食补

冬季养阴滋补，应从饮食入手

冬季受气温影响，人的生理功能和食欲均发生了变化。中医认为，此时机体处于封藏状态，阳气不致妄泄，因此正是养阴滋补的大好时机。秋冬养阴，既不宜食用生冷食品，也不宜食用燥热之物，最宜食用滋阴潜阳、热量较高的膳食。这时就要调理饮食了。

1.多补充热源食物

膳食中应多补充产热营养素，如碳水化合物、脂肪、蛋白质，以提高机体对低温的耐受力。尤其应考虑补充富含蛋白质的食物，如瘦肉、鸡鸭肉、鸡蛋、鱼、牛奶、豆类及其制品等。

2.多补充含蛋氨酸的食物

蛋氨酸通过转移作用可提供一系列耐寒适应所必需的甲基。寒冷气候使人体尿液中肌酸的排出量增多，脂肪代谢加快，而合成肌酸及脂酸、磷脂在线粒体内氧化、释放热量都需要甲基。因此，在冬季应多摄取含蛋氨酸较多的食物，如芝麻、葵花子、乳制品、叶类蔬菜等。

3.适量补充无机盐

医学研究表明，人怕冷与饮食中无机盐缺乏有关。专家建议冬季应多摄取含根茎的蔬菜，如胡萝卜、百合、山药、藕、青菜、大白菜等，因为蔬菜的根茎里含无机盐较多。钙在人体内含量的多少可直接影响心肌、血管及肌肉的伸缩性和兴奋性，补充钙可提高机体的御寒能力。含钙较多的食物有：虾皮、牡蛎、花生、蛤蜊、牛奶等。

4.多吃含维生素B_2、维生素A、维生素C的食物

寒冷气候使人体氧化功能加强，机体维生素代谢也发生了明显变化，饮食中要及时补充维生素B_2（核黄素），以防口角炎、唇炎、舌炎等疾病的发生。维生素B_2主要存在于动物肝脏、鸡蛋、牛奶、豆类等食物中。维生素A能增强人体的耐寒力，应多吃些富含维生素A的肝脏、胡萝卜、南瓜、白薯等食物。维生素C可提高人体对寒冷的适应能力，对血管具有良好的保护作用，应注意摄取新鲜蔬菜和水果。

▶ 三九补一冬，来年无病痛

冬季适当进补可提高机体的抗病能力。冬季人的皮肤致密，出汗较少，摄入的营养物质也容易贮藏起来，为来年开春乃至全年的健康打下良好的基础。

冬季饮食调养，宜用滋阴潜阳、热量较高的膳食，也要多吃新鲜蔬菜、水果以避免维生素和矿物质的缺乏。碳水化合物、脂肪都是产生热能的营养素，食物中的碳水化合物主要来自粮食和薯类，谷类食物不能减少，成年人日需摄入量为400～500克。

脂肪是最浓缩的能量来源，能防止

体温散发和促进脂溶性维生素的吸收，脂肪主要来自于植物油和动物油脂，冬季日需25～30克。碳水化合物和脂肪在代谢过程中可以互相转化，用以维持血糖恒定。蛋白质也能产生热能，人体每日所需的能量10%～15%来自蛋白质，常吃畜禽类、鱼虾、海参、豆制品、牛奶等，可增加蛋白质。动物内脏、动物血、水产品等，含有较多的矿物质。怕冷与缺少钙、铁有关，因此，补充富含钙和铁的食物可提高御寒能力，含钙的食物主要包括牛奶、豆制品、海带、紫菜、贝类、鱼虾等；含铁的食物则主要为动物血、蛋黄、猪肝、黄豆、芝麻、黑木耳和红枣等。

维生素和纤维素主要从蔬果中摄取，多吃萝卜、青菜、木耳、香菇、海带等蔬菜，常吃苹果、香蕉、枣、梨、柑橘、杏仁等果品。冬季少食生冷，吃热饭热菜，喝热水，由于各地气温的差异，高寒地区用大温大热之品及甘润生津之果蔬。

食补养血离不开铁，铁是造血的主要原料之一，补血首先要补铁。先从食补开始，选择含铁丰富，铁吸收率高的食物，如小米、大米、芹菜、油菜、菠菜、黄豆、菜花、白萝卜、海带、黑木耳、香菇、蚕豆、瘦猪肉、牛肉、羊肉、猪肝、鸡肉、牛奶、猪心、鸡蛋、鹌鹑、大枣、桑葚、葡萄和龙眼肉等。

冬季喝对汤可防各种疾病

冬季寒冷多喝汤，不仅能抵御寒冷，还能提高人体免疫力，那么我们该喝什么汤对身体好呢?

1. 多喝鸡汤抗感冒

冬季喝鸡汤对感冒、支气管炎等防治效果独到，它可加快咽喉部及支气管黏膜的血液循环，增加黏液分泌，及时清除呼吸道病毒，可缓解咳嗽、咽干、喉痛等症状，特别有益于体弱多病者。

2. 常喝骨汤抗衰老

50～59岁这个年龄段，是人体微循环由盛到衰的转折期，老化速度快，如果中老年人不注意保养，皮肤会变得干燥、松弛、缺乏弹性，出现皱纹，常有头晕、胸闷、神经衰弱等不适症状，这些都是微循环障碍的结果。骨汤中的特殊养分以及胶原蛋白等可疏通微循环，改善上述老化症状。

3. 多喝面汤可增强记忆

乙酰胆碱是一种神经传递介质，可强化人脑记忆功能。补充脑内乙酰胆碱的最好办法就是多吃富含卵磷脂的食物，面条即是其中之一。卵磷脂极易与水结合，故煮面条时，大量的卵磷脂溶于汤中，因此，多喝面汤可补脑并增强记忆力。

4. 喝鱼汤可防哮喘

鱼汤中含有一种特殊的脂肪酸，具有抗炎作用，可阻止呼吸道发炎，防止哮喘病发作。每周喝2～3次鱼汤，可使因呼吸道感染而引起的哮喘病发生率减少75%。喝鱼汤可防哮喘，而用大马哈鱼、金枪鱼、鲭鱼等多脂鲜鱼熬汤，防哮喘的效果更好。

5. 喝菜汤可增强人体抗污染能力

各种新鲜蔬菜含有大量碱性成分，喝蔬菜汤可使体内血液呈弱碱性，并使沉积于细胞中的污染物或毒性物质重新溶解，随尿排出体外，所以蔬菜汤有"最佳的人体清洁剂"的美称。

6. 喝海带汤可使人体新陈代谢增强

海带是一种含碘量非常高的食物，而碘元素有助于甲状腺激素的合成，此种荷尔蒙具有产热效应，通过加快组织细胞的氧化过程，提高人体的基础代谢，并使皮肤血流加快，从而促进人体的新陈代谢。

冬季宜多食用偏温热性的食物

俗话说："冬季进补，春季打虎；冬季不补，春季受苦。"意思是说，冬季是四季之中人体进补的最好时节，人们应该利用好这个时节来补益身体。在冬季利用饮食养生的方法进补是最佳的选择。

冬季饮食养生的总原则是：（1）适量进食高热量的饮食以弥补热量的消耗。（2）增加温热性食物的摄入量以增强机体的御寒能力。（3）补充足够的维生素和矿物质。也就是说，冬季除了应该适当多进食一些五谷杂粮外，还应该注意补充足够的蛋白质、维生素、矿物质及适量的脂肪类食物。

传统养生学认为，冬季应该多食用一些偏温热性的食物，特别是能够温补肾阳的饮食，以增强机体的御寒能力。下面介绍几种适宜冬季进补的食物。

1. 当归生姜羊肉汤：当归20克，生姜30克，羊肉500克，黄酒、调料各适量。将羊肉洗净，切为碎块，加入当归、生姜、黄酒及调料，炖煮1~2小时，食肉喝汤。此汤有温中补血、祛寒强身的作用，适用于神疲乏力、面色苍白、畏寒肢冷等血虚及阳虚的人群。

2. 羊肾粥：羊肾1只，大米100克，调料少许。将羊肾切开，剔去内部白筋，切为碎末，大米洗净，加入适量水及调料，煮1小时食用。此粥有益气壮阳、填精补髓的作用，适用于虚弱无力、腰膝酸软、畏寒怕冷、性功能减退等肾阳不足的人群。

3. 核桃仁饼：核桃仁50克，面粉250克，白糖少许。将核桃仁打为碎末，与面粉混合在一起，加水适量，搅拌均匀，烙为薄饼食用。此饼有补肾御寒、润肠通便的作用，适用于腰痛腿软、肺虚咳喘、大便干结等肺肾虚的人群。

冬食枣，防衰老

中医认为红枣有益气养血、健脾益智之功，民间有"一天吃三枣，终生不显老"之说。红枣味甘性平，能调百味。红枣既能滋补养血，又能健脾益气，有抗疲劳、养神经、保肝脏、抗肿瘤、提高机体免疫力的功能。特别是对于贫血虚寒、肠胃病等的防治十分有效，长期服之可延年益寿。

冬天多食枣，可弥补人体维生素的不足。红枣内维生素A、维生素C和维生素D的含量都大大高于蔬菜和水果中的含量。尤其是含有生物类黄酮物质，能保

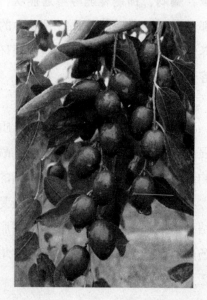

护维生素C不受破坏，人们把红枣誉为"天然的维生素丸"，是人体抗衰老的补品，所以冬季最好多吃一些枣。

冬季想要身体壮，坚果可不能少

冬季是养生的季节，适合多吃一些具有滋补作用的食物。坚果含有丰富的、对人体有利的不饱和脂肪酸，以及大量维生素、微量元素等，是专家推荐的最适合冬季食用的食物之一。榛子、核桃、杏仁、腰果被人们称为"世界四大坚果"。它们不论是从营养成分还是从口感上来说，在各种坚果中都属于佼佼者，冬季应适当多吃一些，会让你的身体更加强壮。

冬季食补有良方

鱼鳔五子汤

原料：鱼鳔15～20克，五味子、枸杞子、菟丝子、女贞子、沙苑子各10克。

制作：将鱼鳔洗净后与五子同煮，约煮1小时左右即可。

功效：鱼鳔又名鱼白，其主要成分为胶体蛋白。鱼鳔有补肾益精、养血止血和抗癌的作用。鱼鳔与五子配伍，是冬季补肾壮阳、填精益髓之佳品。适用于肾虚精亏之腰酸腿软、健忘、遗精、滑精等症。另外，还可用于胃癌、食管癌的防治。

鹿鞭壮阳汤

原料：鹿鞭50克，枸杞子10克，菟丝子10克，巴戟天3克，鸡肉100克，猪肉100克，料酒少许，花椒、姜、葱、盐、味精等调味品各适量。

制作：先将鹿鞭洗净切成小块，鸡肉、猪肉洗净切成小块，同放入锅内，加入花椒、姜盐等调味品，用文火煮1小时左右。再将巴戟天、枸杞子、菟丝子用纱布袋包好，放入锅内，再煮1小时。捞出药袋，最后用大火煮至鹿鞭烂熟即成。

功效：鹿鞭为鹿科动物雄性梅花鹿或马鹿的外生殖器，其主要成分含有雄性激素、蛋白质、脂肪等。鹿鞭不仅可补男子肾阳，也可温妇女子宫，治疗妇女宫冷、不孕等症。本品加入巴戟天、枸杞子、菟丝子等补阳之药，补肾壮阳之效更强，是冬季进补保健之佳品。适用于肾虚阳痿、早泄、肾虚腰痛、小便频繁、妇女宫冷不孕等症。

猪肚煨胡椒

原料：猪肚1个，白胡椒10～15克。

制作：先将猪肚洗净，然后将白胡椒放入猪肚内，将口用线扎紧，猪肚入水中，加入调味品，慢火煲煮至猪肚软熟即可。

功效：胡椒为纯阳之品，可温中散寒、健胃止痛。猪肚煨胡椒，功在暖脾胃，是冬季脾胃虚寒者常食之佳品，常食可强健身体。适用于脾胃虚寒之呕吐、泄泻、脘腹冷痛、消化不良等症。

蛇肉火锅

原料：活蛇1条，鸡翅500克，猪肉、牛环喉、水发香菇、小白菜各100克，黑木耳50克，料酒25克，姜块30克，猪油400克，奶汤2500克，精盐、胡椒粉、味精各5克。

制作：将活蛇去皮，摘下蛇胆（用白酒浸泡），剁去头、尾，将蛇剁成长约3厘米的段；鸡翅洗净，入开水锅氽一下捞出，每只斩成两段；猪肉切成大而薄的片；香菇去蒂，洗净切成片；牛环喉撕去外壁上的筋络，切成长6厘米、宽2厘米的条。小白菜择洗干净，理好待用。以上各料除蛇肉外，均分别装盘，摆在火锅周围。炒锅置火上，放猪油烧至六成热。投入蛇段过油，至刚变色时捞出沥油；锅中留底油，下鸡翅炒几下。加奶汤淹没原料，放料酒、姜块、胡椒粉，用大火烧开，用勺打去浮沫，淋入熟猪油，用急火熬15分钟，舀入火

锅中，火锅始终保持滚沸状态。加盐、味精，即可烫食各种荤素料。蛇段入锅中煮熟至烂，再用盐、味精、醋、白糖、香油调汁蘸食。

功效：此火锅汤汁乳白，质美肉香，鲜醇味浓，风味独特，并有除湿祛毒之功效，对风湿麻痹、风毒恶疮等有辅助疗效，老少皆宜。

姜汁甜牛奶

原料：生姜汁、鲜牛奶、白糖各适量。

制作：用150～200毫升鲜牛奶加一调羹生姜汁和少许白糖，放入瓷器内，盖上盖子蒸十分钟左右后饮用。

功效：有散寒、和胃、止呕的功效。每天喝一杯，手脚之寒气便会渐失。可以用于治疗虚寒性胃痛噎膈反胃、呕吐、嗳气、反酸等肠胃不适的症状。

冬笋炒肉丁

原料：嫩冬笋250克，里脊肉250克，淀粉10克，花生油50克，盐3克，酱油5克，葱花5克，味精2克。

制作：将冬笋切成片状，用水煮熟后捞出备用。将肉切成片状，加酱油、味精、盐、淀粉拌匀备用。将锅内油烧至八分热时，下肉片爆炒至肉片卷曲后下笋片（带汁倒入）、调料，用淀粉勾芡后，翻炒几下即可出锅食用。

功效：可温补肾脏、清热化痰。

温馨提示

1.忌吃狗肉后立即喝茶

狗肉不但营养丰富，而且产热量大，增温御寒能力较强，因此一些体质虚弱和患有关节炎的病人，在严冬季节里，多吃些狗肉是有好处的。但是，吃狗肉后不要立即喝茶，因为茶叶中的鞣酸与狗肉中的蛋白质结合会生成一种叫鞣酸蛋白质的物质，这种物质具有一定的收敛作用，可使肠蠕动减弱，大便里的水分减少，因此，大便中的有毒物质和致癌物质就会在肠内停留时间过长而被人体吸收。所以，吃完狗肉后不要立即喝茶。

2.忌喝过热的饮料

饮用温度过高的饮料，可造成广泛的皮肤黏膜损伤，蛋白质在摄氏43度时便开始变性，胃肠道黏液在达到摄氏60度时会产生不可逆的降解，在摄氏47度以上时血细胞、培养细胞和移植器官会死亡，所以，在冬季不要经常饮用过热的饮料。

Part 5

不同年龄段，不同的食补方案

Chapter 1

孩子是块宝，成长最重要

婴儿如何选好"第一餐"

婴儿的生长发育特别迅速，连青春发育期也无法相比。所以，婴儿期营养的补充比任何年龄段都重要。为此我们选择多种营养方案为婴儿的"第一餐"做了充足的准备。

1.热能

一般来说，年龄越小，代谢越旺盛。为了适应这种高代谢，就必须摄入大量热能，以维持生长发育的需要。6个月以下，每天每公斤体重需500千焦，7～12个月为420千焦。

2.蛋白质

一般来说，1岁以内的婴儿，母乳喂养每日每公斤体重需供给蛋白质2～2.5克，牛奶喂养需供给3～4克，母乳、牛奶混合喂养需供给3克。用混合膳食的婴儿，动物蛋白质最好不少于蛋白质总量的一半。

3.脂肪

婴儿对脂肪的需求量也高于成人，每日每公斤体重新生儿约需7克，2～3个月婴儿约需6克，6个月后的婴儿约需4克，以后随年龄增长而逐渐减至3～3.5克。婴儿每日摄取脂肪的供给量约占总热量的30%。

4.碳水化合物

最初3个月是靠乳糖来满足需要，乳糖含量：母乳为6%～7%，牛奶为4%～5%。最初婴儿仅能消化乳糖、蔗糖、葡萄糖、果糖，对淀粉不易消化，故米、面类食物应在3～4个月后才开始添加。

5.钙和磷

足够的钙、磷能促进骨骼、牙齿的生长。婴儿体内的钙约占体重的0.8%，至成年为1.5%，婴儿每日约需钙600毫克、磷400毫克。钙与磷摄入的比例是1∶1.5较为相宜，这关系到它们的利用程度。在母乳中这个比例较为适当，故母乳喂养的婴儿患营养不良与佝偻病者明显少于人工喂养。

6.铁

铁对婴儿极为重要，它是血红蛋白和肌红蛋白的重要成分，各组织的氧气运输亦离不开它。婴儿生长发育快，对铁的需要和利用相应要多。胎儿在母体内最后1个月，肝内有较多的铁，但仅够出生后3～4个月的需要。周岁以内婴儿每日需铁10～15毫克，乳类所含的铁远远不能满足婴儿的需求。4个月以后的婴儿应从食物中供给铁，如蛋黄糊、猪肝泥、什锦猪肉菜末、豆豉牛肉末等。

7.锌

锌虽为微量元素，但很重要，与蛋白质、核酸及50多种酶的合成有关。婴儿期每日需锌3～5毫克，母乳中锌的含量高，初乳含量尤高，鱼、肉、虾等动物性食物也富含锌，故一般不易产生锌缺乏。挑食的婴儿常可因锌缺乏而出现食欲减退，生长停滞。4个月后添加的西红柿鱼、虾肉泥、猪肉小馅饼等，均含丰富的锌。

8.维生素

维生素与婴儿生长发育关系极为密切，其中最主要的、需要从饮食中补充的有脂溶性维生素A、维生素D和水溶性B族维生素、维生素C等。

9.水

水是人体最主要的成分，是不可缺少的营养素，人体内新陈代谢和体温调节都必须有水参加才能完成。婴儿生长发育迅速，代谢旺盛，活动量大，热能需要多，水的需要量也大，每日每公斤体重约需100～150毫升。

▶ 营养过剩不利于婴幼儿健康

小儿摄入的营养过多，不仅不利于其健康成长，而且过多的营养素还会带来诸多疾病，这在医学上称为营养过剩。

1.蛋白质过多

摄入蛋白质食物，代谢产物氮是经肾脏排出的，肾脏排氮量有一定限度，过多则不能负担。婴幼儿肾尚未发育完善，不能将体内过多的氮排出，若加之孩子发热、呕吐、腹泻时，体内水分不足，小便浓缩，可致高氮血症，而引起患儿嗜睡、少尿或无尿、惊厥和昏迷等症状。若长期摄入蛋白质过多，可产生高脂血症。一般对婴幼儿的蛋白质供给以每公斤体重计算不超过3~4克，注意供给定量的水分。

2.脂肪过多

脂肪过多可致肥胖症，儿童在1岁内摄入脂肪过多，大多数在成年患肥胖病。肥胖增加心脏的负担，极易发生心血管病。

3.碳水化合物过多

糖属于精制碳水化合物，摄入过多，除代谢需要外，其余转为脂肪储存于体内，最后也可发生肥胖症并导致心血管疾病。

4.维生素A过多

如果服用维生素A制剂每日大于50000单位（相当于浓缩维生素A两粒、浓缩鱼肝油滴剂30滴），连续3个月可以发生中毒。症状为食欲不振、皮肤发痒、易激动、毛发脱落、骨膜增殖性改变（骨痛）、口腔黏膜脱落等。

5.维生素D过多

如果每日服用2000~5000单位（相当于淡维生素A、D滴剂10克或浓剂1克，即约30滴），可发生中毒。症状为无力、胃纳差、恶心、呕吐、腹泻，甚至肾损伤和血管钙化等，后果严重。

6.维生素C过多

维生素C是水溶性维生素，一般认为过多可无害地从尿中排出，实际上过量的维生素C也有许多害处，主要易发生肾结石，可使钙磷从骨内移出，还会导致腹泻、腹痛等。因此，对婴幼儿的营养补充要适度，否则有害无利。

▶三岁前多给孩子补补脑

日本医学博士小林司说："许多人以为经常不断地思考或是接受外界的刺激，就可以增进智慧，这是不错的。但实际上，头脑和身体其他部位的器官一样，需要不断补充营养。"因为脑细胞的本质和间质及其彼此间的共济协调需要充足的营养。

当孩子长到3岁时，脑发育便已达到高峰。此时孩子的体重仍不断增加，但脑的重量却不再增加。我们可以说此时这部"计算机"已经配备完成，有待外来知识的灌输。

所以，在胎儿时期和婴幼儿时期营养的选择与保证是很重要的。

婴儿期哺乳很重要，一般来说，以母乳为最好，因为母乳不会使婴儿过敏，而且有防止疾病和提高免疫的功能。

▶要想小儿安，三分饥和寒

"要想小儿安，三分饥和寒。"这句俗语出自明代医书《万密斋》，是孩子日常保健的常识，意思是说要确保小孩平安健康，就不能给孩子吃得太饱，穿得太暖。古话流传至今自有它的道理，温饱是每个人最基本的生理需求，孩子处于一种稍稍欠缺状态，其身体的机能就会呈现一种向上状态，生机勃勃，反之，身体的机能就会倦怠。

也许大家不知道，人若感到寒冷，人体自然会调集卫气分步于体表以御寒，防治感冒。给孩子穿得过暖，看似让他很暖和，却不知太多的衣服形成了过于温暖的环境，人体在这样的环境中毛孔会开放，在脱衣服的时候，寒气就会从孩子开放着的、没有防寒系统的毛孔长驱直入，这样孩子就非常容易感冒。

在秋天凉意渐起的时候，不要急着为孩子加衣。凉凉的空气会让人体的智能系统逐步采取调节措施，分布御寒的卫气于体表，此时虽然摸上去孩子皮肤冰凉，但是人体自身会建立起防寒系统，所以孩子反而不容易受寒感冒。

春捂秋冻。秋天天气渐冷时，缓缓给孩子加衣。即使在很冷的冬天，给孩子穿衣的标准也应该是：只比大人多一件。

需要注意的是，孩子的抗寒能力要从秋天逐渐培养。假如这个冬天你已经给孩子穿得太多，那么还是等到明年吧，从明年秋天开始，慢慢给孩子加衣。在脱衣服的时候别让孩子受凉，这样才能尽量减少他感冒的次数。

父母还应该督促孩子，一定要改变膳食结构，多吃蔬菜、水果、杂粮类的食物，鱼、肉之类蛋白质的摄入一定要适量，油炸食品要少吃。

喂养孩子时，父母往往一相情愿，给小孩吃这吃那，穿这穿那，却独独忘了，孩子也是一个智能的生命体。应该顺应孩子的自然习性，"三分饥和寒"，小儿自会平安长大。

很多家长怕孩子营养不够，每天都喂给孩子很多高营养的食物，结果导致孩子脾胃损伤，从而成为众多疾病的根源。所以，父母在育儿的过程中，千万不要忽略孩子的"接受"能力。

水是孩子最好的饮料

目前市场上的饮料可谓是五花八门，各种各样的饮料吸引着孩子，也让父母挑花了眼。由于大多数的饮料都声称具有诸如保健、益智、营养等功能，于是许多家长不惜多花钱，也要让孩子喝"有益健康"的东西，有时甚至用饮料取代水。那么，让孩子喝什么好呢？正确的答案是水。

水是人体六大营养素之一，一个人可以数日不吃饭，但不可一日不喝水。水是人体重要的成分，占成人体重的60%，儿童则还要多些。水是保持人体内环境稳定的基础，在保持人的体温平衡和维持人体新陈代谢等方面，起着重要的作用。体内如果缺少水，轻则易于疲劳，代谢障碍；重则出现代谢紊乱，甚至危及生命。

人体缺水的信号是口渴，但是对孩子而言，不能等到他感到渴时再让他喝水。因为，孩子的玩心大，玩时常将口渴的信号放置脑后，等到玩累才想起喝水就晚了，容易使体内的代谢产物堆积，不利于孩子健康发育。特别是夏天，孩子出汗多，不及时补充水分，还可能出现中暑现象。中暑的孩子表现为体温升高、神志不清，有时还会出现四肢抽搐等情况。

那么孩子究竟应该喝多少水呢？这要视年龄而定，并非越多越好。在新生儿期，喝水量要严格掌握，因为宝宝的肾脏发育尚未完善，一次20毫升即可。随着月龄增长，喝水量也要相应增多。一般而言，喝母乳的孩子需水量相对少，而喝牛奶的孩子需水量就多一些。到了1岁，孩子活动量大了，需水量就更多了。此时，应该让孩子每天至少喝3次水，每次在100~200毫升左右，天气干燥及夏天时还要相应增加。过了1岁，孩子每天的需水量就应在500毫升以上。

有些家长说，孩子不喜欢喝白开水怎么办？这是因为孩子常喝饮料以至于成为习惯，他们认为甜水好喝。但从健康角度讲，白开水更适合孩子。

营养好了，孩子怎么还贫血

随着社会的不断发展，人们的生活水平日益提高。可是，仍有很多孩子被医生诊断为营养不良性贫血。究其原因，主要有以下两个方面：

1.食物搭配不合理

（1）奶或奶制品吃得过多。孩子每日需铁约6~12毫克，以供造血之需。奶或奶制品吃得过多，可使食欲下降，铁的摄入势必减少。常言道："巧妇难为无米之炊。"没有足够的铁作为造血原料，孩子怎能不贫血呢？

（2）常吃高热量食品。有些孩子偏食、挑食，如常吃巧克力、奶油点心等一类高热量食品，容易缺乏饥饿感。由于进食量过少，必需的营养素摄入就会减少。所以，常吃巧克力等高热量食品会导致贫血。

（3）很少吃绿叶蔬菜。维生素C能促进机体对铁的吸收，而很多父母不注意给孩子搭配一定量的绿叶蔬菜，即使有蔬菜上桌，也不引导孩子多吃点，以致维生素C供应不足，从而影响了铁的吸收。孩子缺乏维生素C时，体内叶酸和维生素B_{12}可代替维生素C参与核酸代谢。而叶酸和维生素B_{12}是细胞核中脱氧核糖核酸合成所必不可少的成分，若经常让叶酸和维生素B$_{12}$代替维生素C参与核酸代谢，就容易造成叶酸和维生素B$_{12}$缺乏，严重影响红细胞核的成熟，从而引发大细胞贫血。

2.营养素摄入不足

婴幼儿身体发育较快，对各种营养素的需求较迫切，尤其是超重和身高增长较快的孩子对营养素的需求更多。如果不适当地予以补充，就容易引发营养性贫血。

可见，要想使孩子不引发营养性贫血，必须注意食物搭配、合理加工和烹调，如紫菜、海带、虾、芝麻、蘑菇、木耳、豆制品及猪肝等都含有丰富的铁质，可以经常调换着吃。特别要注意鼓励和引导孩子多吃点绿叶蔬菜，纠正孩子的不良饮食习惯，使各类营养素摄入平衡，孩子自然就不会引发营养不良性贫血了。

要增强孩子的体质，首推食粥

古代很多医家养生，都首推吃粥。粥护脾胃，孩子脾嫩胃弱，尤要悉心爱护。如果父母担心粥的营养不够，可依据孩子的体质，加入各类蔬菜切成的丝或末，调入少许食盐，做成素菜粥，美味可口；也可先熬制骨头汤、鸡汤、鱼汤等，然后取这些熬好的汤加入大米熬粥，粥成之时，加入适当调味品，把粥做得色、香、味俱全，勾起孩子的食欲，胜于一切补品。

有的孩子容易上火，可用白莲子、大米一起熬粥，取米汤或者直接取粥给孩子吃，如果孩子喜欢吃甜食，可以在粥成后加入少许蜂蜜，既讨孩子喜欢，疗效也好。

孩子平常感冒了，可以用大米适量，切两三片姜，放一两棵小葱，煮粥一碗，然后挑去粥里的姜和葱，趁温热时让孩子吃下。由于姜、葱较少，食用时并无辛辣之味，孩子容易接受，而它的疗效也远远好于各类发汗药物。这个方法，大人平常受寒感冒也同样适用。

春天给孩子吃梨，仿佛给他萌发的生气泼冷水

水果，在如今的宣传中，是当做人体必备的营养品推荐的。只是大家并不知道，在当下季节吃不当的水果，恰恰是不少疾病的根源。

梨，在秋天收获，汁颇多，是消除人体燥热的良药。梨性沉降，秋天食用，有助人体肺气下行，为冬天的收藏做准备。梨汁性凉，可直接入中医处方，作为药材使用。

然而春天，梨花刚刚开放的季节，人体之气正生机盎然，向外升发，此时食梨，仿佛给悄然萌发的人体生命之气泼了一盆凉水。小孩子本身抵抗力就没有大人强，如此不当的饮食，怎么能受得了呢？

作为父母，不能轻易相信流行的健康观点，凡事要细细观察。其实许多疾病的根源就在于不当的饮食，作为父母，要多留心，这样孩子的健康就多了一重保障。

▶ 孩子一定要少吃桂圆和虾

现在的父母对孩子宠爱有加，觉得什么食物对身体好就给孩子吃，有的小孩瘦小，父母以为桂圆补血，就天天给他吃桂圆，孩子爱吃海鲜，就常常买虾，也不了解孩子该不该吃，吃的分量又是多少。

桂圆产于南方。南方多热，七月，骄阳似火，桂圆在那时成熟，得火气，也必然增加人体火气，偶尔食用无妨，可天天吃它，体内必然火旺。

《本草纲目》记载："虾，甘，温，有小毒。"暂且不说古代医家的经验，单纯看虾，它的形状如同人体的脊柱，虾是水中动物，肾主水，所以吃虾能激发人体的肾气从经络外泄。肾脉沿

脊柱循行，负责脊柱的营养供给。足少阴肾经本与督脉相通，食虾可抽提督脉之气，使其沿足少阴肾经外泄，所以古人用虾来壮阳。

因为人体本该储存的督脉与肾脉的精气被虾激发向外以供人体挥霍，所以人们吃了虾之后，往往会感觉生命更有活力，但从长远的角度看，等于是提前预支了人体的精气，有害而无益，长期这样下去，会为身体埋下隐患。

桂圆和虾会直接导致孩子内热。孩子遇到风寒，或者皮肤的散热功能稍有障碍，身体里的大量内热便无处可泄，就会表现为高烧不退。遇到这种情况的时候，家长就要给孩子吃骨头汤、青菜粥等常规食品，尽量不吃鱼、虾、桂圆、炒制与烤制食品。改变饮食习惯，平衡孩子的营养，一段时间后，孩子就不容易发烧了。

虾味道鲜美，孩子难免受到诱惑。健康的孩子，平时偶尔吃一些也无妨，但不能每天都给孩子吃，而且一次也不能吃得过多，容易发高烧的孩子，不管何时何地，都要严格禁止他食用。

▶ 孩子的饮食要健康多样

孩子的身体正处于快速成长时期，每个器官在发育时都需要大量的营养物

质。如果营养的结构不合理，那么一些器官就有可能发育不完全，使孩子出现疲倦、无力、抵抗力下降等，从而增加发病率。

对营养的需求要从两个角度来考虑，一是食物的量，即确定每天吃的食量大小；二是食物的质，在保证营养丰富的前提下，力求食物品种多样。

天麻毛豆羹

原料：毛豆角400克，猪脑花60克，明天麻12克，味精1克，黄酒10克，湿淀粉6克，精盐3克。

制作：将毛豆角去荚，取出毛豆，磨成汁；猪脑花去净血筋，洗净，用刀划成4瓣；明天麻洗净剁成细粒，再用沸水发涨，或切成极薄片后烘干研成细末。净锅置火上，加入清水，加明天麻末煎几沸，加入毛豆浆汁、猪脑花烧开，加黄酒、精盐，勾入湿淀粉成薄芡，出锅即成。

功效：益气血，补脑髓，强心志。

茼蒿鱼头汤

原料：鲜茼蒿250克，大鱼头1个，生姜2片，精盐适量。

制作：鲜茼蒿洗净；生姜洗净切片；鱼头去鳃洗净，用力剖开。炒锅上火，放油烧热，将鱼头煎至微黄色，瓦煲内加适量水，用大火烧开，再放入鱼头和生姜片，改用中火继续煲，滚后10分钟，再放入茼蒿，待菜熟时加入精盐调味即成。

功效：补益肝肾，健脑益智。

虾皮蘑菇肉耳汤

原料：虾皮、木耳各20克，鲜蘑菇200克，瘦猪肉250克，鸡蛋2个，酱油10克，鲜汤1500克，蒜瓣、葱花、湿淀粉、豌豆尖（或小油菜）、精盐、味精各适量。

制作：将猪肉洗净，切片，加入用鸡蛋糊、酱油、湿淀粉、精盐混合调成的料汁拌匀调味；蘑菇洗净，撕成小朵；木耳用温水泡发，洗净；蒜瓣剥去外皮，洗净；豌豆尖（或小油菜）洗净。置锅于大火上，加入鲜汤煮沸，倒入蘑菇、蒜瓣、葱花、虾皮、木耳，稍煮片刻，继续加入肉片搅散。煮至肉熟软时加入豌豆尖（或小油菜），略煮片刻，加入精盐、味精搅匀起锅，装盆即成。

功效：补益五脏，健脑润肺，壮骨。

墨鱼猪蹄汤

原料：墨鱼1条，猪蹄1对，黄芪30克，葱花、精盐、味精各适量。

制作：墨鱼洗净去骨，猪蹄洗净切块，黄芪加水一起炖熟，去掉黄芪加葱花、精盐、味精调味即成。

功效：益气强志，养血滋阴，健脑益智。

牡蛎海带汤

原料：鲜牡蛎250克，海带50克，猪脂、精盐各适量。

制作：将牡蛎肉洗净切成片，备用。海带泡发洗净切成丝，放入沙锅中，加适量的水，用大火煮沸，待海带丝熟软后放入牡蛎肉，再用大火煮沸，加精盐、猪脂调味，稍煮即成。

功效：滋养补虚，健脑益智。

黑豆桂圆羊肉汤

原料：黑豆200克，桂圆肉15克，羊肉500克，生姜片5克，精盐适量。

制作：黑豆放入铁锅中干炒至豆衣裂开，再用水洗净，晾开备用。羊肉、桂圆肉、生姜分别洗净，羊肉切成块状备用。汤锅上火，加适量水，用大火烧沸，下黑豆、桂圆肉、羊肉和生姜片，转用中火继续炖约3小时，加入适量精盐即成。

功效：健脾补备，补肾益心，健脑安神。

黑豆大枣鲤鱼汤

原料：黑豆60克，鲤鱼1条（重约500克），大枣15枚，猪瘦肉400克，陈皮10克，生姜、精盐各适量。

制作：炒锅上火烧热，放入洗净的黑豆，用中火炒至黑豆的外衣破裂备用。将大枣洗净，去核。猪瘦肉洗净，切片。陈皮浸软。将鲤鱼剖杀，去鳃、内脏，用精盐擦去鱼身黏液，冲洗净，抹干。炒锅上火，放油烧热，将鲤鱼煎至微黄，铲出，用水略冲。锅洗净，加水烧沸，下黑豆、陈皮、猪瘦肉片、生姜片，先用中火煲1小时，再添适量开水，放入大枣和煎鲤鱼，用小火煲2小时，加精盐调味即成。

功效：滋补肝肾，养心安神，健脾利水，健脑益智。

损脑食品应尽量少给孩子吃

父母都希望自己的孩子聪明伶俐、活泼可爱，对孩子疼爱有加，孩子喜欢吃什么就吃什么，从来不加干涉。可是，家长们可知道，有些食物是会伤害孩子的头脑的！

1.白糖：如果长期过量地食用白糖，易使孩子形成酸性体质和酸性脑，严重影响孩子的智力发展。

2.精白米、面类：精白米、面类在制作的过程中，有益的成分已丧失殆尽，剩下的只是碳水化合物。而碳水化合物在体内只能起到"燃料"的作用。因此，不是益脑食品，而是一种损脑食品。

3.咖啡：咖啡含的咖啡因，是一种生物碱，对人大脑有刺激作用，如果父母过多地给孩子喝咖啡，就会严重影响孩子的智力发展。

4.肉类：过多地给孩子吃肉，对孩子的大脑发育很不利。

温馨提示

儿童补锌过量会造成锌中毒，表现为食欲减退、上腹疼痛、精神委靡，甚至会造成急性肾功能衰竭。所以儿童补锌一定要在医生的指导下确定服用剂量，以确保安全可靠。

儿童忌常吃葡萄糖。有不少家长疼爱孩子，把口服葡萄糖当做补品，长期代替白糖给孩子吃，牛奶和开水里都放葡萄糖，其实这种做法是不可取的。因为口服葡萄糖甜中带微苦，并有一点药味，多吃几天孩子就会厌烦，影响食欲。若长期以葡萄糖代替白糖，会造成胃肠消化酶分泌功能下降，消化功能减退，导致儿童因贫血和维生素、各种微量元素缺乏而抵抗力下降。

Chapter 2

青少年营养食补少不了

▶ 脑功能优劣80％取决于营养

青少年时间紧，课目多，压力大，复习再复习，大考接小考，大脑连着转。大脑输入的信息过多，大脑细胞就会产生自我保护，信息传递受阻，所需的氧气和能量缺乏，大脑细胞就会由工作状态进入休眠状态，功能降低或不工作。而不同分区的大脑细胞主管着人的记忆力、注意力、想象力、反应力和逻辑思维能力，随着大脑细胞数量的减少和功能的下降，信息输入输出会产生障碍，大脑细胞主管的各种能力在下滑，大脑的工作效率会明显降低，出现记不住、反应慢、注意力不集中、头昏脑涨、疲惫困倦的现象。

要想有一个聪明的脑袋，就要向脑提供为保持它良好功能所需要的营养物质。脑是由多种营养物质构成的，为了有一个聪明的脑袋，需要在脑的形成期提供脑所需要的营养物质；学习、工作要消耗脑内的营养物质，这就要向脑及时补充所需要的营养物质。在决定脑功能优劣的因素中，虽然有遗传、环境（教育及智力训练情况）等条件，但起决定性作用的是营养。

如果脑内缺乏营养素，将会给人的学习、劳动、各种脑功能活动带来极其不良的影响，甚至会使人因脑功能的一时低下而耽误终生的事业和理想，造成"一步赶不上，步步赶不上"，令人抱憾终生。

要想使脑的功能良好，必须经常食用含有良好健脑成分的食物，也就是要吃健脑的食物。常食含有健脑成分的食物，可使脑功能日益健全，脑力日益强健。

从各种食物中寻找"脑白金"

青少年不仅身体在迅速成长，而且智力也处在快速发育阶段。青少年时期是获得科学文化和社会知识的黄金时期。

当今时代，科技和信息的发展很快，需要青少年掌握更多新知识与技能。因为会消耗体力还有脑力，所以需要补充更多的营养素，获得足够的能量。

1.脂类是构成脑细胞的主要成分

脑干的50%～60%是由脂类构成的，其中的40%～50%是人体自身无法合成的多不饱和脂肪酸。如亚油酸、亚麻酸和花生四烯酸，因此必须由食物不断地供给，它们能促进脑神经发育和神经髓鞘的形成，并保证它们有良好的功能。

食品中富含大脑所需的脂类食物有大豆制品、蘑菇、核桃、芝麻、葵花子、松子仁、花生、植物油及动物脑、骨髓、蛋黄等。

2.蛋白质是脑细胞的物质基础

蛋白质占脑干的30%～50%，主持着大脑的兴奋和抑制过程，并在记忆、语言、思考、运动、神经传导等方面起着重要作用。

含蛋白质较多的食物有芝麻、茨粉、鸡心、木耳、瘦肉、鸡蛋、豆制品、鱼类、淡菜、绿豆、乳酪、火腿、羊肾等。

3.碳水化合物是脑活动的能量来源

碳水化合物在体内分解为葡萄糖后，即成为脑的重要能源。食物中所含的碳水化合物基本可以满足机体的需要。糖质过多会使脑进入高度疲劳状态，诱发神经衰弱或抑郁症等。最佳食物有杂粮、糙米、红糖、糕点等。

4.钙是保证脑持续工作的物质

钙可保持血液呈弱碱性的正常状态，防止人陷入酸性易疲劳体制。充足的钙可促进骨骼和牙齿的发育并抑制神经的异常兴奋。钙严重不足可导致性情暴躁、多动、抗病力下降、注意力不集中、智力发育迟缓甚至弱智。最佳食物有牛奶、海带、骨汤、小鱼类、紫菜、野菜、豆制品、虾皮、果类等。

十种完美食物让大脑恢复活力

青少年由于勤奋学习，大部分时间是在进行脑力劳动，怎样才能提高学习效率呢？那就需要有一个好脑子。要想脑子好，除了讲究用脑的卫生外，还要给脑补充营养。

人脑是世界上最复杂、最灵敏的器

官，人每天要接受成千上万的刺激（信息），有些刺激对人是有害的，有些是有利的，人应准确地避开有害的，利用有利的来保卫自己、发展自己。不仅这样，人还能学习前人的经验，预见将来的发展、规划自己的工作，并进行发明创造。

常用脑的人，该如何给脑补充营养呢？

1.牛奶

牛奶是一种近乎完美的营养品。它含有丰富的蛋白质和钙，尤其是大脑所必需的氨基酸。牛奶中的钙最易被人吸收，是脑代谢不可缺少的重要物质。而且，它还含对神经细胞十分有益的维生素B_1。另外，如果用脑过度而易失眠，睡前喝一杯热牛奶有助于尽快入睡。

2.大蒜

大脑活动的能量来源主要依靠葡萄糖，要想使葡萄糖发挥应有的作用，就需要有足够的维生素B_1。大蒜本身并不含大量的维生素B_1，但它能增强维生素B_1的作用，因为大蒜可以和B_1产生一种叫蒜胺的物质，而蒜胺的作用要远比维生素B_1强得多。因此，适当吃些大蒜，可促进葡萄糖转化为大脑能量。

3.鸡蛋

鸡蛋中所含的蛋白质是天然食物中最优良的蛋白质之一，它富含人体所需要的氨基酸，而蛋黄除富含卵磷脂外，还含有丰富的钙、磷、铁以及维生素A、维生素D、B族维生素等，适合脑力劳动者食用。

4.豆类及其制品

豆类含有优质蛋白和八种人体必需的氨基酸，这些物质有助于增强脑血管的机能。另外，还含有卵磷脂、丰富的维生素及其他矿物质，特别适合脑力劳动者食用。大豆脂肪中含有85.5%的不饱和脂肪酸，其中亚麻酸和亚油酸含量最多，它们具有降低人体内胆固醇的作用，对中老年脑力劳动者预防和控制心脑血管疾病尤为有益。

5.核桃和芝麻

现代研究发现，这两种物质营养非常丰富，特别是不饱和脂肪酸含量很高。因此，常吃它们，可为大脑提供充足的亚油酸、亚麻酸等分子较小的不饱和脂肪酸，以排除血管中的杂质，增强脑功能。另外，核桃中含有大量的维生素，对于治疗神经衰弱、失眠症，松弛脑神经的紧张状态，消除大脑疲劳效果很好。

6.水果

菠萝富含维生素C和重要的微量元素锰，对提高人的记忆力有帮助；柠檬可提高人的接受能力；香蕉可向大脑提供重要的物质酪氨酸，而酪氨酸可使人精力充沛、注意力集中，并能提高人的创造能力。

7.深色绿叶菜

蛋白质食物的新陈代谢会产生一种名为类半胱氨酸的物质，这种物质本身对身体无害，但含量过高会引起认知障碍和心脏病。而且类半胱氨酸一旦氧化，会对动脉血管壁产生毒副作用。维生素B_6或B_{12}可以防止类半胱氨酸氧化，而深色绿叶菜中维生素含量最高。

8.鱼类

鱼肉脂肪中含有对神经系统具备保护作用的$\Omega-3$脂肪酸，有助于健脑。研究表明，每周至少吃一顿鱼，特别是三文鱼、沙丁鱼和青鱼的人，与很少吃鱼的人相比较，老年痴呆症的发病率要低很多。吃鱼还有助于加强神经细胞的活动，从而提高学习和记忆能力。

9.全麦制品和糙米

增强机体营养吸收能力的最佳途径是食用糙米。糙米中含有各种维生素，对于保持认知能力至关重要。其中维生素B_6可有效降低类半胱氨酸的水平。

10.生姜

常吃生姜能使人思路开阔，因为生姜中含有姜辣素和挥发油，能够使体内血液得到稀释，让血液更加通畅，这样会给大脑提供更多的营养物质和氧气，从而有助于激发人的想象力和创造力，脑力劳动者常吃姜可提高效率。

温馨提示

新鲜的蔬菜及深绿色的水果，一般都含有丰富的维生素C，能防止大脑神经元受到伤害。含碘的紫色食物，如紫菜、海带、海苔，能强化脑功能，可常给孩子吃。

吃这些你的大脑会迟钝

常吃以下几类食物，人的大脑会反应迟钝、笨拙，甚至记忆力减退：

1.过咸食物：常吃过咸食物会损伤动脉血管，影响脑组织的血液供应，使脑细胞长期处于缺血、缺氧的状态，从而导致记忆力下降、大脑过早老化。

2.含铅食物：铅能取代其他矿物质铁、钙、锌在神经系统中的活动地位，因此是脑细胞的一大"杀手"。含铅食物主要是爆米花、松花蛋等。

3.含铝食物：世界卫生组织指出，人体每天铝的摄入量不应超过60毫克，油条中的明矾是含铝的无机物，如果一天吃50～100克油条，便会超过这个量。

4.含过氧脂质的食物：油温在200℃以上的煎炸类食品及长时间暴晒于阳光

下的食物，如熏鱼、烧鸭、烧鹅等含有较多过氧脂质，它们会在体内积聚，使某些代谢酶系统遭受损伤，促使大脑早衰或痴呆。

▶补脑套餐及时给孩子的大脑补充能源

青少年天天在书香题海中遨游，应该很清楚地认识到脑是身体中最重要的部分，是人得以生存和从事各种活动的中枢。为了满足脑的营养需要，我们精心准备了补脑套餐。

健脑核桃粥

原料：粳米150克，核桃仁30克，干百合10克，黑芝麻20克，水适量。

制作：将粳米淘洗净，与核桃仁、干百合、黑芝麻一起放入沙锅中。加水适量煮滚，改用文火煮成粥即可。

功效：粳米补脾强智，核桃仁补肾健脑、补心益智，对思维迟钝、记忆力减退，尤其兼有肾虚腰疼、低热者极为适用。

银耳鸽蛋粥

原料：银耳6克，鸽蛋12个，核桃肉15克，荸荠粉、白糖各适量。

制作：把银耳放在温水中泡3小时，去根，剔除杂质，洗净，放入大碗内，

加清水适量，上屉蒸1.5小时。取大碗一只，盛少量冷水，放入鸽蛋，连水一起倒入温水中，煮成嫩鸽蛋，用凉水冷却。另取一只碗，放入荸荠粉，加清水调成粉浆。核桃肉用温水浸泡半小时，去皮，沥干水，用油炸酥，切成米粒状。锅内加清水，倒入蒸银耳的汁、荸荠粉浆，加入白糖、核桃肉，搅拌成核桃糊，盛入汤盘内。将银耳镶在核桃糊的周围，把鸽蛋用沸水氽一下，氽至刚熟，即取出镶在银耳的周围即可。吃银耳、核桃肉、鸽蛋，喝汤。

功效：益智健身，常食之，有助于增强记忆力，提高智力。

百合鸡蛋红糖水

原料：百合100克，鸡蛋1个，红糖30克。

制作：百合洗净去皮拍瓣。加水煮熟后打入鸡蛋再煮沸，使蛋凝固，然后加入红糖，吃百合、蛋，喝汤。

功效：清心安神，益智补脑。记忆力差、健忘者常服有益。

柏子仁粥

原料：龙眼肉（桂圆）30克，红枣20枚，粳米50克。

制作：以上各物混合后加水适量煮成粥。

功效：益气补血，养心健脑。健

忘、记忆力差、多梦、易头晕者常服有益。

百食酿藕

原料：净百合瓣30克，山药50克，大枣20克，猪网油2张，粗壮肥藕1节，冰糖、面粉、牛奶、蜂蜜各适量。

制作：将净百合瓣切碎。山药洗净，下锅煮熟，去皮制成泥。大枣去核切碎，与百合、山药一同放入碗内，加入面粉、牛奶、蜂蜜调匀。切开藕的一端，洗净后用百合等填满藕孔，再用牙签将切开的藕节封牢，放入沙锅内煮熟，捞出去藕皮，改刀切成厚片。猪网油洗净后垫在碗底，码入藕片，加入冰糖，再盖上猪网油，上屉用武火蒸片刻，取出，去掉猪网油，扣入盘内即可。

功效：滋养润肺，补益脾胃，健脑益智。

茯苓烧胖头鱼

原料：胖头鱼1条（约1000克），茯苓粉20克，粟粉5克，盐、葱茸、姜末、黄酒各适量，笋片少许。

制作：将胖头鱼剁成肉蓉，鱼头开边备用。将鱼肉蓉放入碗中，加入茯苓粉、粟粉、盐、葱茸、姜末、黄酒拌匀，制成鱼丸。将鱼头略煎后，放入沙锅中，加冷水浸过鱼头，再把鱼丸放入沙锅中，加热，至鱼丸定型后，再调加盐和笋片，待鱼头煨至熟透即可。

功效：胖头鱼肉和鱼头益气保虚、健脑填髓，茯苓健脾安神，竹笋清利祛痰。三种材料配伍，共起健脑增智之功效。

只要这么吃，不怕考不好

夏季学生要升学考试，在此期间应多吃水果和蔬菜，多喝白开水，多摄取富含卵磷脂和DHA的食物。如大豆及豆制品、鱼类、蛋类、肝脏、瘦肉、奶制品、坚果等是很重要的健脑食物。

不要盲目大补。切记不要过食冷饮，最好的解暑办法是吃西瓜。可在午餐后适量吃块西瓜或其他水果，还可以喝绿豆汤、山楂水等。专家推荐考期2~3天食补：

早餐

一袋鲜奶／一杯豆浆／一杯鲜榨果汁／一小碗粥＋一个煮鸡蛋／茶鸡蛋＋两片白面包＋少许小菜

午餐

清蒸鱼＋青椒肉丝＋炒茄丝＋糖拌西红柿＋米饭

晚餐

海米冬瓜＋清蒸排骨＋红烧豆腐＋
酸辣土豆丝＋米饭／馒头

运动过后把消耗的全补回来

青少年喜欢运动，但不管进行何种
运动都应补充无机盐以消除疲劳。

长时间运动应补充适宜的糖类。因
为我们进行运动主要是靠糖类，所以长
时间的运动会导致糖原消耗过多，功能
不足，产生疲劳。

运动量较大的项目会使体内产生大量
的酸性代谢产物，使血液的pH值下降，
大脑及肌肉工作能力也下降，产生疲劳，
所以宜食用蔬菜、水果等碱性食物。

对于想肌肉发达、体魄健壮的健
美爱好者来说，平时多吃些高蛋白类食
物，有利于在进行力量训练时肌肉蛋白
质的合成，使肌纤维增粗，肌群发达，
会明显出现所谓的超量恢复，即肌肉蛋
白质含量超过运动前水平。

若想从事长跑运动，机体对铁的需
求量更大。因此，在膳食中应注意补充
含铁丰富的食物，如蛋黄、豆制品、蔬
菜等，这对于保证身体发育和创造最佳
成绩具有至关重要的作用。

不想戴眼镜就找营养物质来帮忙

现在青少年近视率不断增加，眼睛
近视可多多补充下列营养物质：

补益肝肾的食物：蛋类、桂圆、荔
枝、葡萄、核桃肉、桑葚、大枣等。

蛋白质：奶、蛋、香菇。

钙质与磷质：乳制品和豆制品等所
含的钙质易被人体吸收和利用。而乳、
蛋、鱼、肉、蔬菜、粗粮及紫菜、豆
类、核桃肉、南瓜子等食物的磷质含量
比较多。

锌与铬：近视眼患者普遍缺锌、
铬，黄豆、燕麦粉、杏仁、紫菜、海
带、奶粉、可可粉、茶叶等含锌量较
多；酵母、谷类、干酪等含铬量较多。

维生素类：维生素不能在体内合
成，必须依靠食物供应，乳类、蛋类、
鱼肝油等维生素的含量较高，新鲜水果
含有大量维生素C，豆类、花生等也有一
定含量的维生素。

但是，有一点需要注意，即得了
近视要少吃高糖食品，因为食糖过多，
会使血液中产生一定量的酸，酸与机体
内的盐类，特别是与钙中和，造成血钙
减少，影响眼球壁的坚韧性，使眼轴伸
长，会加深近视的度数。

Chapter 3

人到中年当大修

六种食物强壮中年人的身体

人到中年，机体便会开始走下坡路，生理由盛而衰。要消除和减轻这种危机则要关注养生保健的各个环节，除生活保健与运动锻炼外，饮食调理亦很重要，不但要做到饮食有节、营养均衡，还要重视食补环节。营养学家推荐中年时期需要适量补充的食物有下列几种：

1.坚果

坚果中的果实，如核桃仁、松子仁含有丰富的蛋白质及不饱和脂肪酸等，有益于增强体质及预防动脉粥样硬化，长期服食可延年益寿，中年人可将这些食品作为饭后茶点来吃。

2.藻类

紫菜、海带等藻类食物，含有藻胶酸、海带氨酸、钾、磷、钙、胡萝卜素和维生素B_1、B_2、维生素C、维生素P及多种氨基酸，具有软化血管，预防冠心病、脑动脉硬化、肿瘤和老年痴呆等作用。藻类食物中还含碘，可预防碘缺乏症，有利于能量代谢。

3.豆类

大豆含优质蛋白达40%以上，并且有多种人体必需的氨基酸，以精氨酸及赖氨酸居多，是人体合成蛋白质的重要原料。大豆含有丰富的维生素E和大豆皂苷，可防止氧化脂质生成，延缓衰老并降低血清胆固醇，防止动脉粥样硬化；大豆中的磷可补充脑的需要，铁、钙含量丰富，可防止贫血和骨质疏松。这些对中年人保持身体健康是十分必要的。一般而言，大豆及豆制品易于消化吸收，坚持每日适量进食有很大益处。

4.水果蔬菜

如大枣、刺梨、苹果、香蕉、猕猴

桃、柑橘、葡萄等水果含有丰富的维生素和有益微量元素，可增强机体免疫功能，改善物质代谢；又如冬瓜、黄瓜、南瓜、胡萝卜、番茄、大蒜、洋葱、油菜、芹菜、韭菜、扁豆、辣椒、生姜、芦笋、红薯等也含有丰富的维生素、纤维素，有利于消化吸收和防止便秘。

5.菌类

如香菇、蘑菇、木耳、银耳等含有多种氨基酸，能够提高机体抗病毒、抗血栓形成及防止动脉硬化和抗癌的能力，菌类食物还有助于增强消化功能，对消化不良、食欲不振者有所帮助。所以，经常买些菌类食物来吃，对中年人来说是必要的。

温馨提示

蜂蜜：每天早晨空腹喝一匙蜂蜜，能安五脏，止痛解毒，防治血管硬化，久服可延年益寿。

生姜：每天吃早饭时以数片生姜佐餐，能促进血液循环，帮助消化。

花生：花生含有人体所必需的多种氨基酸，经常食用能增强记忆，降低血压，延缓衰老。

红枣：红枣营养丰富，含有较多的糖、维生素和矿物质，有"天然维生素"之称。

6.鱼类

鱼肉中含有丰富的氨基酸，可促进人体蛋白质、酶、激素的合成，构成机体活动和调节的物质基础；鱼还含有磷、硒、钙等人体必需的矿物质，可延缓衰老，防止骨质疏松。

因此，中年人要注意多吃鱼，每周至少吃2～3餐鱼类及其他水产品（如虾、蟹）为好。

▶ 补充三大维生素，中年身体又逢春

人进入中年，机体开始衰退老化，这一阶段的养生保健对于延缓衰老、保持较高的生命质量十分重要，除了坚持运动锻炼、纠正不良习惯、保证平衡膳食之外，适当补充三大维生素也很有必要。

1.补充维生素C预防白内障

白内障是现阶段老人常见的眼部疾患，严重时可致完全失明，引发阅读障碍，影响日常生活。由于目前臭氧层破坏程度还在不断加剧，因此白内障的发病率正呈上升趋势。专家认为，白内障的形成是由于晶体的氧化所致，维生素C可抑制这种氧化作用，每日服用维生素C3片（每片100毫克）就可起到保护作用。除此之外，服用维生素C对于保护肝脏、预防胃癌还有积极作用。

2.补充维生素D预防骨质疏松

骨质疏松是中年人的常见疾病，特别是那些缺乏运动锻炼，终日限于办公室的职业女性更是多见。过去，许多人只是强调补钙对于预防骨质疏松的重要性，忽视维生素D的作用，结果钙吸收并不尽如人意。

3.补充维生素E抗衰老、防癌症

维生素E是一种优秀的抗氧化剂。它一是有助于延缓衰老，提高机体免疫力，帮助人体清除积累的氧自由基，使皮肤更细腻、更富有弹性；二是有助于推迟女性更年期的到来，改善性欲，提高夫妻生活质量；三是在预防癌症中发挥着重要作用，这主要是通过对抗氧自由基的致突变作用和完善机体免疫监控功能而实现的。另外，维生素E在防治心血管疾病、糖尿病等方面也功不可没。维生素E的补充量应为每日50～100毫克。

当然，服用三大维生素也并非多多益善，应根据具体情况具体对待。譬如饮食中新鲜蔬菜、水果丰富者，可不必加补维生素C；如室外体力劳动者经常晒太阳，可由皮肤转化形成丰富的维生素D，也就不必再额外补充了。另外，各种维生素尽管抗氧化补益作用好，也不宜高浓度超量服用，不然会影响健康。

"挑食"让中年易患疾病远离你

从人的生理特点来看，正常男子在40岁以后各器官及脏腑功能便逐渐衰退，出现所谓的肾衰现象；女子则是在35岁以后精力常感不济，头发逐渐焦枯，面容开始憔悴。这两个年龄阶段也是心脑血管病、糖尿病、癌症的高发期。在这个身体健康发生潜在衰退性变化的时期，中年人应有所警惕，注意平衡膳食，科学进补，以延缓、推迟这种变化的到来。

40岁以前，血气方刚，争强好胜，在事业上打拼，在社会上交际，饮食无度，昼夜颠倒使中年人的身体消耗巨大，潜藏着一些诱发疾病的危险因素。此时若不能调整心态，关注自己的生活、饮食状况，极易引起健康危机。从进补的角度来看，人到中年，需要在饮食上引起重视，切忌肥甘厚腻、暴饮暴食。这时应适当地控制体重，多吃植物性食品，针对自己的身体状况，挑选一些适合自己的食品，在全面补充营养素的同时，利用食品的偏性来调整机体的功能。

1.柿子预防心脏病

柿子含有大量纤维素、矿物质和石碳酸（一种抗氧化剂），这些都是防止动脉硬化的重要物质。柿子的纤维含量比苹果多一倍，石碳酸和钾、镁、钙、铁、锰等元素的含量均比苹果高出许多，只有铜、锌含量略低于苹果。因此，人到中年适当多吃点柿子，对预防心脏病大有裨益。

2.生吃番茄抗血栓

番茄抗血栓的作用显著，对于预防脑梗死和心肌梗死等疾病有很高的价值。每天晨起正值体内水分不足之际，血液容易凝结，这时正是吃番茄的好时机，为最大限度地发挥番茄的这一作用，以生吃最佳。

3.常喝骨汤延衰老

随着年龄的增长，人体骨髓内造血细胞的功能逐渐衰退，此时人们就需要从食物中摄取造血物质，来增强骨髓制造血细胞的能力。而富含造血物质的食物首推各种脊椎动物的骨头，只要持之以恒，常喝骨头汤，就可延缓人的衰老速度。

4.喝葡萄酒防治胃病

葡萄酒的杀菌能力相当强，可杀死引起胃病的螺旋杆菌。医学的解释是：葡萄酒在酿制过程中产生了一种被称为多酚的物质，正是这种物质起到了杀菌作用，给胃在无形之中增添了保护膜。

5.黑木耳防治尿道结石

尿道结石症患者，若能坚持每天吃黑木耳，会缓解疼痛感。这其中的奥妙在于：黑木耳中含发酵素与植物碱，可刺激腺体分泌，润滑管道，促进结石排出。

6.草莓医治失眠症

医治失眠的方法除了依赖药物外，多吃草莓也有医治失眠的神奇功效。这种功效主要得益于草莓所含丰富的钾、镁两种元素，钾有镇静功能，镁有安抚机体的作用，两者结合就可达到安眠的效果。

7.南瓜子防治前列腺疾病

前列腺肥大是50岁以上男性的一大苦恼。经常食用南瓜子可使前列腺肥大第二期症状恢复到初期，并且明显改善第三期病情。因为南瓜子中的活性成分可消除前列腺初期的肿胀，同时还有预防前列腺癌的作用。

8.鱼肉预防糖尿病

鱼肉之中含丰富的$\Omega-3$脂肪酸，可增强人体对糖的分解、利用能力，维持糖代谢的正常状态，鳗鱼、墨鱼、金枪鱼等皆为预防糖尿病的佳品。

节制饮食就不怕中年肥胖了

肥胖病可能有遗传因素、内分泌因素等，而大多数为单纯性肥胖，即因为进食的热能长期超过机体的需要，储存过剩脂肪，形成超重，进而导致肥胖。

美国奥克亚医科大学的研究人员调查发现，90%以上的胆结石患者都是较为肥胖的中年妇女，并且都有吃甜食的嗜好。研究人员认为，过量的糖会增进胰岛素的分泌，加速胆固醇积累，造成胆汁内胆固醇、胆汁酸和卵磷脂三者比例严重失调。过量的糖还能自行转化为脂肪，影响食欲，妨碍维生素、矿物质和其他营养成分的摄入，导致人体肥胖。

防止中年肥胖的最好方法是饮食有节制，适当控制进食量，减少主粮和糖类食品的摄入。尤其对一些脂肪含量过多的高热量食物，如花生、核桃、芝麻以及各种动物油、奶油、油炸食品和油酥点心等，食用时，一定要加以节制。中年妇女要少吃甜食，以防止胆结石的发生。同时食糖过量，还可促发乳腺癌，促使细胞衰老，并可过多地消耗体内的钙，造成骨骼脱钙，导致骨质疏松和易发生骨折。因此，人到中年不宜多吃甜食。

防止中年肥胖，还要忌过多食用油脂及含胆固醇高的食物。否则，可引起血脂升高，冠状动脉发生血栓的机会也多。肥胖者往往食欲亢进，贪食高热量食物，而这些食物又容易助湿生痰，可使人全身疲乏无力，加之身体肥胖又限制了体力活动，使热量消耗减少，这样就形成了恶性循环。

▶ 中年防脑衰老，就得吃对了

脑神经细胞、神经胶质的发育、更新及正常功能的维持，均需要足够的营养物质。而其所需的营养物质，人体很少能通过体内其他物质合成，只能通过饮食来供给。

老年人大脑的衰退，主要表现为智力减退、记忆力下降、思维紊乱和反应迟钝等。通过饮食调整可以推迟大脑衰老的进程。饮食调整的关键是营养素的摄入要平衡，要多吃新鲜蔬菜、水果，多吃植物性蛋白、含钙食品，适量补充维生素E，少吃肉、糖等。下列营养素都具有健脑作用，而且都可以通过饮食得到补充。

1.维生素C

维生素C在促进脑细胞结构的坚固、防止脑细胞结构松弛与紧缩方面起着相当大的作用，并能防止输送养料的神经细管堵塞、变细、弛缓。摄取足量的维生素C能使神经细管通透性好转，使大脑及时、顺利地得到营养补充，从而提高智力。猕猴桃、鲜枣、草莓、金橘、辣椒、青蒜、小白菜、菠菜等食物含维生素C较丰富。

2.钙

钙可抑制脑神经的异常兴奋，保持

脑的正常状态。摄入充足的钙还能减轻精神疲劳。海带、芝麻、牛奶及其制品、大豆及其制品、金针菜、野菜、茶叶、大黄鱼、鱼松、虾等食物含钙丰富。

3.蛋白质

蛋白质是脑细胞的主要成分之一，约占脑重量的35%，仅次于脂质。蛋白质在脑神经的兴奋与抑制方面起着重要作用。蛋白质中的氨基酸被脑使用3小时就要更新，所以要经常从饮食中摄取蛋白质。优质蛋白质食品有鱼、禽、蛋、大豆、花生、核桃、芝麻等。

4.B族维生素

B族维生素在脑内帮助蛋白质代谢。

维生素B$_1$可防酸性体质，保障脑的正常功能，防精神疲劳和倦怠，防多发性神经炎和急性出血脑灰质炎；维生素B$_2$是增强脑记忆功能不可缺少的物质。小米、玉米、大豆等谷类、豆类食物和黄色蔬菜、水果中B族维生素含量较丰富。

5.维生素E

维生素E是强抗氧化剂，维生素E供应不足会引起各种智能障碍或情绪障碍。小麦胚芽、棉籽油、大豆油、芝麻油、玉米油、豌豆、红薯、禽蛋、黄油等含维生素E较丰富。

Chapter 4

最美不过夕阳红

老年人补养身体到底应该补什么

目前，市场上涌现出令人眼花缭乱的营养品、保健品，老年人是其重点推销对象。其实，大多数保健品的有效成分均可从普通食物中得到一定的补充，而且各种保健品均有一定的适用范围，并非适合所有的老年人。

那么，老年人需要补充哪些营养呢？

首先，老年人处在一个衰老的时期，体内蛋白质以分解代谢占据优势，合成代谢逐渐减慢，因此老年人的血液中氨基酸浓度降低，血红蛋白合成减少，出现贫血症状，因此应特别注意优质蛋白质和铁质的供给。但补充蛋白质时应注意适量，一般每日摄入60～80克

就可以了，同时摄入优质蛋白质的量应占总量的50%左右。优质蛋白质大多存在于瘦肉、禽蛋、奶制品和豆制品中。

其次，老年人体内的过氧化代谢增多，成为许多疾病发生的基础。因此，应多摄入饮食中的抗氧化剂，如维生素A、维生素C、维生素E以及硒、锌等以增强老年人抗衰老、抗疾病和免疫功能。维生素E广泛分布于动植物组织中，特别好的来源是麦胚油、花生油及芝麻油，此外在绿叶植物、肉、蛋、奶中也较丰富。维生素C则广泛存在于蔬菜和水果中，硒元素在海产的鱼类、中药的黄芪中含量甚高。

最后，老年人因缺钙引起骨质疏松，常出现骨折的现象，给生活带来极大的不便，所以饮食中应增加钙和维生素D的量以保证骨骼的强健。多数医学

家建议老年人每日喝1～2袋奶（最好是脱脂奶），同时食豆制品、蔬菜、水果，以获得每日必需的1000～1500毫克钙，而且老年人应保证每日1小时的户外活动，因为阳光是维生素D产生的最好来源。

最简单的植物、动物类食物是最佳的长寿食品

人人都想长寿，所以古代人就开始研究长寿秘方。可以说我国医学典籍在这方面的知识和方药是非常丰富的。所谓的长寿食品，其作用、机制以及实际效果尚有待于全面的科学验证，但它们都是含有丰富营养素的有益健康的食品，这是确定无疑的。现挑些精华介绍如下：

1.有益老年健康的植物类食物

常见的有枸杞子、黑豆、菱角、大枣、猕猴桃、胡麻仁、胡桃、葡萄、莲子等。古代医药书中还记载着很多植物类食物具有延年益寿的功效，如芡实、高粱米、山药、刺五加、龙眼、桑葚、柏子仁等。一般说来，古代中医和民间所认为的长寿植物类食物都具有补气益血、调补内脏的功效。从现代药理研究来说，这类食物大都具有降低血糖、降低血脂、降低血压以及保护心血管、

增强免疫功能、调节内分泌和抗肿瘤等作用。

2.有益老年健康的动物类食物

常见的有蜂蜜、蜂乳、花粉、龟、鳖等。古今中外还有很多医术和民间流传着某些动物类食品也具有一定的延年益寿的功效，如鹿茸、母乳、酸牛奶、马奶酒、蚂蚁、牡蛎等。一般来说，中医和民间所认为的长寿动物类食品都具有益肾填精、补养气血的功效。从现代医学研究来说，大都具有增强抗病能力、强壮机体、降低血糖、调节内分泌、促进细胞再生以及抗肿瘤等功效。当然，其中有很多食物的抗衰老作用尚未被现代医学研究证实。

软烂精细食物并不适合老年人

老年人常因牙齿不好或消化功能减退，而以精细食物为上选，认为这样有利于消化。殊不知，老年人并不宜吃软烂精细的食物。吃软烂的食物，可导致老年人营养缺乏。这是因为软烂的食物不需在口腔内反复咀嚼即可咽下，唾液酶分泌减少，不利于食物的消化吸收。

老人也不宜吃精细的食物。精细的食物在加工过程中，所含的各种营养素如蛋白质、维生素、矿物质和纤维素等

都受到不同程度的破坏，而这些营养恰恰都是人体最需要的。老年人倘若常吃这些精细食物，更会导致营养素的缺乏。

所以，老人除了吃米饭、馒头、发面饼外，还要吃新鲜的蔬菜和水果。另外，牛奶和豆制品、鱼及适量的肉也不可缺少。

老人饮食遵照"3+3"原则

零食可不是小朋友或年轻人的专利，老年人适当地吃些零食，对热量的补充和营养平衡是很有好处的。专家建议，老年人每天除了三顿正餐外，还要有三顿加餐，一些小零食作为加餐最合适不过了。

老年人吃零食要吃得科学，65岁以上老人早餐后2～3小时，约上午10时吃一次零食，除此之外，还可以选择维生素含量高的苹果、香蕉、橘子、猕猴桃、西瓜等新鲜水果。

午饭后休息一会儿，等到下午3点左右吃点种子类的零食是不错的选择，如葵花子、花生、核桃仁、松子等。不过，种子类的零食虽然能够提供丰富的蛋白质、脂肪及多种微量元素，但唯一的缺点就是热量太高，因此不宜吃得过多。瓜子、花生、松子限制在10粒左右，核桃仁2个就足够了。

年轻人保持身材不主张睡前进食，但老年人在睡前吃少量零食对身体有益，一小杯125毫升的酸奶加2片饼干，不仅能帮助老人更快入眠，还有补钙、预防胆结石的功效。

人过中年以后的进食方式就应该像羊吃草那样，饿了就吃点，每次吃不多，胃肠总保持不饥不饱的状态。每天饮食遵照"3+3"原则，做到三顿正餐和三顿加餐，营养就能均衡了。

专家特别提醒，对于肥胖或有糖尿病的老年人来说，含糖量较高的各种糖类和巧克力，最好还是敬而远之。

老年人一日四餐，吃得饱又吃得好

老人的消化功能日益减退，难以消化吸收所吃的全部食物，如果每顿吃得比较多，容易引起消化不良，增加心肾的负担。但如果吃得过少，每日摄入的营养很可能不足，难以满足机体的正常消耗，容易出现饥饿、头晕、乏力、胃痛等不适症状。专家建议，老人一日四餐比较好。

那么，怎样安排四顿饭的时间呢？

1.早餐和午餐的间隔时间比较短，午餐和晚餐的间隔时间比较长。这种情况下可以把晚餐提前，再加一点夜宵。

比如8点用早餐，12点用午餐，下午4点用晚餐，晚上8点再加一点夜宵。

2.老年人一般习惯早睡早起，所以可以把早餐提前，每隔四五个小时进一次餐。比如7点用早餐，11点用午餐，下午3点和7点再用两次餐。

3.如果晚餐吃得较晚，可以加一次下午茶。比如7点半用早餐，11点半用午餐，晚餐选在晚上6点半或7点，那就可以在下午3点左右加一次下午茶。

总之，老年人可以根据自己的作息时间和消化情况，采取每顿少吃点，但多加一餐的方法调整饮食，这样就能既吃得饱，又吃得好了。

Part 6

特别的食补养生方案
给特别的你

Chapter 1

常见体质的养生法

▶ 血虚体质养生法

血对身体有营养和滋润的作用，如果营养摄取不足就会造成身体气血虚弱，形成血虚体质。血虚体质的特点是面色苍白无华或萎黄，肌肤干燥，唇色、指甲颜色淡白，头晕眼花，心悸失眠，多梦，肢端发麻，舌质淡，脉细无力。女性还伴随有月经颜色淡且量少的特点。血虚体质的人养生应当补血养血，因心主血脉，肝藏血，脾统血，故心、肝、脾皆当补之。

血虚体质的人应当注意起居调摄，要谨防久视伤血，不可劳心过度。在饮食调养方面，可常食补血养血的食物，如桑葚、桂圆、何首乌、黄精、熟地、黑木耳、菠菜、胡萝卜、牛肝、乌鸡、

甲鱼、海参等食物。常用的补血中药有当归、熟地、川芎、白芍、阿胶等。用这些中药和补血的食物一起做成可口的药膳，如当归羊肉汤、十全排骨汤等，均有很好的养血效果。补血的菜肴还有很多，例如，凉拌菠菜含有较多对补血有益的铁质，牛奶含有对补血有益的钙质，动物肝脏的铁质含量也很多，对于女性补血是很有帮助的。血是女性健康的根本，如果你本身就属于血虚体质，那就更要注意饮食的调理。

▶ 气虚体质养生法

气虚体质的特点是形体消瘦或偏胖，体倦乏力，少气懒言，语声低怯，面色苍白，常自汗出，动则尤甚，心悸食少，舌淡胖苔白，脉虚弱，女子白带清稀。气虚体质的人养生应该补气养

气，因肺主一身之气，肾藏元气，脾为"气血生化之源"，故脾、肺、肾皆当补之。

气虚体质的人应该注重饮食调养，宜吃甘温补气的食物，粳米、糯米、小米等谷物都有养胃气的功效。山药、莲子、大枣、黄豆、薏仁、胡萝卜、香菇、鸡肉、牛肉等食物也有补气、健脾胃的功效。具有补气功能的中药有人参、党参、黄芪、白术、白扁豆等，用这些中药和具有补气功能的食物做成药膳，如党参黄芪鸡，常吃可以促使身体正气的生长。

中年女性是较为常见的出现气虚症状的人群，平时多喝一些山药粥、鱼汤等补气的食物，注意摄入各种优质蛋白，对补气都大有好处。气虚往往和血虚同时出现，因此在注重补血的时候，更要注意自己是否为气虚体质，气血同补。

阴虚体质养生法

阴虚体质是由先天禀赋不足，后天调养不当，久病不愈所致，多见于形体较瘦的人。表现症状为：身体消瘦，脸色暗淡无光或潮红，有时会有烘热感；口舌容易干燥、口渴时喜欢喝冷饮、四肢怕热、易烦易怒、容易失眠、大便偏干、小便短少、舌红少苔、脉象细数。

阴虚体质的进补关键在于补阴，阴虚体质的人要遵循滋阴清热、滋养肝肾的养生原则。五脏之中肝藏血，肾藏精，同居下焦，所以，以滋养肝肾二脏为要。此体质的人性情较急躁，常常心烦易怒，这是阴虚火旺、火扰神明之故，故应遵循《黄帝内经》中"恬淡虚无"、"精神内守"之养神大法。此种人形体多瘦小，而瘦人多火，常手足心热，口咽干燥，畏热喜凉，冬寒易过，夏热难受，故在炎热的夏季应注意避暑。

在饮食调养方面应滋阴潜阳，宜清淡，少吃肥腻厚味、燥烈之品。阴虚体质的人宜食味甘、性凉寒平的食物，如麦苗、醋、绿豆、豌豆、菠菜、竹笋、空心菜、冬瓜、莲藕、百合、丝瓜、番茄、胡瓜、苦瓜、紫菜、梨、柚子、西瓜、白萝卜、椰子、豆腐、豆浆、大白菜、茭白等。忌食大蒜、辣椒、胡椒、咖啡、榴莲、荔枝、龙眼、樱桃、核桃、红豆、韭菜、大蒜、生姜等。

阳虚体质养生法

阳虚体质的生理特征是阳气偏衰、机能减退、热量不足、抗寒能力弱。阳虚体质的人大多由于先天禀赋不足或后天调养不当所致，较常见于体形白胖者。表现症状为：脸色淡白无光，口淡不渴，体寒喜暖，四肢欠温，不耐寒冷，精神不振，懒言，大便溏泻，小便清长或短少，舌淡胖嫩苔浅，脉象沉细无力。

阳虚体质的进补关键在于补阳，阳虚体质的人要遵循温补脾肾以祛寒的养生原则。五脏之中，肾为一身的阳气之根本，脾为阳气生化之源，故当着重补之。中医认为，阳虚是气虚的进一步发展，故而阳气不足者常表现出情绪不佳，易于悲哀，故必须加强精神调养，要善于调节自己的情感，消除不良情绪的影响。此种体质多形寒肢冷，喜暖怕凉，不耐秋冬，故阳虚体质者尤应重环境调摄，提高人体抵抗力。

在饮食调养方面，多食有养阳作用的食品，如羊肉、狗肉、鹿肉，根据春夏养阳的法则，夏日三伏，每伏可食羊肉附子汤一次，配合天地阳旺之时，以壮人体之阳。阳虚体质的人宜食味辛、性温热平之食物，如薏苡仁、大蒜、葱、莲藕、甘薯、红豆、豌豆、黑豆、山药、南瓜、韭菜等，忌食空心菜、大白菜、菠菜、茼蒿、茭白、白萝卜、百合、冬瓜、苦瓜、茄子、绿豆、绿豆芽等。

▶ 痰湿体质养生法

痰湿体质是指水分代谢功能减退、痰湿停滞在体内的生理特征。痰多由脏腑功能失调所引起，以形体肥胖的人最为常见。表现症状为喜好甜食，精神疲倦，嗜睡，头脑昏沉，身体常觉千斤重，睡觉易打鼾，代谢功能不佳等。这种体质的人如果运动少，很容易出现关节酸痛、肠胃不适、高血压、糖尿病、痛风等病症。

痰湿体质的人应当注意环境调摄，不宜居住在潮湿的环境里；在阴雨季节，要注意湿邪的侵袭。饮食调理方面少食肥甘厚味，酒类也不宜多饮，且勿过饱。多吃些蔬菜、水果，尤其是一些具有健脾利湿、化痰祛痰作用的食物，如荸荠、紫菜、海蜇、枇杷、白果、大枣、扁豆、红小豆、蚕豆等。

痰湿体质的人宜食味淡、性温平的食物，如薏苡仁、茼蒿、洋葱、白萝卜、香菜、生姜等，忌食豌豆、南瓜等。

▶ 淤血体质养生法

淤血体质的主要症候是血行迟缓不畅，多半是因为情志长期抑郁，或久居寒冷地区，以及脏腑功能失调所致，以身体较瘦的人为主。表现症状为头发易脱落，肤色暗沉，唇色暗紫，舌呈紫色或有淤斑，眼眶黯黑，脉象细弱。此种体质的人，有些明明未到老年就已出现老人斑，有些则常有身体某部位感到疼痛的困扰，如女性生理期时容易痛经，此种疼痛症在夜晚会更加严重。

淤血体质的人要多运动锻炼，多做有益于心脏血脉的活动，如太极拳、八段锦、长寿功、内养操、保健按摩术等，以全身各部都能活动、助气血运行为原则。淤血体质在精神调养上，要培养乐观的情绪。精神愉快则气血和畅，营卫流通，有利血淤体质的改善。反之，苦闷、忧郁则可加重淤血倾向。在饮食调理方面，可常食桃仁、油菜、慈姑、黑大豆等具有活血祛淤作用的食物，酒可少量常饮，醋可多吃。淤血体质的人宜食味辛甘、性温平的食物，如黑豆、油菜、莲藕等。忌食过度寒凉的食物，如任何冰品、西瓜、冬瓜、丝瓜、大白菜等，都不适宜食用。

阳盛体质养生法

阳盛体质的特点是形体壮实，面赤烦躁，声高气粗，喜凉怕热，口渴喜冷饮，小便短赤，大便熏臭等。若病则易从热化，而见高热，脉洪数有力，大渴、喜冷饮等症。

阳盛体质的人好动易发怒，故平日要加强道德修养和意志锻炼，培养良好的性格，用意识控制自己。遇到可怒之事，用理性克服情感上的冲动。在饮食调理方面，多用滋阴降火、清淡之品，忌辛辣燥烈食物，对于牛肉、狗肉、鹿肉等温阳食物宜少食用，多食水果、蔬菜。酒性辛热上行，阳盛之人切勿酗酒。女性阳盛体质的人较少，但是如果你发现自己有这方面的体质特点，就要注意调养。

气郁体质养生法

气郁体质的特点是形体消瘦或偏胖，面色萎黄，平素性情急躁易怒，易于激动，或忧郁寡欢，胸闷不舒，喜叹息，舌淡红，苔白，脉弦。若病则胸胁胀痛或窜痛；或乳房小腹胀痛，月经不调，痛经；或胃脘胀痛，吐酸水，呃逆嗳气；或腹痛肠鸣，大便泄利不爽；或气上冲逆，头痛眩晕。气郁体质的人性格内向，神情常处于抑郁状态，根据《内经》"喜胜忧"的原则，应主动寻求快乐。在饮食调理方面可少量饮酒，以通利血脉，提高情绪。多食一些能行气的食物，如佛手、橙子、荞麦、韭菜、大蒜、高粱、豌豆等，以及一些活气的食物，如桃仁、油菜、黑大豆等，醋也可多吃一些，山楂粥、花生粥也颇为相宜。

Chapter 2

男人气须浩，健康食补要牢记

▶ 吃好喝好，亚健康全没了

在庞大的亚健康队伍中，男性绝对是主力军。除了不爱运动，漠视身体的男人通病之外，管不住嘴巴也让本该强健的身体遭受着营养失衡的威胁。调查显示，30~45岁的男性中有高达65%的人营养失衡，其中30%情况严重。许多中年人都经历过情绪低落、容易疲劳、不愿运动、失眠、头痛、注意力不集中等亚健康状态，长此以往，各种各样的疾病就会悄然袭来。其实，只要平时注意饮食，吃好喝好，就可以让中年男人远离亚健康状态。

提高免疫力的必需——维生素A。研究发现，维生素A具有提高免疫力和抗癌的作用，而且对保护视力大有益处。富含维生素A的食物有动物肝脏、海鱼、杏和甜瓜。最好每天从膳食中补充维生素A，不需要额外补充片剂。因为补充过量容易中毒，过犹不及。

减压必备——镁。研究表明，镁摄入量正常可以减少心脏病，降低血压。另外，镁还可以增强生殖能力，提高精液中精子的活力。可以从一顿包括两碗麦片粥加脱脂牛奶和一个香蕉的早餐中得到每日镁需要量的2/3。烤白薯、豆类、坚果、燕麦饼、花生酱、全麦粉、绿叶蔬菜和海产品也都含有丰富的镁。

爱护心脏——维生素C。维生素C可增强免疫力，减少心脏病和中风的风险，防止白内障发生，加速伤口愈合，缓解气喘，对治疗不育症也有一定的功效。每人每天维生素C的摄入量在30毫克左右就好，吸烟的男人更应注意加量补充，但补充再多也不要超过35克。维生素C供应充足可以推迟衰老。猕猴桃、橙子、柠檬、柚子都是维生素C的好来源。

成就雄性之美——锌。男人体内有足够的锌才能保证性功能和生殖能力健康正常，医生们常用锌来治疗阳痿。锌还能加速人体伤口的愈合，在抵抗疾病方面也有明显的功效。一块110克重的瘦牛肉可提供日需要量的一半，其他含锌丰富的食物有火鸡、海产品、麦片和豆类等。

肠道健康的保证——纤维素。高纤维素含量的饮食可减少结肠癌的发病率（结肠癌在男性易患的癌症中位居第三），还可以控制糖尿病人的血糖指数，甚至能帮助你减肥。含纤维素较多的食物有全麦面包、海带、粳米、草莓、梨以及各种茎部可食用的蔬菜，如花椰菜和胡萝卜等。

▶ 男人，你要吃好，才会更健康

商务餐——烤涮生猛海鲜成为一种饮食时尚，三文鱼刺身、鲈鱼、海鲜等成为招待客户、朋友的佳肴。但是，由于这些食物中存在寄生虫和细菌的概率较高，加

之人们过于追求味道的鲜美，烹调不够充分。所以，当人们美美地品尝那些生猛海鲜时，殊不知已经病从口入。

长期在办公室做文字工作或经常操作电脑的人容易视力下降，维生素A可预防此症。每星期吃3根胡萝卜，就可保持体内维生素A的正常含量。整天待在办公室日晒的机会少，易缺乏维生素D而患骨质疏松症，需多吃海鱼、鸡肝等富含维生素D的食物。

饮酒有利有弊，每天饮用20～30毫升红葡萄酒，可以将心脏病的发病率降低75%，而饮啤酒过量将加速心肌衰老，使血液内含铅量增加。钙具有安定情绪的作用，能防止攻击性和破坏性行为的发生。脾气暴躁者应该借助牛奶、酸奶、奶酪等乳制品以及鱼干、骨头汤等含钙食物以平和心态。

当遇到巨大的心理压力时，人体所消耗的维生素C就会明显增加。因此，精神紧张的人可每天吃3～5枚鲜枣以储备足够的维生素，应付紧张的工作环境。

疲劳的时候不宜多吃鸡、鱼、肉、蛋等。因为疲劳时人体内酸性物质积聚，而肉类食物属于酸性，会加重疲劳感。相反，新鲜蔬菜、水产品等碱性食物能使身体迅速恢复。

如果有吸烟的习惯，每天应多吃胡萝卜、柿子椒、青葱、菠菜和橙黄色的水果等，或者早饭补充点维生素A、维生

素C和无机盐，这样有利于减少患心血管病、肺癌和呼吸器官疾病的危险。

房事过度食帮忙

房事劳伤是指因房事过度而引起的全身性虚损疾病，表现为周身无力，精神不振，头晕，食欲减退，整日昏昏沉沉的，此时应该及时加以节制，并适当进补调养。

食补方：

1.大葱炖猪蹄：有壮阳益肾的功效

猪蹄2个，大葱150克，分别清洗干净，一起置锅内，放入适量食盐和水用旺火煮沸。沸时加入料酒、酱油、味精等调味，再用小火炖烂即可。

2.胡椒陈皮炖羊肾：有温阳补肾的功效

选取羊肾2个，清洗干净，切成薄片。羊脂120克，洗净后切片。胡椒6克，陈皮3克，葱、盐、姜适量。将胡椒、陈皮与羊肾、羊脂放入锅内同煮，将熟时用湿淀粉勾芡即成。

3.杜仲甲鱼汤：有滋阴补肾、固肾益精的功效

甲鱼1只，猪脊髓200克，杜仲15克，补骨髓6克，将以上四味药物加生姜、葱、胡椒粉各适量，炖熟，吃肉喝汤。

蜜月新郎以食补气

新婚燕尔，欢度蜜月之时，每个新郎都想气足、精满，恩爱缠绵，过一个名副其实的蜜月。那么，新郎该如何进补才能养精蓄锐，好好表现呢？答案是以食补气。

人的中气、肾气充足，全靠饮食来提供足够的能量。多吃一些富含高蛋白的食品，如鱼、肉、蛋可以弥补人体气的消耗。绿色蔬菜、动物肝、植物油、青豆等食物富含维生素，都有补气的作用。羊肉、鹿肉、虾、麻雀肉、胡桃肉等都有补益肾气的作用。

在饮食方面，可经常食用以下食物：

1.韭菜炒虾：虾肉50克，待锅中油烧热后，与韭菜250克同炒熟，加盐等调味食用。

2.羊肉麻雀蛋汤：麻雀蛋2个，羊肉250克，加盐等调味，煮汤食用。

3.麻雀粳米粥：麻雀3～5只，粳米100克，以常法煮粥，加盐等调料调味，空腹食用。

吃对食物，降低香烟危害

香烟的危害众所周知，它含有的尼古丁、焦油等毒素会引起呼气道表面上

皮组织脱落，导致呼吸道表面缺乏免疫屏障，引发各种疾病。

可是明知它有这么大的危害还是有人戒不掉，既然如此，只有找食物来维护烟民们的健康了。

菠菜、豌豆、红薯、胡萝卜、青椒等，对于不宜过食肉类的吸烟者来说，是补充维生素A的最佳选择。杏仁、葵花子、全谷类食物富含维生素E，而海藻及虾类等富含硒，是吸烟者防病抗病的极佳食物。

吸烟者宜多喝茶，以防止胆固醇在血管壁上沉积，同时茶能利尿、解毒，可使烟中的一些有毒物质随尿液排出，减少其在体内停留的时间。

经常被动吸烟的人们平时应注意多吃水果和蔬菜，以摄取足够的维生素C来保护自己。下面我们来介绍一道可以阻碍人体吸收尼古丁的汤品——裙带菜豆腐汤。

裙带菜50克，豆腐250克，姜片、葱段、蒜片、盐、鸡精各适量。裙带菜切段，豆腐切块，锅中放油烧热，加入豆腐块略炒，加清水、裙带菜段及姜片、葱段、蒜片，大火烧开，改小火炖约30分钟至熟，加鸡精和盐调味即可。

七种败"性"食物可别多吃

精神状况、疾病、药物等均可影响性欲，但有一些食物由于其本身性、味方面的原因，倘若多食，也会使人的性欲下降。

1.莲子心

莲子虽然具有治脾久泻、梦遗滑精等功效，但莲子心具有清心降欲的作用，所以不能多食用莲子心。

2.冬瓜

又名枕瓜，含纤维素、尼古酸等。其味甘、性凉，能降欲火、清心热。《本草经疏》说："冬瓜内禀阴土气，外受霜露之侵，故其味甘，气微寒而性冷。"

3.菱角

又名水菱、沙角。其味甘、性寒，有养神强志之效，可平息男女之欲火。《食疗本草》指出："凡水中之果，此物最发冷气，人冷藏，损阳，令玉茎消衰。"

4.芥蓝

它含纤维素、糖类等。其味甘、性辛，除有利水化痰、解毒祛风作用外；

还有耗人真气的副作用。久食芥蓝，可抑制性激素的分泌。《本草求原》说它"甘辛、冷，耗气损血"。

5.竹笋

系寒涩之品，且含有大量草酸，会影响人体对钙和锌的吸收和利用，若笋吃得过多，会导致机体缺钙、缺锌，特别是缺锌，对性欲的影响极为显著。

6.酒精

酒对性功能危害极大。长期大量酗酒者，会抑制雄性激素的代谢，使睾丸酮生成减少。男性表现为性欲减退、阳痿、射精障碍、睾丸萎缩、乳房女性化；女性则表现为性兴奋困难，性高潮次数、强度显著减少，甚至性高潮丧失，还可引起内分泌紊乱，导致月经不调，过早闭经、绝经，乳房、外阴等性腺及器官萎缩，阴道分泌物减少，性交疼痛，对性生活淡漠，失去性趣。

7.烟

男子过多吸烟，可造成阴茎血液循环不良，影响阴茎勃起，严重的可导致阳痿。女子多吸烟，不仅会使卵子受损害而畸变，易发生宫外孕等异位妊娠，还会使女性激素分泌异常，而引起月经异常、无月经、性欲低下。

温馨提示

老年男性不要随便补充雄性激素，因为对于正常的男性来说，人为地补充雄性激素并不会增强性欲和提高性交能力，并且长时间食用，还会使睾丸逐渐萎缩，精子生成减少或者消失。

Chapter 3

不同工作人群的营养策略

▶ 体力劳动者

体力劳动者的特点是消耗能量多，需氧量高，体内物质代谢旺盛，代谢率高。体力劳动者应多吃一些热量高的食物，适当增加蛋白质和脂肪的摄入，吃一些动物性食物，如肉、蛋等。

1.主食

多吃一些热量高的食物，如大米、小米、玉米面等。这些食物都能满足热量的供给，另外还要加大饭量来获得较高的热量。主食可以粗细粮搭配，做出不同的花样，以增进食欲，满足机体对热量的需要。

2.副食

多吃些富含蛋白质的食物对体力劳动者来说是十分重要的。蛋白质除了能满足人体需要外，还能增强人体对各种毒物的抵抗力，每天多吃些豆制品，再适当吃些肉类、鱼类、牛奶、豆浆等，大体可满足人体的需要。供给充足的维生素和无机盐不仅能满足人体的需要，还可以保证某些特殊工种的劳动者的身体免受危害。应该多吃些新鲜蔬菜和水果以及咸蛋等，以补充维生素C、B族维生素以及氯和钠。在膳食中要增加新鲜蔬菜和水果，同时供给低钙、正常磷的膳食，以减少铅在体内的蓄积。

▶ 每天面对电脑的IT族

对于操作电脑的人来说，除了正常的饮食习惯和食物摄入外，更要增加各类营养物质的摄取。

这里为IT族开一剂营养良方，让你

在轻松的工作中和饮食中，获得更多的营养。

1.维生素A

维生素A和视力有着直接的关系，是和视网膜相关的营养素。近距离、长时间地看电视、电脑屏幕，会消耗大量的维生素A。

食物推荐：动物肝脏、河鳗、胡萝卜、甘薯（红）、芒果、蛋、鱼肝油等。

2.B族维生素

B族维生素，尤其是其中的维生素B_1、维生素B_2、维生素B_{12}与视神经的健康和保护角膜有关系。电脑族由于工作压力大，饮食中的B族维生素摄取不足，缺乏的情况很普遍。

食物推荐：主食尽可能吃糙米、胚芽米、全麦面包等全谷类食物，多吃动物肝脏、酵母、醋、豆类、牛奶、瘦肉、绿叶蔬菜等。

3.抗自由基物质

自由基会对眼球和视网膜造成伤害，电离产生的电磁波会使体内产生自由基。有助于消除自由基的营养素，如维生素C、维生素E、维生素B_2及矿物质中的硒，对于护眼和防止电磁波辐射是非常重要的。

食物推荐：于蔬菜、橘子、芒果、木瓜等富含维生素C，全谷类、植物油、绿叶蔬菜、甘薯、豆制品、蛋类食物中富含维生素E，海产类食物中硒的含量较高。

4.有益视力的矿物质

电脑族们还应注意充分摄取钙、锌等，以防止眼球的弹性近视。

食物推荐：乳品是最好的钙质来源，锌则存在于海产品、肝脏、蛋黄、乳品等食物中。

5.有害的食物

汽水、可乐、酒、零食、垃圾食物及过度精致加工食物、西式快餐等是电脑族们经常吃的东西。其实，这些食物对人体而言，就是一种无形的压力，它们会增加以上所说的营养素的消耗，因此不宜常吃。

白领

每个白领都希望自己有充沛的精力和健康的身体，但要实现这一美好愿望，有个不可忽视的重要因素便是一日三餐的科学饮食。那么，怎样才能做到科学饮食呢？这就牵涉到饮食的合理安排和饮食营养方面需要注意的一些问题。

1.早餐

一日之计在于晨。早餐的重要性在于唤醒大脑活力，令你精力充沛地开始迎接一天的紧张生活。

餐单示例：

鲜牛奶1杯+全麦面包1片+火腿炒

蛋（1根火腿和1个鸡蛋）+炝拌黄瓜（1根）。

红豆粥（1小碗）+西芹豆干（100克）。

营养点评：

（1）粗杂粮含丰富B族维生素，具有保障脑部供血的作用；大豆、蛋黄内含有磷脂，有益于智力发展；红豆中的赖氨酸和B族维生素含量，在各种豆类中名列首位。

（2）蔬菜中的维生素能加强脑细胞蛋白质的功能，如西芹所含的挥发油能刺激人的整个神经系统，促进脑细胞兴奋，激发人的灵感和创新意识。

（3）脂肪则是构成人体细胞的基本成分，如果脂肪不足，会引起人脑退化，所以，早餐中不妨加些肉类食物。

（4）奶类含有丰富的钙、磷、铁、维生素A、维生素D、B族维生素等，是传统的健脑食品，可维护大脑的正常机能。

2.午餐

中午12点，白领们开始苦思，今天吃什么？

通常上午是脑力劳动高度集中的时段，思维活动过程加强，细胞内物质及神经递质消耗增多，新陈代谢也加快，大脑对各种营养素的需求量增大。因此，午餐应增加优质蛋白质、不饱和脂肪酸、磷脂、维生素A、B族维生素、维生素C及铁等营养素的供给量。

餐单示例：

焖大虾（100克）+香菇菜心（50克）+紫菜豆腐汤（1小碗）+米饭（1小碗）。

胡萝卜炖牛肉（100克）+清炒豌豆苗（50克）+麻酱花卷（1~2个）。

营养点评：

（1）牛肉、豆腐都是含蛋白质丰富的食品，海虾含有丰富的脂肪酸，可为大脑提供能量，使人长时间保持精力集中。

（2）胡萝卜能加速大脑的新陈代谢，具有增强记忆力的作用。

（3）紫菜含碘丰富，能缓解紧张心理，改善精神状态。

（4）菌菇类食物能清除体内垃圾，保证大脑供氧充足。

3.晚餐

忙碌了一天，相信你已没有力气亲自做晚餐了。各式各样的餐厅，哪儿才是理想的选择呢？其实，只要掌握在外饮食的技巧，不管在哪儿，你都能吃饱、吃好。

晚餐原则：偏素，以富含碳水化合物的食物为主，蛋白质和脂肪类食物越少越好。

（1）中式自助餐

食物特点：三高一少，即高油、高盐、高味精，青菜少。

专家建议：适宜选择蒸、煮、烤、炖、熏、凉拌的食物。沾粉或勾芡等黏稠的食物不宜吃，以清汤替代浓汤。吃汤面时可要求将高汤换成清汤。

（2）日式料理

食物特点：煮类食品多，较清淡。

专家建议：料理类火锅和生鱼片适量选择，饭、寿司或拉面的量也要适中。多吃凉拌青菜和日式生菜，汤类可选蔬菜汤。

（3）西餐

食物特点：高油、肉多、青菜少。

专家建议：喝清汤。小餐包、玉米及土豆都宜选用。海鲜或鸡肉，烹调方式以烤为佳，甜点选择新鲜水果或无糖果冻。饮料选茶或咖啡。

（4）快餐

食物特点：高油、肉多、青菜少。

专家建议：选用烤制的汉堡，喝可乐，吃鸡肉时去皮，尽量不吃鸡块，沙拉不加酱。

（5）火锅

食物特点：煮的烹调方式很健康且可自行决定吃多少。

专家建议：调料忌用沙茶酱，用清汤代替高汤；多选用新鲜肉类、鱼类以及海鲜；多吃蔬菜；喝汤时把上面的浮油捞出。

4.餐间小点

芝麻饼干（1～2块），阿胶贡枣（6～8个），蜂蜜核桃仁（3个），香蕉（1个），草莓（150克）。以上所列食

温馨提示

白领工作者饮食四忌：

1.忌饮食过饱：吃得过饱后，大脑中有一种叫纤维芽细胞生长因子的物质会明显增加，使大脑思维活动减慢，效率降低。

2.忌多吃甜食：体内糖分过多，可使改变体液碱性的正常状态，成为酸性体质，引起脑功能下降、精神不振、记忆力减退、反应迟钝等症状。

3.忌多食油炸食品：油炸食品含有较多的过氧化脂质，可使脑细胞早衰，不宜多食用。

4.忌主食过精：只吃精制的米、面等主食，会破坏血液中的酸碱平衡，消耗大量维生素，容易引起疲劳、健忘、焦躁等问题。

物任选两项。

营养点评：

（1）核桃含有极丰富的亚油酸，可帮助脑部血液畅通，适宜于长时间精力集中和用脑过度的人食用。

（2）大枣含有蛋白质、脂肪、糖类、钙、磷、铁、胡萝卜素等，具有良好的养血安神、补益中气的作用，还能提高智力。经常服用能使头脑清醒，增强记忆力。

（3）芝麻不仅有增强脑髓神经功能的作用，还能畅通血液。

（4）草莓酸甜味美，含有丰富的维生素C和果胶，每天吃150克草莓，能缓解紧张情绪。

（5）香蕉富含血清素、多种维生素和微量元素钾，可向大脑提供酪氨酸，使人精力充沛、注意力集中、精神稳定。

常以车代步的司机朋友

驾车族享受着现代交通方式带来的方便快捷与自由，神经系统始终处于高度兴奋、紧张状态，势必影响消化液的分泌，长时间屈膝而坐的工作姿势，容易使全身血液循环减慢，导致肝脏、胃肠等消化器官血流不畅或供血不足，影响消化功能。加之工作匆忙，忽略正常的进食时间，就餐无规律，易引起食欲下降、消化不良等，所以，驾车族一定要注意合理调配营养，养成良好的饮食习惯。

1.避免高脂肪，补充蛋白质和维生素A

主食以馒头和豆类食品为主，可适量吃点米饭。副食提倡多吃水果、蔬菜、花生、核桃等，增加体内的维生素和矿物质。应避免高脂肪膳食，但蛋类、瘦肉、鱼虾、猪肝、牛肉等不妨多吃一些，以补充蛋白质和维生素A。

2.外出选择容易消化的食物

外出时，适量饮用一些果汁、牛奶、酸奶等饮料，便于消化，回家后，可适当喝点低度酒，可以促进血液循环，消除疲劳。

3.要想视力好，就要少吸烟

长期大量吸烟，可引起血管狭窄，血液循环发生障碍，影响胃肠功能。另外，吸烟还可造成视功能减退。

4.饿了千万别开车

在饥饿状态下，血糖降低到一定程度，人就会头昏眼花，疲劳乏力，注意力不集中，直接影响到反应能力，为交通意外埋下隐患。

5.以充足的睡眠养精神

睡眠要有一定规律，保证一定的睡眠时间，最好有午睡。

加班熬夜的夜猫族

经常上夜班的人，有时会出现食欲下降、头昏、乏力等症状，他们除了在上夜班时有轻重不同的不适反应外，白天在家亦难以安睡。为此，有不少人对上夜班顾虑颇多。其实这些担心是多余的，只要合理安排饮食和自我调节，头昏体乏、精神不振等不适就会有所缓解。

在饮食上要注意调剂，并注意菜肴的色、香、味和配些酸味及其他调味品，以促进食欲。进食时间要有规律，不可吃饱一顿沉睡一天，更不能一点儿也不吃，倒头就睡。

上夜班者，中途要加餐一次，以补充所消耗的能量。为了维持正常视觉，可多吃些含维生素A的食物，如动物肝脏、奶类、蛋类等。维生素A是构成视觉细胞内感光物质的原料，缺乏时，会使适应黑暗的能力减退。

在夜班餐饮中，应多吃富含蛋白质的食物，上夜班后应以易消化的流质食物和碳水化合物为主，如豆浆、菜汤、甜点之类。这样，既可满足白天睡眠时的热能和体液代谢之需，又不会因进食脂肪、蛋白过多，出现饱胀现象而影响睡眠。

当然，人的正常生活习惯被改变后，必然会带来不适感。然而，人适应环境变化的潜力又是相当大的，发挥这种潜力，除了饮食等方面要精心调理外，还要依靠精神状态的自我调整。

噪声环境下的工作者

对于接触噪声的工作人员，在平衡膳食的基础上，还应供给足够的能量和丰富的优质蛋白质。研究显示，多吃富含维生素B_1、维生素B_2、维生素B_6和维生素C的食物及补充优质蛋白质，对受噪音影响的人有保护作用，并有助于提高人在噪音环境中学习、工作的耐受力，减轻精神紧张和疲劳。

有报道指出，谷胱甘肽可以通过抑制体内应激过程中还原性氧的产生来减少噪声引起的听力损伤，因此，在膳食中补充富含半胱氨酸、谷氨酸、赖氨酸的蛋白质是十分必要的。由于长期接触噪声可导致体内水溶性维生素特别是维生素C的大量损耗，因此，在膳食中应补充富含这些维生素的食物，如瘦肉、蔬菜、新鲜水果等，以保证充足的维生素和矿物质的摄入。同时，应加强富含铜、锌、铁等微量元素食物的供给，如黑芝麻、核桃等。

经常出差的"行走路人"

由于工作的需要，经常出差"行走在路上"的人逐渐多了起来。坐飞机、火车、船……这就常常让人无法控制饮食，很可能会被迫放弃健康食品的选择。地区饮食差异加上个人口味不同，饭菜不合口在所难免。所以出差的日子应该特别注意三餐饮食，尽量选择鸡蛋、豆腐、瘦肉等健康食品，多摄取蘑菇、韭菜、卷心菜、大蒜、萝卜等蔬菜。

出差时还应摄取含有大量维生素的水果，如橙子、苹果、葡萄等，可以多吃一些玉米、花生、芝麻等粗杂粮。瘦肉、动物肝脏、鱼类、蛋类、牛奶等对出差在外的人也很有益。酸性饮料、酸奶可以帮助消化。

运动员的20种"强力剂"

为了获得强健突起的肌肉，运动员需要食用含丰富蛋白质、较多碳水化合物及些许脂肪的食物。

下面罗列了20种食品，可提供大强度训练、恢复及增长肌肉所需的营养。

1.鸡蛋

鸡蛋是蛋白质的丰富来源。如果你的胆固醇指标正常，一天一个鸡蛋足够了。蛋清几乎全部为蛋白质，蛋黄中含有胆固醇，应尽量少吃。食时，烤、煎或煮皆可。

2.瘦牛肉

牛肉含有铁、锌、烟酸及维生素B_6和B_{12}，还富含长肌肉的蛋白质。但是要注意尽量吃低脂肪的牛腰部周围的肉，并要去掉看得见的肥肉。100克上等的牛腰部肉约含8326千焦热量、28克蛋白质、9克脂肪。

3.燕麦粥

燕麦片可提供碳水化合物和蛋白质及可溶性纤维。你可在其中添加蛋白粉、调料、水果或蛋清，调出自己想要的味道。

4.通心粉

面条应成为训练食谱中的主要食品，因为它能让你更好地摄取碳水化合物及蛋白质。每碗面条约含836.8千焦热量的复合碳水化合物，再加上瘦牛肉和果酱，营养又美味，对健康大有益处。

5.葡萄干此种干果可提供使你体力充沛的大量碳水化合物。半杯葡萄干约含878.6千焦热量、6克蛋白质、47克碳水化合物、1克脂肪、5克纤维。

6.三明治巨无霸

巨大的三明治不但可满足你复合碳

水化合物、蛋白质及蔬菜的需要，而且美味无比，可满足你的口腹之欲。要想自己动手做，就先准备好：面包卷、60克火鸡肉（或其他瘦肉）、两片低脂肪乳酪、绿莴苣、番茄、洋葱、绿椒条、芥末及微量醋。自己做出的巨无霸会含有更多的蛋白质、碳水化合物和较少的脂肪。

7.鸡胸肉

鸡胸肉富含蛋白质。但不要吃蘸面包粉油炸的鸡胸肉，如果吃要去掉鸡皮。100克鸡胸肉约含690千焦热量、31克蛋白质、4克脂肪。

8.杏

杏味道酸甜，营养丰富，被公认为最有营养的水果之一。果肉含糖、蛋白质、钙、磷、胡萝卜素、硫胺素及维生素C。钙在杏干中的含量更多，而维生素C的含量较少，杏干的营养价值最高，其次为鲜杏，再次为罐装杏。罐装杏是类胡萝卜素和维生素C的很好来源，但失去了一些钾和纤维。

9.甘薯

甘薯又香又甜且营养丰富，因为它富含 β-胡萝卜素、钾、维生素C、维生素B_6及纤维。

10.金枪鱼罐头

可以直接吃罐头，也可做成沙拉或三明治。100克带汁金枪鱼约含485千焦热量、26克蛋白质、1克脂肪。这是健美运动员的必备食品。

11.蛋白粉

从牛奶中提取的蛋白质，是简单快捷地补充营养的最好方法。如乳浆和干酪素相当不错，优质大豆中的蛋白质含有异黄酮，对降低胆固醇有好处，并有防癌作用。有的粉剂是纯蛋白质，有的是蛋白质、碳水化合物的混合物。两种粉剂都很有营养价值。

12.苹果

不但含有可提供能量的简单碳水化合物，还含有利于心脏健康的纤维、钾、维生素C等。一个中等大小的苹果约含338.9千焦热量、微量蛋白质、21克碳水化合物、微量脂肪、约4克纤维。

13.酸奶

酸奶含蛋白质、碳水化合物和钙，还有活性菌，对消化系统大有裨益。最好选择添加了新鲜水果的无脂纯酸奶。

14.猕猴桃

含有大量的维生素C、类胡萝卜素、钾及纤维。食用猕猴桃的一个好方法是：将猕猴桃一分为二，用勺子将果肉挖出。一只猕猴桃果肉约含192千焦热量、微量蛋白质、11克碳水化合物、微量脂肪、2.6克纤维。

15.比萨饼

想要比萨饼变成一种强力食品，就要尽量减少油腻厚重的胡椒、香肠和高脂肪乳酪的分量。注意选择那些用低脂肪、清淡的原料制成的比萨饼，番茄酱也是上选。原料不同，营养成分也就各不相同。138克比萨饼约含1129.6千焦热量、25克蛋白质、30克碳水化合物、9克脂肪。

16.橙汁

这种极富营养的果汁富含碳水化合物、胡萝卜素、钾和叶酸。整个橙子的纤维含量更高。橙汁可以快速补充碳水化合物，是最有营养的果汁之一。

17.乌饭树浆果

生长于北美的浆果，研究表明：在40种水果蔬菜中，它的抗氧化能力最强。它含有钾、锌、镁，维生素C及纤维。一杯浆果约含334.7千焦热量、1克蛋白质、19克碳水化合物、1克脂肪、4克纤维。

18.碳、蛋饮料

碳水化合物与蛋白质混合在一起与纯碳水化合物相比，对训练后肌糖原的恢复更有效。可以在饮料中加入牛奶、水果、蛋白粉，是训练后快速恢复体力的最有营养的饮料之一。

19.花生

坚果营养丰富，以花生为例，它含有蛋白质、纤维、镁、维生素E、铜、磷、钾、锌。但由于担心坚果中的脂肪，许多运动员放弃了这种食品。实际上，脂肪一般只对心脏产生影响，它有利于制造饱腹感。坚果应在强力食品中

占有一席之地。

20.水

普通人需要水，运动员更需要。一般运动员一天大约需要3.4升水，以补充高强度训练所失去的水分。即使是轻度脱水，也会影响运动成绩。因此，对水的摄入要倍加注意。

防治教师职业病

教师是一个特殊的职业，所以教师容易患特有的疾病，也就是教师职业病，那么怎么进行防治呢?

1.脑部疾患

包括神经衰弱、失眠、偏头痛、脑血管病等。教师每天要备课、上课、批改作业，还要负责对学生进行教育。晚上熬夜备课，用脑过度，难以按时睡觉，久而久之，会造成失眠。应多选择一些具有安神宁心功效的食物食用，如小米、小麦、莲子、桂圆、百合、芝麻等。

2.呼吸道疾患

包括嗓音病、慢性咽炎、声带小结、支气管炎等。要保护好嗓音，除了要注意正确的发音方法和适当的发音量外，平时应注意多食一些具有润肺清音功效的食物，如砀山梨、罗汉果、白萝卜、橄榄、杭菊花、百合等。

3.胃肠病

包括胃炎、消化性溃疡、慢性肠炎等。有些教师由于三餐不定时，尤其是经常不吃早餐，日久易患胃炎、胃溃疡、食欲不振等疾病。思伤脾，教师经常思考问题，因此容易罹患紧张性腹泻、消化不良、慢性肠炎等疾患。应注意选择一些具有健脾和胃作用的食品食用，如扁豆、山药、莲子、芡实、萝卜、薏苡仁、山楂等。

4.视力损害

包括视力疲劳、近视眼、老花眼等。教师经常看书、备课，因此视力容易受到损害。上课时粉笔灰尘的影响，使教师易患结膜炎等感染性眼疾，经常目干、目涩、目痒。随着电脑的普及，教师患"电脑眼"增多。要防止视力损害，除正确用眼外，要多食具有养肝作用的食物，如羊蹄筋、羊肝、胡萝卜、菠菜、阿胶、乌骨鸡、桑葚、甲鱼、黑木耳等。

5.颈椎病

教师由于经常伏案备课、批改作业，因此患颈椎病的几率较高。要预防颈椎病，平时要注意保持颈部良好的姿势，避免颈部过度疲劳，防止颈部受凉，伏案工作一段时间要活动颈部或做颈部操等。

6.心理疾病

有些教师经常出现两胁肋胀痛、情绪不畅、头晕目眩、乳房胀痛、痛经等症状，甚至患神经官能症、忧郁症等，这时可选择一些具有疏肝利胆、安神悦志作用的食物，如黄花菜、马兰头、西红柿、白梅花、黄芽菜等。

7.腰腿痛

教师经常伏案备课、批改作业，或站立讲课，使腰部的肌肉、韧带等因长时间牵拉而疲劳，形成腰肌劳损、腰椎退变、腰椎间盘突出等，出现腰酸、腰痛等不适症状。教师长时间站着上课，又易患腿痛、膝痛等。要经常多食一些具有补肾壮骨作用的食品，如栗子、猪肾、羊肾、龟肉、乌骨鸡、鳖肉、黑大豆、淡菜、黑芝麻等。

Part 7

女人如花如梦，
让女人快乐地吃出美与健康

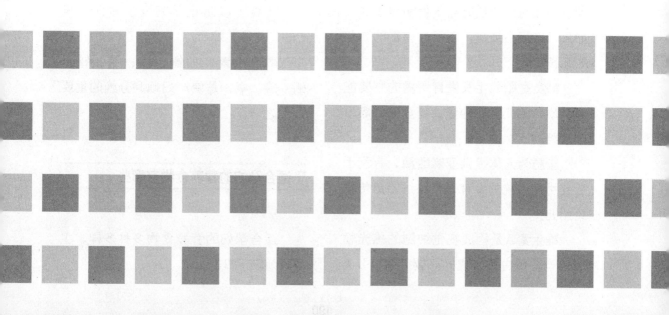

Chapter 1

女人孕期的营养顾问

▶ 众多营养元素使孕妇　拥有健康新生儿

　　孕妇需要摄入的营养元素主要有蛋白质、糖类、脂肪、维生素和微量元素。

　　蛋白质是生命的物质基础。妊娠后期，胎儿对蛋白质的需求量明显增加，如果母亲蛋白质摄入不足，会影响胎儿的生长发育。

　　糖类是胎儿生长发育所需的主要能源物质，胎儿需要的葡萄糖全部依靠母亲供给。

　　脂肪为人体提供亚麻酸油，有利于胎儿神经系统的发育，它经过胎盘传输给胎儿。

　　维生素A是构成视觉细胞的感光物质，也是蛋白质合成的必要元素。B族维生素构成新陈代谢过程中的多种辅助酶，使代谢正常运转，同时增进孕妇的食欲。维生素C能促进胎儿对铁的吸收，减少缺铁性贫血的发生，并有利于免疫球蛋白的合成，增强机体的抵抗力。维生素D能调节机体钙、磷的代谢，帮助肠道吸收钙、磷，有助于胎儿骨骼、牙齿的发育。维生素E可以增强胎儿对缺氧状况的耐受性，并促进母乳的分泌。

　　叶酸可以防止孕妇发生贫血、早产，防止胎儿畸形。

　　微量元素，如铜、铁、锰、锌、硒、碘、氟，是使产妇顺利分娩的重要条件之一。

▶ 适合孕妇的营养食物有哪些

　　适合孕妇的营养食物多种多样，主要分为以下四类：

1.主食

主食应多样化，以谷麦类为主，每日需要量为400～450克，粗细粮、米、面、豆适当搭配。我国民间流传杂合面的饮食习惯，有利于补充身体缺乏的多种必需氨基酸，而现代化的去壳精制加工则会造成大量营养素丢失，故孕妇应注意多吃些粗加工的食物。

2.蛋白质

蛋白质主要来源于动物蛋白和植物蛋白，孕妇每日需要量为75～108克。动物蛋白以鱼、瘦肉、家禽和蛋奶类为主，这些食物除含有蛋白质外，还含有丰富的维生素、矿物质、饱和脂肪。植物蛋白有豆类、米、麦、坚果和种子等。这些食物是孕妇的理想食物，但应注意搭配合理，如每天吃肉可以不喝奶，也可以每天吃2～3个鸡蛋或喝奶200～250毫升，如果其他食物中含有丰富的植物蛋白，也就不必天天食用动物蛋白。总之，要使动植物蛋白搭配合理。

3.脂肪

孕妇每日需要的脂肪量为60克左右，主要来源于动植物。动物脂肪来源于肥肉与动物油，植物脂肪来源于豆油、菜油、花生油、芝麻与核桃等。

4.维生素与矿物质

孕妇对维生素与矿物质的需求也较大，这些物质一般大量存在于新鲜蔬菜、水果、动物蛋白、鱼肝油、海藻类及海产品等食物中，如果孕妇不偏食，一般不会缺乏维生素和矿物质，但应注意制作方法。如水果不去皮吃，蔬菜先洗后切，并注意烹调时尽量不用煮或炸的方法，用少许油翻炒后加盖微烧后食用，可以减少营养素流失。如确因种种原因造成维生素和矿物质缺乏者，不妨在增加饮食的同时补充一些合成剂。但不要过量，以免造成不必要的危害。

七大最佳食物对母体和胎儿有益

孕期是女人一生中的特殊阶段，生一个健康、聪明的小宝宝，是每个孕妇的最大心愿。科学地选择食物不仅有利于母体健康，更有益于胎儿的发育。

1.最佳防吐食物

晨吐是孕妇最难受也是最常见的反应之一，给孕妇带来相当大的痛苦。选择适合孕妇口味的食物有良好的防吐作用，营养学家认为，柠檬和土豆含有多种维生素，对孕妇尤为合适。

2.最佳保胎蔬菜

菠菜含有丰富的叶酸，每100克菠菜的叶酸含量高达350微克，名列蔬菜之首。

叶酸的最大功能在于保护胎儿免受脊髓分裂、脑积水、无脑等神经系统畸形之害。因此，专家主张怀孕前两个月内应多吃菠菜或服用叶酸片。同时，菠菜中含有的大量B族维生素还可防止孕妇盆腔感染、精神抑郁、失眠等常见的孕期并发症。

3.最佳饮料

绿茶乃微量元素的"富矿"，对胎儿发育作用突出的锌元素就是其中一种。根据测定，在食谱相同的情况下，常饮绿茶的孕妇比不饮者每天多摄取锌达14毫克，此外，绿茶含铁元素也较丰富，故常饮绿茶可防贫血。

4.最佳防早产食品

丹麦专家研究发现，常吃鱼有防止早产的作用。

5.最佳零食

孕妇在正餐之外，吃一点零食可拓宽养分的供给渠道，专家建议吃一点瓜子，诸如葵花子、西瓜子、南瓜子等。

6.最佳酸味食品

孕妇往往对酸味食品感兴趣，而孕妇吃酸也确有好处。

不过孕妇食用酸味食品要注意有所选择。山楂的营养较丰富，但会加速子宫收缩，有导致流产之嫌，故孕妇最好敬而远之。而西红柿、杨梅、樱桃、葡萄、柑橘、苹果等是补酸佳品，孕妇宜食之。

7.最佳分娩食品

产妇分娩时需要足够的产力，而产力来源于食物，在各种食物中当以巧克力为最佳，美国产科医生称它为最佳分娩食品。

巧克力营养丰富、热量高，如100克巧克力含糖50克，且能在短时间内被人体吸收，并迅速转化成热能。巧克力的消化吸收速度为鸡蛋的5倍，对于急需热量的产妇来讲无疑是雪中送炭。故产妇临产时吃几块巧克力，可望缩短产程，顺利分娩。

> **准妈妈饮食原则：**
> **品种多样化，缺啥补啥**

没有一样食品可以保证全方位的营养。有的孕妇每天食用好几个水果，会导致血糖升高、不容易控制，将可能患上糖尿病；有的孕妇主食摄入量很少，一天才吃二三两米饭，这样容易造成能量不足，而能量不足也将导致其他营养物质不能很好地被利用。

只有多样化摄入才能获得完全平衡的营养，其中包括足够的主食、一定的荤菜、奶制品、豆制品以及油脂。而对于缺少某种营养物质的孕妇来讲，可以缺啥补啥。

钙不足：增加奶和奶制品、虾皮、豆类、绿色蔬菜等的摄入。

铁不足：增加动物肝脏、动物血、

瘦肉、绿色蔬菜等的摄入。

锌不足：补贝壳类海产品、动物内脏、瘦肉、干果类等。

维生素A不足：补动物肝脏、蛋黄或胡萝卜、番茄、橘。

维生素B_1不足：补谷类、豆类、坚果类、瘦猪肉及动物内脏。

维生素B_2不足：补充动物性食品，特别是动物内脏、蛋、奶等。

维生素C不足：补水果和新鲜蔬菜，如所有绿色蔬菜、西红柿、卷心菜、猕猴桃。

至于每天各种营养元素的摄入量，专家建议，摄入钙不能多于2000毫克，保持在1000~1200毫克；摄入铁不能多于60毫克，保持在28毫克左右；摄入锌不能多于35毫克，保持在20毫克；摄入维生素C不能多于1000毫克，保持在130毫克左右。

水、新鲜的空气和阳光是孕期最好的营养素

调查表明，孕期最容易忽视的营养素，一是水和新鲜的空气，二是阳光。

1.水和新鲜空气

除了必要的食物营养之外，水和空气也是必需的营养物质。但是，这两样营养素经常被人们忽略。

随着近年来机动车辆的增多，空气污染已经成为一种社会公害，而这种公害靠我们自己是无法解决的。但是，有些孕妇因为怕感冒，常年不开窗，影响了新鲜空气的流通，长此以往，会对孕妇的健康造成危害。因此，一定要保持室内空气的清新。

众所周知，水占人体体重的60%，是人体体液的主要成分，饮水不足不仅会使喉咙不适，同时关系到体液的电解质的平衡和养分的运送。调节体内各组织的功能、维持正常的物质代谢都离不开水。所以，怀孕期间要养成多喝水的习惯。

2.阳光

阳光中的紫外线具有杀菌消毒的作用，更重要的是通过阳光对人体皮肤的照射，能够促进人体合成维生素D，进而促进钙质的吸收和防止胎儿患先天性佝偻病。

因此，怀孕期间要多进行一些室外活动，这样既可以提高孕妇的抗病能力，又有益于胎儿的发育。

产妇宜用的五种天然滋补品

产妇身体虚弱应该滋补身体以便更好地恢复体力，下面是产妇不可或缺的五种天然滋补品。

1.红糖

营养特点：含铁量高，给产妇补血。

营养作用：含多种微量元素和矿物质，能够利尿，防治产后尿失禁，促进恶露排出。

专家提醒：一般饮用不能超过10天，时间过长会增加血性恶露，并且在夏天会使产妇出汗更多而使体内少盐。

2.鸡蛋

营养特点：含蛋白质丰富而且利用率高，还含有卵磷脂、卵黄素及多种维生素和矿物质，其中含有的脂肪易被吸收。

营养作用：有助于产妇恢复体力，维护神经系统的健康。

专家提醒：每天吃4～6个已足够，过多会导致蛋白质过剩而诱发其他营养病。

3.小米

营养特点：含较多的维生素B_1和维生素B_2，纤维素含量也很高。

营养作用：帮助产妇恢复体力，刺激肠蠕动，增进食欲。

专家提醒：小米粥不宜太稀，而且在产后也不能完全以小米为主食，以免缺乏其他营养。

4.芝麻

营养特点：富含蛋白质、脂肪、钙、铁、维生素E。

营养作用：可提高和改善膳食营养质量。

专家提醒：黑芝麻要比白芝麻好。

5.鸡汤、鱼汤、肉汤

营养特点：含有易于人体吸收的蛋白质、维生素、矿物质。

营养作用：味道鲜美可刺激胃液分泌，增强食欲，并且可促进泌乳。

专家提醒：因产妇易出汗和分泌乳汁，需水量要高于一般人，因此大量喝汤对身体十分有益。

月子里吃这些可不行

坐月子的时候最好不要吃下面这些食物：

1.寒凉生冷食物。产后身体气血亏虚，应多食用温补食物，以利气血恢复。若产后进食生冷或寒凉食物，会不利气血的充实，容易导致脾胃消化吸收功能障碍，并且不利于恶露的排出和淤血的祛除。

2.辛辣食品。如辣椒，容易伤津，耗气损血，加重气血虚弱症状，并容易导致便秘，进入乳汁后对婴儿也不利。

3.刺激性食品。如浓茶、咖啡、酒精，会影响睡眠及肠胃功能，亦对婴儿不利。

4.酸涩收敛食品。如乌梅、南瓜等，以免阻滞血行，不利恶露的排出。

5.冰冷食品。如雪糕、冰淇淋、冰冻饮料等，不利于消化系统的恢复，还会给产妇的牙齿带来不良影响。

6.过咸食品。过多的盐分会导致浮肿。

7.麦乳精。麦乳精是以麦芽作为原料生产的，含有麦芽糖和麦芽酚，而麦芽对回奶十分有效，会影响乳汁的分泌。

产后饮食，有三点要记牢

对于产后的女性来说一定要注意饮食，下面三点一定要记牢。

1.产后喝点蘑菇汤

许多女性产后为了催奶、补充体力，会喝许多大补的汤水。其实，刚生完孩子催奶一定要慎重，不应马上进补猪蹄汤、参鸡汤等营养高汤。因为此时初生婴儿吃得较少，如果再服催奶之品，反而会导致乳汁分泌不畅。因此，只需在正常饮食的基础上适量增加汤汁即可，三天后，再加喝滋补汤。在熬炖汤时，应除去汤中浮油，这样既能避免引起婴儿肠胃不适，也有助于产妇保持身材。

产后煲汤时尽量少用补剂。一般情况下，炖汤讲究药食同源，但药的数量和种类不能过多，也不要多用人参、黄芪、当归之类的补剂。相对而言，桂圆、栗子、蘑菇等煲汤更合适。产后失血多、体力消耗大，可多吃一些补血活血、补气健脾的食品，如红糖、阿胶枣、枸杞、山药等。

老人们通常会认为，新妈妈产后虚弱，不宜多吃生冷之物。其实，新鲜的蔬菜、水果是补充维生素最好的食物，如不充分摄入，会使维生素缺乏，对身体反而不利。

2.产后营养片剂别多吃

在此要提醒各位新妈妈，不要依靠服用营养素来代替饭菜。减肥应遵循人体的代谢规律，食用平常的饭菜才是正确之选。

可喝些清淡的面汤、米汤，不要喝咸汤，以减少夜间休息时身体的负担。新妈妈要注意食物的多样化，每种菜肴都应数量充足、色彩丰富。最好应用五色搭配原理，黑、绿、红、黄、白尽量都能在餐桌上出现，既增加食欲，又均衡营养，吃下去后食物之间也可互相代谢消化，同时也解决了许多女性饮食偏好的问题。长此以往，身材自然纤细有度，肤色也会润泽亮丽。

早晨是万物生发之际，人体代谢旺盛，早餐可尽量安排得丰盛且多样化一些，主食、牛奶、蔬果、禽蛋类，最好都要有，以加强营养的摄取、吸收。中、晚餐的量宜相对少一些，尤其是晚餐，少吃肉食、甜食及油炸食品。

3.人参虽补，产妇慎服

有些妇女分娩后，为迅速恢复体力，立即服用人参，这是不妥的。人参能使人产生兴奋，服用后会出现失眠、烦躁、心神不宁等症状，使产妇不能很好地休息，影响身体的恢复。而且人参可加速血液循环，这对刚刚产后的妇女不利。在分娩过程中，女性内外生殖器的血管多有损伤，若服用人参，不仅妨碍受损血管的自行愈合，还会加重出血。如果产后体虚，确实需要进补人参，一般在产后2～3周，产伤已经愈合，恶露明显减少时才可服用，但不可大量服用，以每天3克左右为宜。

Chapter 2

会吃的女人才能肌如凝脂

▶读懂食物中蕴藏的美颜精华

作为女人，没有谁不希望自己青春永驻，然而，青春永远是人生的美丽过客，来不及缱绻情长，便倏然离去。但是，女性朋友们，你们知道吗，容颜其实是可以永远如花的，只要你们能读懂食物中蕴藏的美颜精华。

1.番茄

番茄中含有丰富的茄红素，茄红素的抗氧化能力是维生素C的20倍。番茄的类别有好几种，最好的便是小番茄，其维生素C含量更高，抗氧化的能力也就更强。虽然经烹调或加工过的番茄（番茄酱、番茄汁、罐装番茄）所含的维生素C会遭到破坏，但是茄红素的含量可增加数倍，抗氧化能力也更强。

2.葡萄

葡萄子中的花青配糖体，抗氧化能力是维生素C的20倍，是维生素E的50倍。

葡萄或葡萄饮料因少了发酵的过程，抗氧化的成分少了许多，能力相对就差了些。而葡萄酿成的葡萄酒因经过发酵，其抗氧化能力得以提高，因而更强一些。女性可以适量饮用些葡萄酒，脸上的皱纹就会来得晚一些，肌肤的老化也会慢得多。

3.绿茶

绿茶具有去油解腻、清新口气的功能，女性朋友若坚持饮用，不但能够抗衰养颜，而且有助于减肥。

4.鲑鱼

味道鲜美的鲑鱼中含有多元不饱和脂肪酸，这种物质具有很强的抗氧化功效。因为人体中两种不饱和脂肪酸必须保持一定的比例，所以多摄取多元不饱和脂肪酸，便可以平衡身体里两种不饱和脂肪酸的比例，相应起到抗氧化功效。

5.坚果

富含维生素E的坚果类食物包括腰

果、核桃、榛子、花生等，这些食物除了具有抗氧化功能之外，还能修护皮肤组织。但坚果类食物油脂含量高，如果摄取过量，不但有导致肥胖的可能，由高油脂所引起的氧化反应还会损害维生素E的抗氧化作用。因此，爱美的女性千万不可贪食过量。

6.花椰菜

花椰菜除了含有丰富的维生素A、维生素C外，还含有一种特有的抗氧化物质，因此它的抗氧化性能比其他食物更优良，而且还是抗癌物的首选。

7.蓝莓

莓类水果富含胡萝卜素以及维生素C，而这两种成分是抗氧化物里最为医学界所肯定的物质，所以草莓、蓝莓、小红莓可作为爱美女性的常食水果之一。另外，蓝莓所含有的钾及水溶性纤维，还能降低血胆固醇浓度及减少患高血压的几率。

8.大蒜

有许多女性因为害怕大蒜难闻的气味而拒绝大蒜，其实大蒜不但具有抗氧化的功效，还有促进血液循环、加速新陈代谢的功能，能帮助排毒减重。大蒜中含有的硫化物具有抗氧化还原作用，不仅可以有效降低体内胆固醇，还可预防高血压及心血管疾病。蒜苗、蒜叶、蒜油具有大蒜的同等功效。

在这里告诉女性朋友一个小窍门，那就是在吃过大蒜之后喝杯牛奶，讨厌的蒜味就没有了，此方法十分有效。

9.菠菜

菠菜中富含胡萝卜素和维生素C，还含有铁、钾、镁等多种矿物质及叶酸，能有效降低血压，振奋情绪，是有效的抗氧化食物之一。但在食用菠菜时要用开水焯一下，过滤一下草酸，以免引起结石。

温馨提示

想要保持年轻，就要常喝果汁，鲜果汁中含有丰富的维生素和矿物质，是你永葆青春的秘密武器。

最新研究报告指出，橘子、柠檬等水果富含维生素C，不但可以保养皮肤，还能降低胆固醇。研究人员还发现，水果外皮才是美白、祛斑的主要成分。所以美国人喜欢把果皮打进汁中，使果汁更有美白效果。维生素C被一些健康杂志称为"女人不老的秘密"，它除了可以淡化黑斑，防止皮肤色素沉着外，还能促进人体新陈代谢，延缓皮肤老化，是最具有美容功效的营养元素。

对于经常吃快餐的上班族来说，喝味道鲜美的果汁是补充维生素最方便的方法。如今，职业女性使用电脑的时间越来越长，极易长黑斑，因此特别需要加量补充维生素。

合理的饮食让你做"无斑女人"

合理的饮食对防斑有一定的效果。下面介绍几个祛斑食单，让你快快乐乐做个"无斑女人"！

1.柠檬冰糖汁

将柠檬榨汁，加冰糖适量饮用。100克柠檬汁中含维生素C可高达50毫克，此外还含有钙、磷、铁和B族维生素等。常饮柠檬汁，不仅可以使皮肤白嫩，防止皮肤血管老化，淡化面部色斑，还能防治动脉硬化。

2.西红柿汁

每日喝1杯西红柿汁或经常吃西红柿，对防治雀斑有较好的作用。西红柿中含丰富的维生素C，被誉为"维生素C的仓库"。维生素C可抑制皮肤内酪氨酸酶的活性，有效减少黑色素的形成，从而使皮肤白嫩。

3.胡萝卜汁

将新鲜胡萝卜研碎挤汁，每日喝1杯，有祛斑作用。胡萝卜中含有丰富的维生素A原，维生素A原在体内可转化为维生素A。维生素A具有滑润、强健皮肤的作用，可防治皮肤粗糙及雀斑。

4.桃仁牛奶芝麻糊

核桃仁30克，牛奶300克，豆浆200克，黑芝麻20克，白糖适量。先将核桃仁、黑芝麻放小磨中磨碎，与牛奶、豆浆调匀，放入锅中煮沸，再加白糖适量。每日早晚各吃1碗，能润肤悦颜，适用于黄褐斑及皱纹皮肤。

5.黑木耳红枣汤

取黑木耳30克，红枣20枚。将黑木耳洗净，红枣去核，加水适量，煮半个小时左右。经常服食，可以驻颜祛斑、健美丰肌，并用于治疗面部黑斑、形瘦等。黑木耳可润肤，防止皮肤老化；大枣和中益气，健脾润肤，可助黑木耳祛除黑斑。

食物是祛皱最好的"化妆品"

皮肤真皮组织的绝大部分是由具弹力的纤维构成的，皮肤缺少了它就失去了弹性，皱纹也就聚拢起来。鸡皮及鸡的软骨中含有大量的硫酸软骨素，它是弹性纤维中最重要的成分。把吃剩的鸡骨头洗净，和鸡皮放在一起煲汤，不仅营养丰富，常喝还能消除皱纹，使肌肤细腻。用猪蹄数只，洗净后煮成膏状，每周食用，也有很好的祛皱效果。因为猪蹄含有大量胶质，对于恢复皮肤弹性大有帮助，而且味道也很好，制作也简单，绝对是美容的上好菜肴。

丝瓜、香蕉、橘子、西瓜皮、西红柿、草莓等瓜果、蔬菜对皮肤有最自然的滋润、祛皱效果，也可制成面膜敷面，能使面部皮肤光洁，皱纹舒展。

啤酒酒精含量少，所含鞣酸、苦味酸有刺激食欲、帮助消化及清热的作用。啤酒中还含有大量的B族维生素、糖和蛋白质。适量饮用啤酒可增强体质，减少面部皱纹。

此外，饮茶对祛皱也有帮助。茶叶中含有400多种丰富的化学成分，其中主要有茶多酚类、芳香油化合物、碳水化合物、蛋白质、多种氨基酸、维生素、矿物质及果胶等，是天然的健美饮料。常饮茶除能增进健康外，还能保持面部皮肤光洁，延缓面部皱纹的出现及减少皱纹。

还有一个小窍门，每天咀嚼口香糖数分钟，可使面部皱纹减少，面色红润。咀嚼能运动面部肌肉，改善面部血液循环，增强面部细胞的代谢功能。

根据肤质巧饮食，肌肤才能越发靓丽

人类的皮肤基本上有三种类型，即混合性皮肤、油性皮肤和干性皮肤。根据不同肤质进行饮食调养，对皮肤的健美大有益处。

干性皮肤的人应多食些富含维生素A的食物，这是因为维生素A可促进皮脂的分泌，使皮肤保持滋润。此外，还可多吃豆类、蔬菜、水果、海藻等碱性食品。具有活血化淤及补阴作用的中草药也能让干性皮肤更加滋润，如桃花、当归、莲花、玫瑰花、枸杞、百合、桑葚等。

油性皮肤的人往往体内水分较多，而且皮肤油脂分泌旺盛，因此饮食上最好多选用凉性、平性的食物，如冬瓜、丝瓜、白萝卜、胡萝卜、竹笋、白菜、莲藕、西瓜、银鱼、鸡肉、兔肉等；少吃辛辣、温热及油脂多的食物，如奶油、奶酪、蜜饯、猪肉、羊肉、狗肉、花生、桂圆、荔枝、核桃仁、巧克力、可可、咖喱等。炎热的夏季，油性皮肤的人还可选用一些具有祛湿清热功效的白菊花泡水喝。

很多女性的皮肤为混合性皮肤，即额头、鼻部为油性皮肤，油脂多，而其他部位又为干性皮肤。这样的肤质可以选择的食物很广泛，只要多吃些能保持皮肤透明、富有弹性的食物就可以了，如西红柿、黄瓜、苹果等富含维生素和水分的水果。

吃出女人肌肤的水嫩白皙

使皮肤水嫩白皙是女人在任何年龄段的永恒追求，如何拥有健康又白皙的皮肤是每个女人一直在努力探求的一个话题。其实要美白并不难，只要会吃，每个女人都能成为"白雪公主"。下面将告诉女性朋友几个美白肌肤的方法。

1.维生素C

使皮肤细腻并呈现白里透红肤色的关键就是补充足够的维生素C。维生素C长久以来被美容界人士奉为"保养圣品"之一，就连市售的化妆品也常常宣称含有大量的维生素C，以提高产品购买力。

维生素C为何有这么大的魔力呢？主要是因为维生素C可以增加毛细血管的紧密性，能够促进血红素的生长，也因此能使得肌肤呈现白里透红的颜色。最重要的是，维生素C具有抗氧化的作用，而黑色素的形成则多为氧化反应，若能够多吃富含维生素C的食物，则可以减少黑色素的形成。另外，维生素C也有参与造血、促进铁质吸收的良好作用。总之，维生素C是打造一个白皙美人必备的重要元素。

在众多的食物之中，维生素C含量最多的首推水果了。哪些水果含有维生素C呢？西红柿、柑橘、苹果、樱桃、柠檬、猕猴桃（奇异果）、柚子、草莓、葡萄，这些都是维生素C含量相当高的水果，不仅美容养颜，还能够有效地消除疲劳，使人平静舒畅。多吃含维生素C的水果，还能够防治疹病，增强身体的抵抗力，有效抗癌。

2.杏仁

许多人不知道杏仁也是一种不可多得的经典美白圣品。杏仁含有丰富的维生素B_{12}、维生素A、脂肪以及挥发油，能刺激皮肤血管扩张，改善血液循环。一旦皮肤的血液循环改善了，自然就能够创造润泽美丽的气色。同时，杏仁也具有减少皮肤皱纹产生、抗衰老的功效，是内服与外用皆宜的美容佳品。

杏仁的吃法也很多，可研磨成粉状，冲泡作为茶饮，具有美容润泽疗效；若是作为干果，也是相当好的补品零食。所以如能将平常喜爱的油炸类零食改为杏仁这类养颜干果，将使美容保养指数得以大大提升。每天在牛奶或豆浆里泡入杏仁粉，天天喝，美白效果可以很快看出来。

3.珍珠粉

市面上有卖一包一包装的珍珠粉，每天早晚服用，有不错的美白效果。珍珠粉还可以和面膜调在一起敷脸，调在护唇膏里用来护唇，调在护手霜里用来护手。

4.豆浆

吃素的女人应该知道，豆浆除了能美白外，还可以补充体力。如果你肉吃得比较少，或是早上起床后常常没精神，可以在起床后喝一杯打了一个生鸡蛋的热豆浆，如果怕胖就不要加糖。

5.鲜奶

鲜奶也是各个年龄段的女人非常喜欢的饮品，早上起床一定要喝鲜奶。睡前喝热鲜奶有助于睡眠，早上喝冰鲜奶可以解决宿便。而且你会很明显地感觉到，早上喝过鲜奶，一整天的体力会比较充沛。最重要的是，喝鲜奶也有辅助美白的效果！

温馨提示

长期蛋白质摄入不足，不但影响机体器官的功能，降低对各种致病因子的抵抗力，而且会导致皮肤的生理功能减退，使皮肤弹性降低，失去光泽，出现皱纹。

▶ 从餐桌上寻找美白护肤品

东方女性大多以白皙红润的肌肤为美，素有"一白遮百丑"之说。因此，各种增白露、护肤霜、粉底蜜、遮瑕膏等化妆品大行其道，不惜在这方面花费时间和金钱者大有人在。其实，一个人肌肤白嫩，除先天因素之外，与后天的养护方法，包括食用一些日常果蔬品，均有很大关系。

皮肤白不白，主要取决于黑色素细胞合成黑色素能力的高低。黑色素生成越多，皮肤就越黝黑；反之，皮肤就越白皙。维生素C对黑色素生成有干扰作用，能减少黑色素沉淀。在日常生活中多吃些富含维生素C的食物，如橙子、柠檬、山楂、柑橘、苹果、刺梨、葡萄、鲜枣等水果以及番茄、菜花、冬瓜、茭白、洋葱、大蒜、青椒等蔬菜，能减少甚至祛除皮肤的黑斑和雀斑，加快皮肤的还原变白。

一些果蔬食品巧妙搭配食用，能收到意想不到的美白肌肤效果。

1.枸杞（鲜者120克，干者60克）煎煮代茶，不拘量饮用；或用以泡酒，每餐饮酒适量。能补肝肾益气血，使面色红润。

2.冬瓜子仁5克，橘皮6克，桃花12克，混合研为细末，饭后用米汤调服。每日3次，连服数月，面部可变得白嫩而光滑。

3.土豆去皮（用1／3个即可），研磨成糊状，除去水分，调入上等面粉，作为面膜涂在脸上，25分钟后用清水洗去。该法对皮下黑色素有漂白作用，尤其对消除黑眼圈十分有效，若加入上好奶粉则更佳。

4.水果中的果酸可以增加皮肤的角化速度，加速黑色素的排出，若使用频率得当，还有助于某些水溶性物质的吸收。把梨或苹果捣烂，调入上等面粉敷面，对保持面部皮肤的细嫩很有帮助。也可将柠檬片放入啤酒中，浸泡一夜，第二天用此酒搽脸。

5.牛奶能令面部乃至全身皮肤白嫩。可用新鲜牛奶泡入棉花或纱布，湿透后敷面，半小时后用清水洗去，每天1次。

6.过度被晒的皮肤会出现红斑，可用牛奶搽被晒部位，再用柠檬片敷面，一周后斑点会变小。再将黄瓜捣烂后加入葛粉和适量的蜂蜜，搽几次，斑点即可消除。

从食物中摄取全面的营养，滋润优雅双手

女人的双手在社交中扮演着重要的角色，也是最容易泄露年龄秘密的部位。手部的皮脂腺很少，角质层发达，所以很容易变得干燥。老化的角质层堆积，使手看起来粗糙、暗淡、毫无光泽。我们的双手不仅像面部一样长期暴露于阳光和空气之中，受尽风吹日晒，而且在日常生活中还要经常接触洗衣粉、肥皂、洗涤剂等一些碱性及去脂性的物质。再加上我们用

手来写字、敲键盘、做家务、拨电话、拿取东西，所以手很容易因外界环境及生活习惯而受损。尤其是到了冬季，温度、湿度的下降会使双手的肌肤变得粗糙。其实，只要你细心照顾，好好保养，想留住完美无瑕的纤纤玉手也不是不可能的。

均衡饮食能令你十指生辉。在冬季到来的时候，我们常发现双手上的倒刺增加了，其实这是肌肤太干燥、角质层有裂纹所致。如果很久了仍不愈合，那就是缺乏维生素C和B族维生素的表现了，就该多吃一些富含B族维生素、维生素C的食物，如蔬菜与水果。

一般人处理倒刺的方法通常是把倒刺剪掉，其实，你还可以将双手浸入加有果汁（如柠檬、橙子、苹果等）的温水中，浸泡10~15分钟，这样可以起到营养和软化肌肤的作用。此外，在饮食中多补充一些可防止肌肤干燥的维生素A、维生素E和锌。从哈密瓜、胡萝卜、蛋类中，可获取丰富的维生素A；从杏仁、青菜、水果中可获取维生素E；从海产品、牛奶中获取锌。如果你有偏食的习惯，一定要改掉。记住，从食物中全面摄取营养，才能让你的肌肤充满活力。

温馨提示

　　如果你的眼睛看起来像熊猫一样，那么你的美丽就会大打折扣。引起黑眼圈的主要原因包括饮食不正常，缺乏铁质；情绪低沉，思虑过度或是熬夜引起睡眠不足；内分泌系统或肝脏有病，使色素沉着在眼圈周围；缺乏体育锻炼和体力劳动，使血液循环不畅，或者有吸烟、饮酒等不良习惯等。

　　黑眼圈如何进行饮食调治呢？

　　1.生吃水果和蔬菜，能够增强血管壁的功能。

　　2.花生、黄豆是有益眼部的营养素，煮熟后吃，对消除黑眼圈有一定功效。

　　3.白木耳和红枣能够活血去淤，淡化色素。

　　4.芝麻、动物肝脏等是明目佳品，可减轻眼部疲劳。

Chapter 3

魔鬼身材的饮食秘诀大揭秘

巧选食物，给你一个魔鬼身材

有些食物能够轻轻松松地调节女性的身材，就让我们来认识一下吧。

1.香蕉

香蕉所含的膳食纤维可以刺激肠胃蠕动，有助于通肠排便。

2.苹果

苹果中含有的大量维生素、苹果酸能促使积存于人体内的脂肪分解，经常食用苹果可以防止肥胖。脂肪过多者，应多吃一些酸苹果。

3.西瓜

西瓜中所含大部分是水分，能够利尿、助消化、消除水肿，让体内多余的水分排出体外，所以对于下肢水肿的人极为有效。

4.西柚

西柚卡路里含量极低，多吃也不会变胖。它亦含丰富钾质，有助于减少下半身的脂肪和水分积聚。

5.魔芋

魔芋含有大量的食物纤维和水分，还有一种叫做葡萄糖甘露聚糖食物纤维的矿物质。食用魔芋后会有很强的满腹感，自然就会抑制对其他食品的摄取。但魔芋中所含营养素不全面，不能经常吃。

6.冬瓜

冬瓜不含脂肪，含有丰富的纤维、钙、磷、铁、胡萝卜素等。冬瓜有利尿清热功效，内含丙醇二酸，可防止体内脂肪堆积。

7.芹菜

芹菜大部分为水分及纤维素，含维生素A及维生素C，性味清凉，可降血压、血脂，更可清内热。芹菜有两种，一种是唐芹，一种是西芹。如果你偏爱味道浓烈的食物，可选吃唐芹，用它来炒肉片，味道较好，减肥效果也更好。

8.香菇

香菇能抑制胆固醇的增加，所以有助于减肥。香菇还能促进血液循环，抑制黑色素，滋养皮肤，有抗癌作用。其他菇类，如金针菇、蘑菇、草菇等，都是减肥者很好的食品。

9.豆芽

豆芽含脂肪及热量低，含水分和纤维素多，常吃豆芽不仅可以减肥，还对健康非常有益。

10.萝卜

萝卜能使肠道紧张度增高，肠蠕动增强，缩短食物在肠道的存留时间，利于食物代谢及废物的排出，不用节食而达到节食的功效。萝卜所含热量较少，而纤维素较多，吃后易产生饱胀感，所以有助于减肥。

11.番茄

番茄中几乎都是番茄汁液，所含热量又很低，用来减肥非常合适。但是它除维生素C营养丰富外，几乎没什么别的营养，因此要搭配食用。

12.酸奶

酸奶有利于肠胃蠕动，不容易滋生腐败物质，因此可以预防便秘。它热量不高，还能养颜，减肥的女性可以在午、晚餐后喝一杯酸奶。

13.紫菜

除了含有丰富的维生素A、B_1及

B_2外，它还含有丰富的纤维素及矿物质，可以帮助排出身体内的废物及积聚的水分，从而起到瘦腿的作用。

14.木瓜

它有独特的蛋白分解酵素，可以清除脂肪。而且木瓜肉所含的果胶更是优良的洗肠剂，可减少废物在下身的积聚。

不可不减的内脏脂肪

目前，爱美女性口中出现频率最高的词汇是什么？是减脂。我们都希望减掉腹部脂肪，拥有平坦小腹；减掉腿部脂肪，拥有修长双腿；减掉臂部脂肪，拥有紧致玉臂。可是你知道吗，有一种更隐蔽的脂肪正在危害你的健康，不得不减哦！

根据脂肪堆积的部位，肥胖分为两种类型：一种是皮下脂肪型肥胖，即皮下聚积脂肪造成的肥胖。其特征是下腹部、大腿内侧、臀部等下半身聚积脂肪。因外观似梨形，也被称为梨形肥胖，以年轻女性比较多见。还有一种是内脏脂肪型肥胖，脂肪堆积在腹腔内，形成啤酒肚体形。从外观上看像苹果，又被称为苹果形肥胖，多见于中年以后的女性。因为脂肪未附着于皮下而在内脏，所以虽然腰很粗，但从表面捏不到脂肪。皮下脂肪型肥胖者不必担心会有重大疾病，但是内脏型肥胖者则易患高血脂症、高血压以及动脉硬化等疾病。

下面介绍几种可减少内脏脂肪的食品：

1.乌龙茶

乌龙茶中含有多酚和咖啡因等成分，前者能使交感神经兴奋，肾上腺素分泌增加，后者则能抑制肾上腺素的分解，两者相加的效果是，促进消耗体内蓄积的脂肪。想要增强效果，可以用热开水冲泡，使用热水能从茶叶中充分地浸出多酚等有效成分。

2.韭菜

韭菜不仅营养丰富，还有一定的药用价值。韭菜含有挥发性精油及含硫化合物，具有促进食欲和降低血脂的作用，对高血压、冠心病、高血脂有一定疗效。现代医学研究还表明，韭菜含有较多纤维素，可增强胃肠蠕动，有很好的通便作用，能排除肠道中过多的脂肪及毒素，从而有效地减少内脏脂肪的堆积。

3.咖啡

咖啡中含有咖啡因，具有促进脂肪燃烧的作用。咖啡因进入体内后，使交感神经兴奋，肾上腺素的分泌就变得旺盛起来。肾上腺素能使体内蓄积的脂肪燃烧，从而减少人体脂肪。

4.卵磷脂

卵磷脂具有乳化的作用，能够溶解脂质，防止内脏脂肪的蓄积。目前，已经研发出利用卵磷脂的乳化作用来治疗高脂血症的药。另外，它还能够抑制肠道内脂肪的吸收，防止在肝脏中进行脂质分解再合成，从而预防脂肪肝的形成。富含卵磷脂的食品有蛋黄、大豆、酵母等，特别是大豆和大豆的加工食品，不仅含有卵磷脂，还含有大豆皂角苷等，能减少多余的脂质。

5.辣椒

辣椒素能刺激中枢神经，促进肾上腺皮质分泌肾上腺素，从而活化分解脂肪的酶——脂肪酶，使脂肪易于作为能量消耗掉。也就是说，它能减少体内积存的内脏脂肪，预防肥胖。如果在摄取的同时能进行适度的运动，则效果更好。

▶ 用迷人的体香来"招蜂引蝶"

"招蜂引蝶"的前提是拥有迷人的体香。怎样通过相应的饮食来获得芬芳宜人的体香呢？

据《神农本草经》记载，桃花能"令人好颜色"。现代药理研究表明，从桃花中提取的植物激素，有抑制血凝、促进末梢血液循环的特殊作用。用桃花瓣泡茶或研末调蜜制成蜜丸，常食可使人体散发桃花香气。

对于茉莉花，多数人只知用其制茶叶，而忽略其美容价值。其实，茉莉花馨香异常、顺气活血、调理气机，适合作为膳食。取茉莉花若干，晒干，每次3～5朵调入清粥食用，不仅能清心明目，还可令肌肤生香，其中所含香精油、芳樟醇脂等物质更有抑制色素形成及活化表皮细胞的妙用。

杏花因为含有镁，对于美容也有很好的效果。想使体蕴杏香，可于杏花盛开时，取杏花去蒂，以布袋盛之，入瓮封存。半月后取出，每斤加甘草1两、盐梅10个共研末，装入瓶中。每餐饭后用白开水冲服10克，可使皮肤白而润，散发杏香。

此外，芦荟也可食用。芦荟中含有一种高分子配糖体，配糖体在被人体分解时能散发出芳香。采新鲜芦荟去皮，用开水烫后，拌以椒盐、麻油等作料，即成凉拌菜，其性凉，故可消炎去火。对于油性皮肤的人来说，经常用鲜芦荟榨汁饮用或吃芦荟都很有好处。

▶ 打造完美胸部的不老术

青春女孩的傲人胸部，如何能保持到三四十岁，一直都是很多女性梦寐以求的事情。下面推荐一些能保持胸部丰满的食物，让你吃出美丽，吃出健康。

女人的乳房是富含脂肪和腺体组织的器官，其大小与遗传、保养等因素有关，也与营养素的摄入、雌激素的刺激关系密切。乳房大小和体态胖瘦基本相称。体胖的人乳房脂肪积聚多，所以显得大一些，反之则显得小一些。所以，为促进青春期乳房发育，或避免中老年以后出现乳房萎缩，可以吃一些富含维生素E以及有利激素分泌的食物，如卷心菜、花菜、葵花子油、菜子油等。B族维生素也有利于激素合成，存在于粗粮、豆类、牛乳、猪肝、牛肉等食物中。内分泌激素在乳房发育和维持过程中起重要作用，雌激素使乳腺管增长，黄体酮使乳腺管不断分支，形成乳腺小叶。乳房发育欠丰满的女人，还应吃一些含热量高的食物，如蛋类、肉类、花生、芝麻、核桃、豆类、植物油类等。由于热量在体内积蓄，会使瘦弱的身体变得丰满，故乳房也由于脂肪积蓄变得丰满而富有弹性。

紫河车有滋补强壮的作用，能促进女人乳腺、生殖器、卵巢的发育。它能使早白的头发转黑，使气血两虚、瘦弱、面色无华、乳房发育不好的女人唇红齿白、面如桃花、乳房丰满，可以常吃。

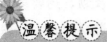

温馨提示

下面这道丰胸食品由黄豆、花生、红枣制作而成，古代称它为"玉女补奶酥"，传说是清朝太医特别为慈禧研制的。

材料：花生100克，去核红枣100克，黄豆100克。

做法：

1.花生及黄豆连皮烘干后，磨成粉，红枣切碎，充分拌匀，加少许水使其成形。

2.将其揉成小球后，再压成圆形（大小可自行决定）。

3.烤箱预热10分钟，以150度烘烤15分钟。

含钾量多的水果能使腿部变苗条

拥有纤腰、秀发你的当然不愿意"上面看风调雨顺，下面看惨不忍睹"。食用含钾量的水果，能消除浮肿和下身肥胖。让我们来看看这些水果吧。

1.香蕉

一般来说，香蕉营养价值高，会使人发胖，但香蕉也容易消化。香蕉中钾的含量多，脂肪和钠的含量低，最适于想使自己腿部苗条的人食用。

2.苹果

也是含钾量多的水果，对腹泻、便秘的缓解都是很奏效的。苹果本身即具有调节能量的苹果酸。

3.木瓜

维生素含量丰富，含有蛋白分解酵素、木瓜酵素。木瓜含有大量具有整肠功能的果胶，在吃肉类食品比较多的情况下，有减轻肠胃负担的作用。

4.草莓

维生素C含量非常丰富，只要每天5颗就能满足人体一天所需要的钾量。

5.西瓜

含钾多，含有利尿作用的特殊氨基酸、瓜氨酸。

6.柿子

是一种富含钾、维生素C和维生素A的水果。

7.葡萄柚

热量低，且含有大量维生素，钾的含量比苹果、西瓜和柿子都高。以上这些水果都对腿部减肥有效，但是切勿一次吃得太多。

改变饮食，不做"小腹婆"

每天朝九晚五地坐在办公桌前，或者随着年龄的增长荷尔蒙分泌发生改变，都使脂肪容易在腹部堆积，于是小肚腩越来越明显，减"腹"行动已经迫在眉睫！

小肚腩很恼人，穿衣服显得臃肿，走路像带着游泳圈，年轻的时候还好一些，一到中年，平坦小腹便一去不返。是放纵还是减肥？节食太难，药物有害，运动没有时间，怎么办呢？其实很简单，改变饮食，小肚腩就会大有改观！

肚腩除是因体内过剩脂肪积聚而成外，便秘亦是一大元凶，所以要多吃高纤维食物，如紫菜、海带、芝麻、胡萝卜及橙子等食物，还要多喝水，都有助于刺激肠道蠕动。女性要少吃冷食，常吃冷食容易长出小肚腩。这是因为女性的子宫须保温，吃冷食的时候，子宫的温度会降低，这时我们的大脑就命令脂肪去保护子宫，而脂肪也因此集中在小腹。饭后不要马上坐下，站半小时。舒淇就是用这种方法减肥的，女性朋友不妨一试。饭后1小时左右可以喝杯茶，茶中不仅含有大量的食物纤维，更重要的是它富含维生素B_1，能将脂肪充分燃烧并转化为热能。

Chapter 4

吃出让人羡慕又嫉妒的秀发

给足营养，"枯木"也能"逢春"

头发就像一个花环，是女人最宝贵的财富之一，一旦失去了它，你就会感到自己不再拥有青春魅力。

均衡的营养搭配是美发的根本。头发虽然是由没有生命的角质化蛋白质组成的，但角质化蛋白质之所以会不断地生长，是头发上的毛乳头吸收血液中的营养，供给发根之故。假如你想要长久保持乌黑、亮泽的秀发，就一定要保持均衡的营养。

头发与身体其他部位一样，每天都在进行新陈代谢，要使头发保持健康美丽，除了要做好梳、洗、理外，还要注意供给头发充足的营养。

蛋白质是维持一头秀发的主要原料。饮食中蛋白质摄入不足，会使人营养不良。头发营养不良则毛根萎缩，头发变细，失去光泽，且容易脱发。要保证充足的蛋白质摄入，正常成人每天不少于70克，可以使头发生长良好。奶类、蛋类、瘦肉、鱼、豆制品中蛋白质含量丰富。

维生素A和B族维生素也是维持一头秀发的重要原料。维生素A能维持人体皮肤和皮下组织的健康，缺乏维生素A会使皮肤下层细胞变性坏死，皮脂腺不能正常分泌，皮肤变得干燥、粗糙和角化，毛发生长不良甚至脱落。维生素A在动物肝、蛋黄、鱼肝油中含量丰富。另外，胡萝卜、西红柿、油菜、玉米、黄豆中也富含胡萝卜素，它在人体中能转变为维生素A。

B族维生素的主要生理功能是参与人体的物质代谢，如缺乏维生素B_1，会影响末梢神经的营养代谢，从而影响头皮的正常代谢，影响头发的生长。B族维生素在绿叶蔬菜、谷类外皮、胚芽、豆类、酵母中含量丰富。

微量元素对头发的健康所起的作用亦不容忽视。碘是合成甲状腺激素的重要原料，甲状腺激素对头发的光亮秀美起着很大的作用，如果分泌不足，则头发枯黄无光。因此要适当吃一些海带、紫菜、海鱼、海虾等含碘较多的食品。锌参与体内多种酶的组成，缺锌是引起脱发的重要原因，锌在海产品、牛奶、牛肉、蛋类中含量较多。

值得指出的是，核桃仁和黑芝麻不仅营养丰富，还是养发护发的佳品。核桃仁能补气血、润肌肤、黑须发，可每天空腹吃4～5枚或制成糖酥核桃仁食用。黑芝麻有养血、润燥、补肝肾、乌须发之功。可将黑芝麻洗净晒干，微火炒熟，碾成粉，配入等量白糖，每天早晚食用。

总之，能使头发秀美的食物很多，在日常生活中注意安排好一日三餐，饮食多样，荤素搭配，营养均衡，就能吃出一头飘逸的秀发来。

▶乌黑靓丽的迷人秀发需要的营养物质

想要拥有一头乌黑的秀发，除了要保持精神乐观，不可过度忧虑、烦恼、

紧张，加强锻炼，以促进全身血液循环，增强毛发制造黑色素细胞的功能以外，还要注重饮食调养，注意多补充人体所需要的足够的铜和具有乌发作用的营养物质，以促进头发的正常生长。

铁元素和铜元素是合成黑色素颗粒必不可少的。含铜、铁两种元素丰富的食物，主要有动物内脏以及柿子、番茄、土豆、菠菜、瘦肉、豆类、苹果等食品。

维生素A对毛发、皮肤的代谢和营养也有帮助，可保持皮肤滋润，使头发有光泽。维生素E是强抗氧化剂，在肠内能维持维生素A不被氧化，可以促进维生素A在体内的作用。因此，应多吃核桃、芝麻、圆白菜、胡萝卜、植物油等，上述物质的充足供应可以保证机体不断得到铜、铁、维生素A、维生素E的补充。

除此之外，平时还应多吃些花生、杏仁、西瓜子、葵花子、栗子、松子、莲子、菱角等食物，这些食物不仅富含铜，还富含维生素B_3，可增加黑色素颗粒的形成，是乌发的重要营养物质。

▶主食吃得少，头发白得快

许多人都为自己日渐增多的白发发愁。专家认为，引起头发变白的原因有很多，但摄取主食和肉蛋白量少导致的

营养不良，是非常重要的因素。

决定头发颜色的因素是头发中色素颗粒的多少，与发根乳头色素细胞的生长发育情况有关。头发由黑变白，一般是毛发的色素细胞功能衰退，当衰退到完全不能产生色素颗粒时，头发就完全变白了。正常人从35岁开始，毛发色素细胞就开始衰退，但是，如果不好好保护的话，黑发有可能会提前变成白发。

古人说，"发为血之余"，意思是说头发的生长与脱落、润泽与枯槁，主要依赖于肾脏精气的充衰，以及肝脏血液的濡养。不吃或少吃米、谷等主食，必然会伤脾胃，而且会伤及肝肾。人在青壮年时肝的气血充盈，所以头发长得快且有光泽，而到了年老体衰时则精血多虚弱，毛发变白而枯落，这是由脾胃提供的营养不足所致。五谷杂粮中富含的淀粉、糖类、蛋白质、各种维生素和某些微量元素（如铜），以及肉食中含有的丰富的肉蛋白，这些都是使头发乌黑油亮必需的营养成分。如果主食及肉食长期摄取不足，则会导致头发变灰、变白。

那么，应如何预防头发变白呢？可常吃紫米、黑豆、赤豆、青豆、红菱、黑芝麻、核桃等主食，也要多吃乌骨鸡、牛羊肉、猪肝、甲鱼、深色肉质的鱼类、海参等肉食。此外，还要常吃胡萝卜、菠菜、香菇、黑木耳等。总之，

深色的食物大都含有色素，对头发色泽的保养有益。

维生素让秀发飘起来

飘逸的秀发人人都想拥有，但在选用各种美发产品的同时，你也需要选择对症的食品，对头发进行内在的调理、补充。国际著名营养保健专家艾尔·敏德尔博士特别为受头皮屑、头发易断、脱发困扰的人士开列了一份营养处方。

1.头皮屑

可能缺乏的营养素：

（1）维生素B$_{12}$

需要的食物：动物肝脏、牛肉、猪肉、动物内脏、蛋、牛奶、奶制品等。

（2）维生素F

需要的食物：植物油、花生、葵花子、胡桃等。

（3）维生素B$_6$

需要的食物：营养干酵母、动物肝脏、豆类、未精制加工的谷类制品、谷物胚芽、洋葱、番茄等。

2.头发干燥易断（无光泽、白发）

可能缺乏的营养素：

（1）B族维生素

需要的食物：酵母、啤酒酵母、白花豆等。

（2）维生素F

需要的食物：植物油、花生、葵花子、胡桃等。

（3）碘

需要的食物：盐、奶制品。

3.脱发

可能缺乏的营养素：

（1）维生素H

需要的食物：啤酒酵母、坚果类、牛肝、动物肾脏、糙米等。

（2）肌醇

需要的食物：未精制加工的糖蜜、动物肝脏、卵磷脂、未精制加工的谷类制品、柑橘类、啤酒酵母等。

（3）B族维生素

需要的食物：酵母、啤酒酵母、干白花豆、葡萄干、甜瓜等。

（4）维生素C、叶酸

需要的食物：柑橘类、青胡椒、番茄、马铃薯、新鲜绿色叶菜、水果、动物肝脏、营养干酵母等。

水果养出美丽秀发

乌黑、柔软而有光泽的秀发是每个女性的梦想。其实不用花大价钱，费大心思去美容院保养，女性朋友只要留心生活细节，多多进食能增强头发营养的水果，一样能轻松拥有美丽的秀发。

1.奇异果

奇异果可说是水果中的营养之王，富含胡萝卜素、维生素C、精氨酸，除了卓越的抵抗衰老的本领，还能抗辐射、抗氧化和抗自由基，能全面改善头皮新陈代谢。

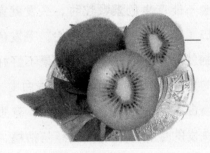

2.金橘

金橘中富含大量的维生素C，有刺激头皮新陈代谢的作用，并能使染发后的发色保持鲜亮，同时其清新香味能够让人放松身心，起到提神醒脑的作用。

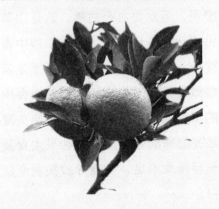

3.柑橘

柑橘中含大量的维生素C，从柑橘皮中萃取的柑橘精油可增强人体免疫力，镇定神经，消除焦虑和心理压力，并有较强的抗老化功效。柑橘精油可以起到清凉提神、去除头屑的作用。

4.蜜桃

蜜桃所含的营养成分有蛋白质、脂肪、糖、钙、磷、铁和B族维生素、维生素C等，具有深层滋润和紧致肌肤的作用。同时，蜜桃还能给予头发高度保湿和滋润，增强头发的柔软度。

5.苹果

苹果中含肌肤和头发生长所需的大量营养，其中苹果酸可以防止皮肤和头发的干燥。另外，苹果所含的营养成分还能够抑制头皮屑的生长，有镇定头皮和止痒的功效。

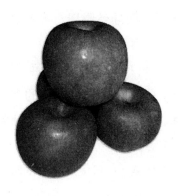

6.无花果

无花果具有较高的药用价值，可开胃助消化、清热消炎，还是抗癌高手。而无花果中所含的钾、钙、铁等丰富的矿物质能强健头发的发干，保持头发中的水分。

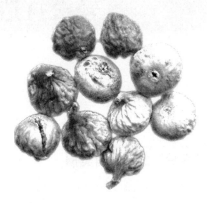

7.木瓜

木瓜中所含的丰富的维生素C、铁、钾、叶黄素等可以为头发提供多种营养，为头发提供深层洁净和滋养。

Chapter 5

轻松打造明眸皓齿的美女

▶ "美眉"怎能没有美眉

要当一位漂亮的"美眉"，首先眉毛就要靓丽抢眼。有些女性眉毛较为细淡，有些人因为外在的因素导致眉毛脱落，其中包括了精神紧张、焦虑、体内缺锌等。

除了找医生帮忙外，我们还可以从饮食上改善脱眉的状况，以下便是饮食上应着重补充的营养素：

1.锌质：如果缺锌，会造成皮下胶原组织密度降低，毛囊衰减，引起脱眉，可多吃含锌的食物，像豆类、坚果、粗粮、动物肝脏、瘦肉、牡蛎、牛奶、蛋类等。

2.铜质：缺乏铜质会造成毛发生长停顿或脱落，应多吃含铜的食物，如谷类、坚果、海鲜、干豆等。

3.碘：碘可刺激甲状腺分泌甲状腺素，并促其正常发挥作用。如果因甲状腺功能低下而导致脱眉，可多吃些含碘的食物，如海带、紫菜等。

4.铁质：脱眉的患者通常体内含铁量低，所以应多吃含铁质的食物，包括芝麻、木耳、海带、豆类、油菜、芹菜、蛋类等。

5.维生素C：可促进铁质的吸收，在摄取含铁的食物时，可搭配富含维生素C的食物，如山楂、红枣、番茄、水果、绿叶蔬菜等。

▶ 水墨明眸的美女其实可以吃出来

一双如水一般清澈的眼睛，是每个女人一生的追求，也是每个女孩永恒的期待。可是有一天，我们突然发现，岁月的刀痕留在了我们美丽的双眸周围，眼部皱纹、眼袋、黑眼圈……昔日的光彩，忽然间不见了。我们无法企求岁月将以前的明眸还给我们，但是我们可以珍惜现在。从现在开始，从此刻开始，我们要找到一种既简单又有效的办法，那就是，从每日的饮食中开展护眼大行动！

1.补充硒元素

在地球上的动物中，山鹰的眼睛最为敏锐。生物学家经过长期的研究发现：其奥妙就在于鹰眼中含有极为丰富的硒元素，高出人类一百多倍。硒对视觉器官的功能是极为重要的，它能支配眼球活动的肌肉收缩、瞳孔的扩大和缩小，维持眼睛辨色力的正常等。硒也是机体内一种非特异抗氧化剂——谷胱甘肽过氧化酶的重要成分之一，而这种物质能清除人体内的过氧化物和自由基，包括眼睛，从而使眼睛免受损害。若人眼长期缺乏硒，就会导致视力下降，发生许多眼疾，如白内障、视网膜病、夜盲症等。因此，日常膳食中应注意硒的补充，如多吃动物肝脏、瘦肉、玉米、洋葱、大蒜、牡蛎、海鱼、淡菜，都可提高硒的摄入。

2.多吃富含维生素A的食物

维生素A是眼睛不可缺少的物质。它直接参与视网膜内视紫红质的形成，而后者是感弱光的物质。维生素A还具有保障眼睛角膜润泽不干燥

的作用，若缺乏维生素A，会使泪腺上皮细胞组织受损，分泌停止，可引起干眼病。要使体内不缺乏维生素A，可多摄入各种动物肝脏以及牛和羊的奶汁、蛋黄及富含各类胡萝卜素的食品。胡萝卜素是维生素A生成的基础，在人体内能转化成维生素，这些食品主要有胡萝卜、南瓜、西红柿及绿色蔬菜等。

3.供给充足的富含维生素B_1和尼克酸的食物

眼睛缺乏这两种维生素易出现眼球震颤、视觉迟钝等症状，而富含维生素B_1和尼克酸的食物，主要有小麦、玉米、鱼、肉等食品。

4.保证维生素B_2的供给

维生素B_2能保证视网膜和角膜的正常代谢，如果缺乏就容易出现流泪、眼红、发痒、眼睛痉挛等症状。维生素B_2多存在于牛奶、羊奶、蛋类、瘦肉、肾脏、肝脏、扁豆中。

5.蛋白质是视力发育的基础

眼睛是身体的重要器官之一，眼睛的正常功能、组织的更新离不开蛋白质。如果蛋白质长期处于缺乏状态，会引起眼睛功能衰退，视力下降，并发生各种眼疾甚至导致失明。

要保护好眼睛，应注意从每日膳食营养入手，合理搭配，多种膳食，以利于眼睛的健康。

▶ 让眼睛水汪汪的玉米

许多女性都特别喜欢吃玉米，但许多人可能并不知道玉米还有个好处，那就是美目抗衰。

玉米性平味甘，有开胃、健脾、除湿、利尿等功效。它能治腹泻、消化不良、水肿等。

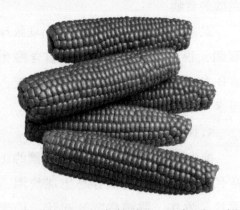

玉米中还含有糖类、蛋白质、胡萝卜素、黄体素、玉米黄质、磷、镁、钾、锌等。老年黄褐斑性病变是眼睛老化所造成的疾病，严重时会造成视力缺损。许多流行病学的研究发现，黄体素、玉米黄质可以预防老年黄斑性病变的产生。

玉米含有黄体素、玉米黄质，尤其后者含量较丰富，因此玉米可以说是抗眼睛老化的极佳补充食物。

爱美的女性朋友们，快快将玉米搬上你的餐桌吧。

▶ 吃掉讨人厌的"黑眼圈"

黑眼圈形成的原因很多，包括饮食无规律、营养不良、缺乏铁质、烟酒过量或是熬夜引起睡眠不足等，不管是哪种原因导致的黑眼圈，都应该注意在饮食方面的调理。

首先要增加营养，在饮食中增加优质蛋白质摄入量，每天保证90克以上蛋白质，多吃富含优质蛋白质的瘦肉、牛奶、禽蛋、水产品等，还应增加维生素A、维生素E的摄入量，因为维生素A和E对眼睛和眼部皮肤有滋养作用。

富含维生素A的食物有动物肝脏、奶油、禽蛋、胡萝卜、杏等，富含维生素E的食物有芝麻、花生米、核桃、葵花子等。同时还应注意含铁食品的摄入，如海带、瘦肉等。在摄入铁的同时还应注意摄入富含维生素C的食物，如酸枣、橘子、西红柿和绿色蔬菜等，因为维生素C有促进铁吸收的作用。

此外，不要吸烟、过量饮酒，因为吸烟会使皮肤细胞处于缺氧状态，从而使眼圈变黑。过量饮酒会造成眼圈周围暂时性缺血缺氧，长期饮酒，很可能会形成明显的黑眼圈。

这样吃让你牙好胃口好

当我们发现往日很容易就能咬得动的食物现在咬来却有点困难了，牙齿间食物残渣也不像以前那么容易清除了，这说明岁月已经开始在你的牙齿上留下了印迹。是不是有一点怯意？不要怕，更不要轻易放弃，以下几种食物会让你的牙齿在岁月的"洗净"中愈见美丽。

1.芹菜

大口嚼着芹菜时，它正在对你的牙齿进行一次大扫除，从而减少蛀牙的机会。因为这些粗纤维的食物就像扫把，可以扫掉一部分牙齿上的食物渣。另外，你愈是使劲咀嚼，就愈能刺激唾液分泌，平衡口腔的酸碱值，达到自然的抗菌效果。

吃法：嘴馋的时候，别尽想着甜点零食，可以将芹菜、小黄瓜和胡萝卜切成块，嘴馋时就抓来嚼一嚼，按摩一下牙龈，顺便补充蔬菜。

2.乳酪

钙摄取不足会动摇骨本质，耗损牙齿健康，所以每天要从各种天然食物里摄取足量的钙。乳酪不但是钙的良好来源之一，它对牙齿还有保护作用。乳酪里含的钙及磷酸盐可以平衡口中的酸碱值，避免口腔处于有利细菌活动的酸性环境，造成蛀牙。经常食用乳酪能够增加齿面的钙质，有助于强化及重建牙釉质，因为钙是构成牙釉质的主要成分，能使牙齿更为坚固。

吃法：早餐来一份西红柿乳酪三明治。准备2片全麦吐司、1片约3厘米厚的西红柿及1片低脂乳酪。

首先，将乳酪片置于吐司上，再放上擦干水分的西红柿，依个人口味，挤上少许黄芥末酱及撒上少许黑胡椒，然后用另一片吐司将材料夹起来。以锡箔纸将吐司整个包好，放进预热的烤箱，烤8~10分钟即可。

3.绿茶

被日本人视为长寿之宝的绿茶，对健康的好处实在多到让人无法抗拒它。许多研究都指出它的抗氧化能力相当强，可以预防多种癌症，常喝的人能减少患心血管疾病的风险。现在，就连牙齿也因为喝了绿茶而变得更健康。绿茶含有大量的氟（其他茶类也有），可以和牙齿中的磷灰石结合，具有抗酸防蛀牙的效果。绿茶中的儿茶素能够减少在口腔中造成蛀牙的变形链球菌，同时也可除去难闻的口气。

吃法：视个人喜好，一天喝2~5杯绿茶，建议在用完餐或吃了甜点之后饮用。另外，绿茶里含有咖啡因，所以孕妇应该限量饮用。

4.洋葱

洋葱里的硫化合物是强有力的抗菌成分。在试管实验中发现，洋葱能杀死多种细菌，其中包括造成我们蛀牙的变形链球菌，而且以新鲜的生洋葱效果最好。

吃法：建议每天吃半个生洋葱，不仅预防蛀牙，还有助于降低胆固醇、预防心脏病及提高免疫力。制作生菜沙拉时，可以剥几片新鲜洋葱加进去，或者在汉堡、三明治里，夹上一些生洋葱丝。

5.香菇

菇类在近几年不但成了提高免疫力的热门食物，一些研究还发现，它对保护牙齿也有帮助，可以抑制口中的细菌制造牙菌斑。

吃法：菇类带有独特的风味，而且热量低，不论煮汤、清炒或凉拌都很可口。每周吃2～3次各种菇类，是简单又省钱的保健方法。

6.芥末

品尝日本料理的生鱼片或是寿司，都要配上那呛得人眼泪鼻涕直流的芥末，主要目的是为了杀菌。芥末可以抑制造成蛀牙的变形链球菌繁殖。

吃法：除了搭配生鱼片食用，也可以将一小匙芥末加上少许酱油调匀，作为水煮海鲜类的蘸酱。或者将等比例的芥末、蜂蜜及水拌匀，淋在墨鱼、虾上做凉拌酱，能中和海鲜的腥味。

7.无糖口香糖

嚼食无糖口香糖可以增加唾液分泌量，中和口腔内的酸性物质，从而预防蛀牙。嚼食添加木糖醇的无糖口香糖之后，对抑制造成龋齿的细菌效果明显。木糖醇是一种热量很低的代糖，可以产生甜味，但不会被口腔细菌利用。

吃法：吃过东西之后，如果不能立刻刷牙，嚼5分钟以上的无糖口香糖是一种替代方法。不过，牙科医生强调，嚼口香糖并不能取代刷牙来清洁口腔，应尽可能吃完东西就马上刷牙。

8.薄荷

薄荷的淡淡清香有助于提神醒脑，同时也能减少口气。薄荷里含有一种单帖烯类的化合物，可以经由血液循环到达肺部，让你在呼吸时感觉气味清新。

在欧美国家，许多家庭用薄荷叶自制漱口水，缓解牙龈发炎、肿胀的不适感。国外研究也发现，使用这一类药草漱口水可以减少口腔内的细菌滋生。

吃法：吃完一顿大鱼大肉之后，喝一杯不加糖的薄荷茶，可以去腻、缓解腹胀感。如果你苦恼于满嘴的葱、蒜辛味而不敢开口交谈，建议嚼2～3片新鲜薄荷叶或者荷兰芹，都有助于去除这些令人尴尬的气味。

9.水

喝水是最简单却很重要的保护牙齿

方法。适量喝水能让我们的牙龈保持湿润，刺激分泌唾液。在吃完东西之后喝一些水，顺道带走残留口中的食物残渣，不让细菌得到养分，借机作怪而损害牙齿。

吃法：每个人一天需要喝6～8杯水，尤其吃过东西之后，如果无法立刻刷牙，切记喝一杯水来清洗口腔，减少一些蛀牙机会。

拥有一口洁白健康的牙齿，不仅吃得香，就连笑起来也特别迷人。让牙齿青春不老的秘密就藏在我们每天吃的食物里，选择正确的食物，会让你的笑容更灿烂。

▶ 健康饮食让你笑可露齿

牙齿是健康和美丽的主要标志，有一口洁白整齐的牙齿，到哪里都可以开怀大笑。良好的口腔保健不是拥有健康美丽牙齿的唯一途径，饮食习惯同样起着不可忽视的作用。均衡的饮食，适量分配一天中的食物对坚固的牙齿十分有利，能够帮助女性的牙齿更好地抵抗釉质侵蚀和龋齿。

生鲜食物，例如胡萝卜、白萝卜或者苹果在被咀嚼的时候，在牙齿表面进行摩擦，实际上起到了清洁牙齿的作用。

此外，脂类、某些蛋白质（奶酪的酪蛋白）、矿物质（磷、钙、氟），还有维生素D具有抗菌作用，能限制釉质的无机盐排出。奶制品是我们所需要的钙质、磷质和维生素D的最好来源，也是牙釉质和牙根支撑骨的主要矿物质材料。

过去人们通常在吃过甜点之后才吃奶酪，借助于酪蛋白的限制作用和奶中的脂类，减少由碳水化合物中分泌出的酸。

天然矿泉水可以满足人体对于氟的需求量，氟可以增加牙齿的釉质，坚固牙齿，保护牙齿免受微生物的侵蚀。大多数矿泉水每升中含0.3毫克的氟，有的每升含量高达8毫克。我们在餐桌上还可以见到氟化盐，在茶水、海鱼和某些蔬菜（菠菜、白萝卜）中也含有氟质。但是，过量摄入氟（每日多于2毫克）可能会使牙齿变黑。可可中含有丹宁酸、氟和磷酸钙，这三种物质也都参与保护牙齿的工作。现在的木糖醇口香糖也是很好的健齿食物，木糖醇能发挥杀菌的作用，有利于减少牙斑。

但是某些零食，特别是碳水化合物食品（糖果或者甜饮料、面包、糕点）或者酸性食品（苏打水、水果、果汁），通常会增加患龋齿的危险。糖分可以转化为酸，而酸能破坏牙齿表面的釉质。如果有可能，在每次吃完食物之后要仔细清洁牙齿。如果没有条件，也可以认真漱口或者嚼一块无糖的口香糖。

牙齿洁白更添姿色

真正的美女通常是"唇红齿白"，拥有一口洁白、整齐、坚固的牙齿的确能使人平添几分姿色。牙齿的健康和整洁与钙、磷、维生素D、维生素C、氟等营养成分密切相关。为了牙齿的健康，为了保持口气清新，应注意以下饮食：

1. 多吃富含钙质的食物

钙是牙齿结构中的主要成分，应注意摄取含钙质的食物，如牛奶、豆腐等。此外，虾皮、骨汤、紫菜、泥鳅等食品中的钙含量也比较丰富。

2. 多吃含磷丰富的食物

磷也是牙齿的主要成分之一，是保持牙齿坚固不可缺少的营养素。磷在鱼、肉、奶、豆类、谷类中含量丰富。

3. 多吃蔬菜

常吃蔬菜能使牙齿中的钼含量增加，增加牙齿的硬度和坚固度。常吃蔬菜还能预防龋齿。咀嚼蔬菜时，蔬菜中的水分能稀释口腔中的糖质，使细菌不易生长，纤维素则能对牙齿起清洁作用。

4. 多吃些较硬的食物

较硬的食物有利于牙齿的健美，如玉米、高粱及一些坚果类等。

Part 8

常见疾病食来补

Chapter 1

内科疾病患者的膳食营养

冠心病

冠心病是由于心脏的冠状动脉发生粥样硬化，造成动脉管腔狭窄或阻塞，导致心肌缺血缺氧而引起的心脏病。合理调整饮食是预防和治疗冠心病的重要措施之一。

营养方案

1.推荐食物：粮食类、豆类及其制品均有降脂作用。

2.限量食物：去掉可见脂肪的牛羊肉、火腿、除小虾外的贝类以及蛋黄等。

3.禁用食物：动物脂肪含量高的食物，如肥猪肉、肥鹅、剁碎的肉馅；高胆固醇食物，如猪皮、肝、鱼子、全脂牛奶；高能量及高碳水化合物食物，如冰淇淋、巧克力等；刺激性食物，如辣椒、芥末等。

营养食补

1.洋葱炒肉片

原料：洋葱150克，瘦猪肉50克。

制法：瘦猪肉洗净切薄片，洋葱洗净切片。油锅烧热，先放瘦肉翻炒，再放洋葱与肉同炒，加调料，再炒片刻即成。

功效：滋肝益肾，化浊去淤，利湿解毒。主治冠心病、高脂血症、高血压。

2.米粉粥

原料：玉米粉50克，粳米100克。

制法：粳米洗净，玉米粉放入大碗内，加冷水调稀。粳米放入锅内，加清水适量，用武火烧沸后，转用文火煮至米九成熟，将玉米糊倒入，边倒边搅，继续用文火煮至米烂成粥。每日2次,早晚餐食用。

功效:滋阴补血,活血化淤,对肝肾阴虚有益处。

高血压

高血压是一种以血压持续升高为主的全身慢性疾病,与长期精神紧张、缺少体力活动、遗传等因素有关。患者除血压升高外,还伴有头痛、头昏、眼花等症状。

营养方案

1.多吃降压食物,如芹菜、胡萝卜、香蕉等;多吃降脂食物,如山楂、香菇、绿豆等。注意补充钾和钙,如绿叶菜、鲜奶等。

2.禁忌食物:所有过咸食物及腌制品、刺激性食品,如烟、酒、咖啡等。

营养食补

1.香蕉芝麻方

原料:香蕉500克,黑芝麻25克。

制法:将黑芝麻炒至半熟,用香蕉蘸食。每日1剂,2~3次分食。

功效:滋补肝肾,润燥降压。适用于肝肾阴虚、肝阳上亢型高血压。

2.醋泡花生米

原料:花生米若干。

制法:将花生米浸泡醋中,5日后食用,每天早上吃10~15粒。

功效:有降压、止血及降低胆固醇作用。

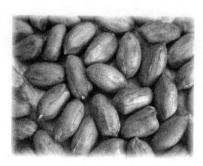

低血压

低血压患者有头晕、头痛甚至昏厥、心悸等类似神经官能症的表现。

营养方案

1.推荐食物:多食补气血、温补脾肾的食物,如莲子、桂圆等,有养心益血、健脾补脑之力。人参炖瘦肉、田七炖鸡等对低血压患者均十分有益。

2.限量食物:冬瓜、西瓜、海带、洋葱、山楂等。

营养食补

1.天麻炖母鸡

原料:嫩母鸡1只,黄芪30克,天

麻15克，葱、姜、黄酒、陈皮各10克，盐、胡椒粉各少许。

制法：母鸡去毛洗净，剖腹去内杂。黄芪、天麻洗净切片，装于鸡腹腔内。将鸡放于沙锅中，加葱、姜、食盐、黄酒、陈皮、水适量，盖好盖，文火炖至鸡熟烂，加胡椒粉，即可食用。

功效：益气补虚，回升血压。

2.当归羊肉汤

原料：当归50克，羊肉200克，姜、葱、盐各适量。

制法：羊肉洗净切块，与当归一起入锅，放入葱、姜，用小火炖至羊肉酥烂，加盐调味，吃羊肉喝汤。

功效：温中暖下，补虚益气。

▶ 高脂血症

高脂血症是指血浆脂质的一种或多种成分的浓度高于正常值。

营养方案

1.推荐食物：各种植物油、深海鱼油、大豆、粗粮、苹果等。提倡杂食。

2.限量食物：不吃或少吃精制糖，如白糖等。少喝咖啡。

营养食补

1.山楂大枣酒

原料：山楂片300克，大枣、红糖各30克，米酒1000毫升。

制法：将山楂片、大枣、红糖浸入米酒内，密封贮存，每日摇荡1次，5日后即成。每次饮30～50毫升，每日1～2次。

功效：破气行淤，养血活血。适用于高脂血症。

2.山楂瓜皮饮

原料：山楂4～5颗，西瓜皮50克。

制法：山楂、西瓜皮洗净切碎，以开水泡茶饮用。

功效：降低血脂，防治"三高"。

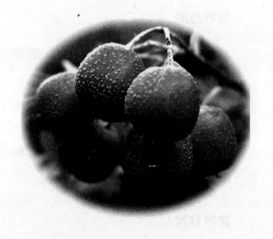

▶ 消化性溃疡

溃疡病患者主要表现为上腹疼痛，胃酸分泌过多。恶性饮食刺激、精神刺激、药物刺激都可导致溃疡。

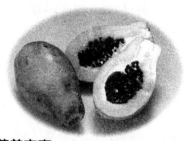

营养方案

1.推荐食物：新鲜木瓜、山楂、谷类食物等。

2.限量食物：含高蛋白质和钙质过多的食物，如乳类。忌易胀气不消化食物，如干豆类。糯米含有多量的糊精，黏性较强，膨胀性小，不容易消化，消化不良者长期食用糯米，将会加重病情。

营养食补

1.白萝卜粥

原料：白萝卜150克，大米100克，精盐1克，味精2克。

制法：将白萝卜洗净，切成小块；大米淘洗干净，备用。锅内加水适量，放入大米煮粥，五成熟时加入白萝卜块，再煮至粥熟，调入精盐、味精即成。每日2次，连服3～5天。

功效：萝卜有宽中下气、消积化痰等功效。适用于消化不良溃疡等症。

2.荠菜豆腐粥

原料：鲜荠菜120克，豆腐100克，大米120克，精盐2克，味精2克，香油2克。

制法：将荠菜洗净，切成碎末；豆腐切成小块；大米淘洗干净，备用。锅内加水适量，放入大米、豆腐煮粥，八成熟时加入荠菜末，再煮至粥熟，调入精盐、味精、香油即成。每日2次，空腹服用，连服 7～10天。

功效：荠菜有促进溃疡创面愈合的作用，豆腐营养丰富，易于消化吸收，二者合食，对消化性溃疡有良好的功效。

胃炎

胃炎与饮食习惯有密切的关系，摄入过咸、过酸及过糙的食物，反复刺激胃黏膜，还有不合理的饮食习惯、饮食不规律、暴饮暴食等都可导致胃炎。

营养方案

1.推荐食物：容易消化的食品，富含维生素A、B族维生素和维生素C的食物，如软饭、面条等。

2.限量食物：油煎、油炸及不发酵的面食，如油饼、饺子等。

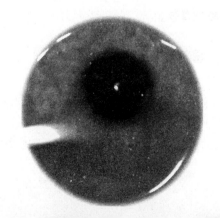

营养食补

1.红枣糯米粥

原料：红枣10枚，糯米100克。

制法：同煮稀饭，常食。

功效：养胃止痛。

2.鲫鱼糯米粥

原料：鲫鱼2条，糯米50克。

制法：将两味共煮粥食，早晚各服一次。

功效：补阴养胃，适用于慢性胃炎。

▶ 腹泻

腹泻表现为排便次数增加，粪便稀薄，时发时止，时轻时重。多因食物中毒、细菌和病毒感染或肠炎所引起。

营养方案

1.推荐食物：补充维生素，可选用过滤菜汤、果汁、番茄汁等，以防止腹泻伴有出血现象和加强组织修复。

2.限量食物：忌肥肉、烟酒、辛辣刺激性食物。

营养食补

苹果方

原料及制法：

（1）苹果100克，洗净，去皮核，捣烂如泥，每日4次，每次100克。

（2）苹果1个，洗净去皮，切成薄片，放入碗中加盖，隔水蒸熟，分2次饮用。

（3）苹果1个，去皮核，切碎，粳米30克，炒黄，加入煎煮，饮用。功效：对脾虚、泄泻有很好的作用。

▶ 便秘

通俗地讲，便秘是指大便秘结不通，排便时间延长（隔两日以上排便一次），或虽无时间延长但粪质干燥坚硬，排便困难。

营养方案

1.推荐食物：多摄入食物纤维，定期吃些粗粮，如玉米、高粱等。多吃蔬菜水果，特别是香蕉，它含有大量的镁，具有很好的通便作用。多吃干果的种仁，这些种仁含有大量的油脂，具有滑利肠道、通便的作用，如核桃仁、松子

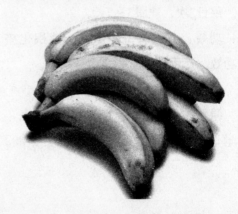

仁、瓜子仁等。

2.限量食物：避免辛辣食物，少吃或不吃辣椒、葱、蒜，少饮酒。

营养食补

1.蜂蜜麻油汤

原料：蜂蜜50克，麻油25克。

制法：蜂蜜放入碗内搅拌起泡沫，边搅边将麻油缓缓掺入蜂蜜中，再搅匀即可。用开水冲（可冲开水约1000克），代茶饮。

功效：肠燥便秘者食之即可见效。

2.香蕉粥

原料：香蕉200克，粳米50克。

制法：香蕉切成薄片，粳米淘洗净后煮粥，粥成时加入香蕉再煮约10分钟即可。

功效：适用于大便干结，小便短赤，身热，心烦，腹胀腹痛，口干口臭。忌同时食用大量的鱼、肉、蛋等高蛋白食物，以免形成胃石症。

▶感冒

感冒是最常见的一种传染性疾病，由病毒引起的，俗称"伤风"。有位医学家戏言：感冒如不服药，7天可自愈；如果服药，则需1周。尽管语言不乏幽默

调侃，却是实情，所以我们可以从食补上下工夫。

营养方案

多饮开水，食清淡、稀软、少油腻的食物，如大米粥、牛奶等。风寒感冒宜食生姜、葱白、香菜、黄瓜等发汗散风寒的食物；风热感冒宜多选用冬瓜、西瓜、豆浆等；暑湿感冒可选用绿豆粥等。高热食欲不好者宜选用流质、半流质膳食，如蛋花汤、豆腐脑等。

营养食补

苦参鸡蛋

原料：鸡蛋1枚，苦参6克。

制法：将鸡蛋打碎搅匀，苦参水煎取汁，用苦参汁冲鸡蛋，趁热服。

功效：对流行性感冒有良效，对轻症头痛、发热、咳嗽、咽痛见成效。

▶支气管炎

支气管炎是由炎症所致的呼吸系统疾病，分为急性和慢性两种类型。急性支气管炎通常发生在感冒或流感之后，可有咽痛、鼻塞、低热、咳嗽及背部肌痛等症状。慢性支气管炎往往因长期吸烟所致，可有呼吸困难、喘鸣、阵发性咳嗽和黏痰等症状。

营养方案

1.推荐食物：根据不同症状的表现，合理选用有利于症状缓和好转的食品。有化痰清肺作用的食物有橘子、梨、柿子、藕、萝卜、丝瓜、冬瓜等。

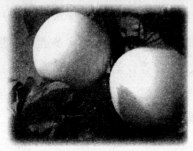

2.限量食物：要以清淡饮食为主，忌食虾、蟹、黄鱼、猪头肉等食物。膳食不要过咸过甜，会诱发咳嗽。

营养食补

1.南瓜大枣粥

原料：南瓜300克，大枣15枚，大米150克，蜂蜜60克。

制法：将南瓜洗净，切成小块，大枣、大米洗净备用。锅内加水适量，放入大枣、大米煮粥，五成熟时，加入南瓜，再煮至粥熟，调入蜂蜜即成。

功效：南瓜有消炎止痛、补中益气、解毒杀虫等功效，适用于慢性支气管炎、咳嗽、痰喘。

2.大葱糯米粥

原料：葱白5段（长3厘米），糯米60克，生姜5片。

制法：共煮粥，粥成后加米醋5毫升，趁热食用。

功效：适用于急性支气管炎。

肺炎

肺炎是由多种病原菌引起的肺充血、水肿、炎性细胞浸润和渗出性病变。症状表现为发热、咳嗽、胸痛、呼吸困难等。

肺炎的成病原因很多。刺激性的物质，如食物、汽油等吸入下呼吸道后易引发吸入性肺炎。维生素A是保证呼吸道健康的物质，缺乏时可导致呼吸道易感染性增强，引发肺炎。

营养方案

1.推荐食物：补充热量和蛋白质，如多吃些瘦肉、豆类及其制品。核桃、花生等食物既有丰富的蛋白质，又有清热润肺作用，对肺炎康复有帮助。适当吃些含铁和铜丰富的食物，如动物肝肾、蛋黄、黄豆、油菜等。虾皮、芝麻、骨头汤等含钙量多的食物也对肺炎患者有益。

2.禁忌食物：忌食辛辣、刺激性食物，忌浓茶，少吃海鲜发物，戒烟禁酒。

营养食补

1.绿豆荸荠粥

原料：绿豆60克，荸荠100克，大米100克。

制法：将荸荠洗净去皮，切成小块；绿豆、大米去杂质，洗净，备用。锅内加水适量，放入绿豆、大米煮粥，六成熟时加入荸荠块，再煮至粥熟即成。每日1~2次，可长期服食。

功效：绿豆有清热解毒、利尿消肿、润肤解暑等功效；荸荠有清热解毒、祛风化痰、利湿止渴等功效，适用于急、慢性肺炎。

2.雪梨汁饮

原料：雪梨250克。

制法：将雪梨洗净，去皮，切薄片，用凉开水浸泡2小时，然后用洁净的纱布包裹绞汁即成。一次饮完，每日1~3次。

功效：生津润燥、清热化痰，对肺炎咳嗽、消渴、便秘有一定作用。

▶哮喘

哮喘是一种慢性非特异性炎症性疾病，每当发病时，会感到发作性胸闷、喘息、气促或咳嗽，常于夜间和清晨发作。

营养方案

1.推荐食物：多吃蔬菜，如萝卜、丝瓜等。选择性地定量食用水果，如梨、柑橘、核桃、香蕉等。芝麻、蜜糖有助于大便通畅、腹压下降，能减轻哮喘。

2.禁忌食物：避免过敏性食物，如鸡蛋、肥肉、花生和油腻不易消化食物；少食盐；忌食鱼虾。

营养食补

1.薏米煮猪肺

原料：猪肺1个，薏米150克，萝卜150克。

制法：将猪肺洗净切块，萝卜洗净切块，和薏米一起放入沙锅，加水文火炖煮1小时，加调料即可食用。

功效：理虚润肺、止咳平喘，适用于支气管哮喘、慢性支气管炎。

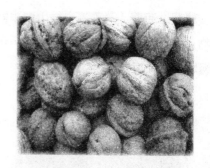

2.核桃杏仁蜜

原料：核桃仁250克，甜杏仁250

克，蜂蜜500克。

制法：先将杏仁放入锅中煮1小时，再将核桃仁放入收汁，将开时，加蜂蜜500克，搅匀至沸即可。每天取适量食用。

功效：适用于老年肺肾不足、咳嗽痰多、肠枯便燥之症。

膀胱炎

膀胱炎是指膀胱由于细菌感染造成炎症。导致膀胱感染的主要细菌是大肠杆菌，与男性相比，女性患膀胱炎的几率更高，这主要生理结构不同所致，因为女性尿道较短，所以细菌容易到达膀胱。

膀胱炎的症状一般是小便次数增多，排尿时尿道有烧灼感或疼痛，即所谓尿频、尿急、尿痛。

营养方案

1.推荐食物：多吃利尿性食物，如西瓜、葡萄、菠萝、芹菜等含维生素丰富的食物。多进食田螺、玉米、绿豆等，可帮助缓解尿频、尿急、尿痛等症状。

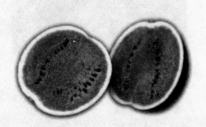

2.限量食物：少吃柑橘，因柑橘可导致碱性尿产生，导致细菌生长。少饮咖啡，咖啡含有咖啡因，能导致膀胱颈收缩而使膀胱产生痉挛性疼痛。忌食酸辣刺激性食物，如烈酒、辣椒、酸味水果等。

营养食补

芹菜大枣车前粥

原料：芹菜150克，大枣9枚，大米100克，车前草20克。

制法：将芹菜洗净，切成碎末；大枣、大米去杂质，洗净；车前草洗净，用干净纱布包好，备用。锅内加水适量，放入大米、大枣、车前草袋煮熟，八成熟时加入芹菜末。再煮至粥熟，拣出车前草袋，即可食用。每日2次，连服5～7天。

功效：芹菜有平肝祛风、解热利湿、养神益力等功效；大枣有补中益气、养胃健脾等功效；车前草可清热利尿，适用于膀胱炎。

糖尿病

糖尿病是由于体内胰岛素绝对或相对不足而引起的以糖代谢紊乱为主的全身性疾病，典型临床表现为多饮、多尿、多食和身体消瘦。本病病因主要为阴虚、饮食不节或情志失调、劳欲过度等，导致肺燥胃热、肾阴亏损，所以我们补的时候要以养阴津、清虚热为法则。

营养方案

1.推荐食物：富含维生素C的食物，如猕猴桃、草莓等。烹调用油宜采用豆油、花生油、菜子油、玉米油等。

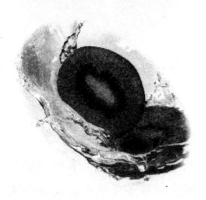

2.限量食物：烹调饮食不要加糖，远离碳水化合物含量过高的甜食，如红糖、白糖、蜜饯等。限制高脂高胆固醇食物，如蛋黄、动物内脏、鱼子、肥肉等。少吃油炸食物。

营养食补

1.苦瓜烧豆腐

原料：苦瓜150克，水豆腐100克。植物油、食盐适量。

制法：苦瓜去子切薄片，入锅炒至八成熟，加入豆腐、食盐，烧至熟透食用。

功效：豆腐有清热、利尿、降糖之功。

2.玉竹猪心方

原料：玉竹20克，猪心500克，荸荠50克，精盐、水淀粉、韭黄、葱、姜、蒜、料酒、酱酒、白糖、味精、胡椒粉、鸡汤、玉竹液缩汁、植物油、醋、香油。

制法：玉竹洗净切片，加水煎煮两次，去渣，合并两次煎液，浓缩至20毫升。猪心切薄片，放在碗内用精盐、水淀粉抓一抓。韭黄摘洗干净切成寸段。荸荠切片。葱、姜、蒜分别切成细末。料酒、酱油、白糖、味精、精盐各15克，与胡椒粉、鸡汤、水淀粉、玉竹液浓缩汁调匀，兑成芡汁，备用。取锅置旺火上，倒入植物油烧热，下入猪心滑透，倒在漏勺中控油，锅内留少许油，重新上火烧热，先放蒜末，再放葱、姜末炸出香味，然后放入荸荠片煸透，倒入猪心，继而烹入兑好的芡汁，撒上韭黄段，翻炒均匀，淋醋、香油少许，离火盛装盘内。

功效：养阴生津，对糖尿病胃阴不足所致的多食易饥、形体消瘦、小便量多、大便干结等有良好的作用。

▶ 肥胖症

肥胖症是指脂肪不正常地囤积在人体组织，使体重超过理想体重的20%以上的情形。

如何判断自己是否肥胖？有一个算法：

体重（千克）＝身高（米）$^2 \times 22$

体重指数＝体重（千克）／身高（米）^{2}

如果体重指数超过33，就属于肥胖，此时应想办法控制体重，从饮食上着手既方便又有效。

营养方案

1.推荐食物：选择脂肪含量低的肉类，如兔肉、鱼肉、家禽肉和适量的猪瘦肉、牛肉、羊肉，并多吃豆制品，以摄取足量的维生素和膳食纤维。蔬菜和水果不仅热量低，而且富含维生素和膳食纤维，是肥胖者较为理想的食物。在水果蔬菜淡季不能满足需要时，可多吃粗粮、豆类及海产品，如海带、海藻等。

2.限量食物：饮食要清淡。食盐能储留水分，使体重增加，因而要限制食盐的用量。另外烹调菜肴时要以植物油为主，少吃动物油，控制用油量。

营养食补

1.绿豆海带粥

原料：绿豆50克，海带50克，大米100克。

制法：将绿豆用清水泡软；海带反复漂洗干净，切成小块；大米洗净，备用。锅内加水适量，放入绿豆、大米煮粥，五成熟时加入海带块，再煮至粥熟即成。每日一次，连服20~30天。

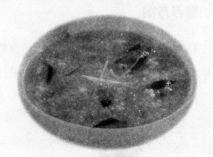

功效：绿豆有祛热解暑、利尿消肿等功效，海带有化淤软坚、消痰平喘等功效，适用于肥胖症、高血压等。

2.冬瓜白米粥

原料：冬瓜150克，大米100克。

制法：将冬瓜洗净，切成小块；大米淘洗干净备用。锅内加水适量，放入大米煮粥，八成熟时加入冬瓜块，再煮至粥熟即成。每日一次，可长期食用。

功效：冬瓜有清热解毒、利尿消肿、止渴除烦等功效，可用于肾炎水肿、痔疮疼痛、妊娠水肿、暑热烦渴、肥胖症等。

▶ 骨质疏松症

骨质疏松症是绝经后妇女和老人最常见的骨代谢性疾病，特征是骨头变得疏松脆弱，使得骨骼容易破裂和骨折。这个时候尤其要注意营养的搭配以预防和缓解骨质疏松。

营养方案

1.推荐食物：摄取适量的高钙食物，因为预防骨质疏松最好的办法是进食含钙、镁、锌丰富的食物，以供给骨质生成的必需材料。钙主要存在于水产品、奶类、禽蛋类。增加含硫食品的摄入，如蒜、葱头等，因为硫能使骨骼发育得更健康。

2.限量食物：减少动物蛋白、盐、

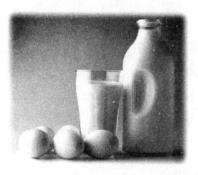

糖的摄入量，尽量少用含太多磷的饮料和加工食品。喝咖啡、抽烟、酗酒也易造成钙流失，所以应避免。

营养食补

1.鱼头炖豆腐

原料：鲢鱼头500克，豆腐500克，生姜、蒜瓣、食醋、精盐、麻油各适量。

制法：鱼头去鳃、肠洗净，从鱼骨中间横向剁成2大块，放入沙锅中，加姜片、蒜瓣、食醋和适量清水，用大火烧开，改用小火炖45分钟，加入豆腐块、麻油、盐，再炖10分钟，至豆腐入味，食用。

功效：鱼头和豆腐中均含有较高的钙质，有利补充人体钙元素。

2.牛肉粥

原料：新鲜牛肉100克，粳米250克，调料适量。制法：新鲜牛肉洗净，切成小块，加水及调料煮熟；再放入粳米，加水煮粥，待肉烂粥熟，加作料煮沸即可，每日早餐热食。功效：有滋养脾胃、强筋壮骨之功效，对骨质疏松症有良好的疗效。

Chapter 2

外科疾病患者的膳食营养

▶乳腺增生

乳腺增生的发病原因与卵巢机能失调有关，常同时或相继在两侧乳房内发生多个大小不等、圆形较硬的结节，结节可被推动。乳房胀痛，月经期前更甚。

营养方案

1.推荐食物：多吃蔬菜和水果，多吃粗杂粮、黑豆、黄豆，多吃核桃、黑芝麻、黑木耳、蘑菇等。

2.限量食物：忌高热量、高脂肪、

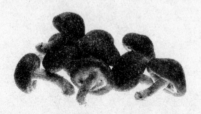

低膳食纤维的食物。不吃用雌激素喂养的禽、畜肉。

营养食补

1.虫草川贝炖瘦肉

原料：冬虫夏草3克，川贝母粉5克，猪瘦肉100克，料酒、葱段、姜片、盐各适量。

制法：将冬虫夏草洗净，与川贝母粉、猪瘦肉片一起放入沙锅，加清水、料酒、葱段、姜片共煨约1小时至熟，加盐调味即可。

功效：调理冲任二脉，补肾散结。适用于乳腺小叶增生，证属冲任二脉失调的患者。

2.橘饼饮

原料：金橘饼50克。

制法：将金橘饼洗净，沥水后切碎，放入沙锅，加适量清水，用中火煎煮约15分钟即成，饮汁食金橘饼，早晚服用一次。

功效：疏肝理气，解郁散结。适用于乳腺小叶增生，证属肝郁气滞的患者。

骨质增生

骨质增生又叫骨刺或骨赘，是骨关节边缘上增生的骨质。发生本病的外因多为跌打骨折或膝足畸形、脊柱侧弯等因素，内因是风寒湿邪、阻塞经络、肝肾亏虚、气滞血淤。骨质增生虽不至危及生命，但病程甚长，痛苦连绵。我们就从饮食上与它"抗战"。

营养方案

1.推荐食物：进食高钙食品，如牛奶、蛋类、豆制品、蔬菜和水果。增加维生素的摄入，如维生素A、维生素D等。多食新鲜蔬菜及含糖量较少的水果及香菇、蘑菇、黑木耳、海带等食物。

2.限量食物：肥胖患者宜控制高能量饮食，增加活动，减轻体重，以减轻关节负重，有利于身体的恢复。

营养食补

1.黄鱼参羹

原料：大黄鱼肉125克，水发海参25克，火腿末10克，鸡蛋40克，调料少许。

制法：把火腿末蒸熟，大黄鱼肉和水发海参都切成小方厚片，打好鸡蛋，将鱼肉、海参入锅翻炒并调味，待全熟时倒入水淀粉勾成薄芡，离火，倒入碗中，淋上少许熟猪油，撒上火腿末即可。

功效：补肾益精，壮阳养血，补充蛋白质、维生素、钙、磷等营养素。

2.荠菜鱼卷

原料：大黄鱼肉200克，面皮50克，猪肥肉25克，荠菜25克，荸荠25克，调料适量。

制法：洗净荠菜，切成细末，加入葱、姜末及鸡蛋清和干团粉，调成细糊。另外将肥肉、黄鱼肉、去皮的荸荠切成细丝，然后加入鸡蛋清混合成肉馅。再把面皮切成两半，在每一半上都堆上一半制好的肉馅，卷成长卷后外面抹上细糊略放一下，切成3～5厘米的小段，放入热油锅中，逐个炸至金黄色，即可。

功效：补充胶质、钙、蛋白质等营养素。

颈椎病

颈椎病是常见的骨关节病变，是一种发生在中老年人群中的常见病。在外感、外伤、失稳、劳损等因素作用下，导致颈椎椎间盘组织退行性改变及其继发病理改变累及其周围组织结构（神经根、脊髓、椎动脉、交感神经等），出现相应的临床表现。

营养方案

1.推荐食物：饮食要合理搭配。食物一般分两类，一是可以提供热能的主食，如米、面等；一种是可以调节生理机能的副食，如豆类、水果和蔬菜等。颈椎病是椎体增生、骨质退化疏松等引起的，所以更要补钙，牛奶、鱼、黄豆等含钙量较高。

2.限量食物：忌油腻厚味之品，忌辛辣刺激性食物，少吃冷饮少饮酒。

营养食补

1.韭菜炒胡桃

原料：韭菜200克，胡桃肉50克，芝麻油10克。

制法：韭菜洗净切段，胡桃肉捣碎。芝麻油入锅炒热，加入韭菜、胡桃肉炒熟。分次食用，连食一个月。

功效：温经、通络、止痛，颈椎病造成的上肢疼痛和麻木者见效。

2.栗子米粥

原料：板栗20克，粳米50克。

制法：板栗去壳，洗净，置锅中，加清水500毫升，加粳米，急火煮开5分钟，文火煮30分钟，分次食用。

功效：补中益气，颈椎病造成的颈肩疼痛、倦乏无力者可以尝试一下。

关节炎

关节炎是机体的一处或多处关节发炎，其主要特征是关节疼痛、肿胀、僵硬、变形或活动范围受限。

营养方案

1.推荐食物：多食含组氨酸的食物，如稻米、小麦和黑麦，有利于清除机体过剩的金属。多食含硫的食物，如芦笋、鸡蛋、大蒜、洋葱，有利于钙的吸收。多食含维生素的食物，如亚麻子、燕麦麸等。

2.限量食物：忌多吃肥腻食物。因肥腻食物在体内的氧化过程中会产生一种酮体，过量的酮体易引起物质代谢失调。在日常烹调菜肴过程中，宜用植物油，尽量不吃肥肉、奶油及油炸食品。

营养食补

1.黑豆红糖粥

原料：黑豆30克，大米60克，红糖30克。

制法：将黑豆用清水泡软，大米淘洗干净，备用。锅内加水适量，放入黑豆、大米煮粥，快熟时加入红糖，再煮两三沸即成。每日2次，长期食用。

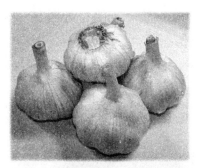

功效：黑豆性平味甘，有滋补肝肾、活血利尿、祛风解毒等功效。红糖有补血祛寒等功效，适用于风湿性关节炎。

2.四辛粥

原料：姜丝、葱末、辣椒末各9克，胡椒粉6克，大米60克，精盐1克，味精2克。

制法：将大米淘洗干净，备用。锅内加水适量，放入大米、姜丝、葱末、辣椒末、精盐共煮粥，熟后调入胡椒粉、味精即成。每日2次，连服15～20天。

功效：生姜有温中散寒、发汗解表等功效，大葱有通阳开窍、祛风活络等功效，辣椒有温中散寒、祛湿通络等功效，胡椒有开胃、祛寒等功效，适用于类风湿性关节炎。

▶ 腰椎间盘突出症

腰椎间盘突出症俗称"腰腿痛"，是椎间盘（纤维环）破裂后髓核压迫神经导致的一种骨科疑难病。症状主要是腰背痛、坐骨神经痛、下腹部痛或大腿前侧痛、麻木等。

营养方案

1.推荐食物：保证足够的营养物质，多摄入一些增强骨骼强度、肌肉力量，提高恢复功能的营养成分，如钙、磷、蛋白质、B族维生素、维生素C、维生素E较多的食品，有利于病情的好转。

2.限量食物：慎食煎炸、生冷的食物。这类饮食不易消化，易导致便秘，使腹压增高，加重腰腿痛症状。少吃或不吃辣椒等刺激性食物。这些食物易引起咳喘而使腰腿痛症状加重。

营养食补

1.羊肾杜仲

原料：新鲜羊肾1对，杜仲30克，精盐适量。

制法：将羊肾剖开，洗净，把杜仲夹于剖开的羊肾内，用细线将羊肾缠紧，放入碗内。碗内加少量水及精盐，置锅内隔水慢火蒸2小时取出。分次食用羊肾，可连续食用。

功效：补肾强腰，养精益髓。

2.腰花粥

原料：猪腰子1副，粳米65克，葱白、姜片、料酒、精盐、鸡精各适量。

制法：将猪腰子洗净，去筋膜，切成小块，放入沸水中烫一下。将粳米洗净，放入锅中，加清水适量，用小火熬成粥，调入腰花、精盐、料酒、葱白、姜片、鸡精，煮沸后即可食用。

功效：适用于腰椎间盘突出兼有腰膝软弱、酸痛、行路艰难的患者。

腰肌劳损

腰肌劳损是指腰部肌肉、筋膜与韧带软组织的慢性损伤，是腰腿痛中最常见的疾病。

营养方案

1.推荐食物：宜常吃具有补肾强腰、活血通络作用的食物，如核桃、板栗、山楂、枸杞、韭菜、丝瓜、鸡肉等。

2.限制食物：忌吃生冷性寒的食物。

营养食补

1.良姜猪脊骨粥

原料：良姜（高良姜）10克，薏米30克，生姜10片，杜仲10克，寄生20克，猪脊骨250克，粳米120克，盐适量。

制法：将良姜、薏米、生姜、杜仲、寄生洗净，一起入沙锅煎水去渣，再加入洗净的猪脊骨和粳米，煮成粥，加盐调味即可。

功效：温中止痛，补骨髓，滋肾阴，补虚损。

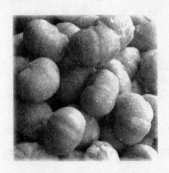

2.薏米生姜羊肉汤

原料：薏米50克，生姜20克，羊肉250克，盐适量。

制法：羊肉洗净，切块。薏米、生姜洗净，与羊肉块一起放入沙锅，加清水小火炖约1小时至熟，加盐调味即可。

功效：消水肿，补气血，温肾阳，止痛，祛风湿。

脂肪肝

正常人在摄入营养结构合理的膳食时，肝脏的脂肪含量约占肝脏重量的3%～5%，但在某些异常发生时，肝脏的脂肪量则明显增加。当肝脏的脂肪含量超过肝脏重量10%时，就称为脂肪肝。

脂肪肝多与进食不当有关，如摄取过多脂肪、胆固醇或甜食以及长期饮酒等。

营养方案

1.推荐食物：日常饮食烹调以植物油为主。主食应粗粮搭配，多吃蔬菜、水果及菌藻类，如牛奶、蛋清、鱼类、鸡类、山楂、黄瓜、萝卜、木耳、茶叶、芹菜、油菜、苦瓜等。

2.限量食物：禁食精制糖、蜂蜜、果汁、蜜饯等甜食和甜点心等含单糖高的食物。戒酒，少吃刺激性食物。

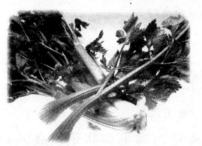

营养食补

1.玉米须冬葵子赤豆汤

原料：玉米须60克，冬葵子15克，赤小豆100克，白糖适量。

制法：将玉米须、冬葵子煎水取汁，入赤小豆煮成汤，加白糖调味。分2次饮服，吃豆，饮汤。

功效：舒和肝气，消痰化浊。

2.鲤鱼炖豆腐

原料：豆腐100克，鲤鱼1条（约250克）。

制法：豆腐切小块，鲤鱼去鳞洗净，入水煮汤，加姜、葱、食盐调味，分2次食完。

功效：有利于肝脏早日康复。

▶ 胆囊炎

胆囊炎常因胆结石梗阻胆管，导致胆汁淤积，胆囊壁发生炎症。发作时患者常有上腹部四分之一部位疼痛，并伴有恶心、呕吐和腹胀。当发生化脓性胆囊炎或炎症波及胆总管时，可有寒战、高热，有时还会出现黄疸。

营养方案

1.推荐食物：可食用大米、面粉、藕粉以及白糖、蜂蜜等。植物油有利胆作用，故多采用植物油。瓜茄、小白菜、大白菜等蔬菜及香蕉、苹果、西瓜等都对胆囊有很好的营养补给作用。

2.限量食物：限制蛋黄、脑髓、动物内脏、肥肉等食物摄入。忌吃辛辣刺激性食物如辣椒、辣油、五香粉、咖喱粉、花椒面以及烟、酒、咖啡等。

营养食补

芹菜玉米粥

原料：芹菜60克，玉米糁50克。

制法：将芹菜洗净，切成碎末，备用。锅内加水适量，烧开后撒入玉米糁（边撒边搅拌），煮至五成熟时加入芹菜末，再煮至粥熟即成。每日2～3次，可长期食用。

功效：芹菜和玉米均含有丰富的

纤维素，可促进肠蠕动，有利于大便通畅，以减少胆囊炎的发作次数，适用于急、慢性胆囊炎及便秘。

胰腺炎

胰腺炎根据发病不同分急性胰腺炎和慢性胰腺炎，表现为胰腺及周围组织水肿、细胞浸润和脂肪坏死。饮食不慎是引起胰腺炎发作的重要原因。

营养方案

1.推荐食物急性期：禁止经口摄食，通过静脉补充营养素。恢复期：可经口给予完全不含脂肪和高碳水化合物的清流质食物，以免消化不良。如果汁、杏仁茶、浓米汤、西红柿汁。病情稳定后：低脂肪半流质饮食，开始用脂肪含量很低的易消化食物，蛋白质不宜过多，应供给充足的碳水化合物。

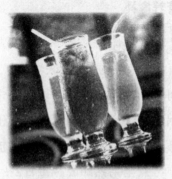

2.限制食物：忌食油煎、炸、烤等食物，禁酒。

营养食补

党参兔肉汤

原料：党参15克，延胡索12克，茯苓10克，鸡内金10克，兔肉20克。

制法：将延胡索、茯苓、鸡内金用纱布包好，兔肉洗净切块，与药袋、党参一起放入沙锅中，加水文火炖煮至肉熟烂，去药袋，加调料即成。饮汤吃肉。

功效：健脾益气，消积化淤，对慢性胰腺炎有疗效。

痔疮

痔疮的常见症状是"血，脱，痛"，即便血、脱出、坠痛。

营养方案

1.推荐食物：纤维素含量高的食物，可以缓解疼痛。多食粗加工的食品。多食蔬菜、水果，如芹菜、苹果、猕猴桃等。

2.限量食物：饮食不宜过分精细。食物过分精细会造成食物纤维和其他营养素的大量丢失，反而对机体不利；还会使粪便形成量减少，导致便秘，长期便秘容易诱发痔疮。

营养食补

黄瓜生姜拌海蜇

原料：鲜嫩黄瓜200克，水发海蜇皮200克，生姜15克，精盐、味精、香油、米醋各适量。

制法：将水发海蜇皮洗净，切成细丝，入清水中浸泡30分钟，洗去盐分和明矾，再用开水烫一下，捞出用清水过凉，沥干水分，放入盘内，备用。将黄瓜、生姜分别洗净，切成细丝，放在海蜇丝上，加精盐、味精、香油、米醋拌匀即成。

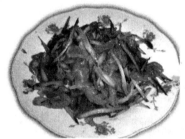

功效：清热解毒，凉血润肠，适用于痔疮、慢性肠胃炎、便秘等。

泌尿系统结石

泌尿系统结石生长是个较漫长的过程，结石一旦生成，肾脏会发生继发性损害，主要表现为尿路梗阻、继发感染和上皮病变。结石很小时不为患者所察觉，也有的在正常运动时将结石排出体外。

营养方案

针对不同的结石宜采用相应的营养方案。

1.钙盐结石

限制钙盐的摄入，多吃酸性食物，如鱼、瘦肉、蛋类，避免食用精面白面粉、巧克力等。

2.草酸结石

禁食含草酸丰富的食物，禁食维生素C制剂。多吃碱性食物，如牛奶、蔬菜、水果等。

3.胱氨酸结石

限食含甲硫氨酸丰富的食物，如蛋、禽、鱼、肉等。多吃碱性食物，多饮水。

4.尿酸结石

避免食用含嘌呤的食物，如动物肝、肾、脑及肉汁、干豆等。多吃碱性食物，多饮水。

营养食补

1.冰糖核桃饮

原料：冰糖120克，核桃仁120克。

制法：核桃仁入热油锅中炸熟，研成细粉。冰糖捣碎，碾为细末。每次各取30克，用温开水送服，日服4次。

功效：益肾化石。适用于肾结石的轻微症状，肾气亏虚，经常腰酸微痛者。

2.米酒炒田螺

原料：田螺500克，米酒150克，葱丝、姜丝、盐、味精各适量。

制法：田螺用清水养3天，吐尽泥沙，剪碎田螺尾部。炒锅烧热，加油烧热，入田螺爆炒，加葱丝、姜丝、米酒、盐爆炒至熟，出锅时加味精，拌匀即可。

功效：清热利尿。适用于尿道结石，小便不利，涩痛。

Chapter 3

五官科疾病患者的膳食营养

脏、鸡蛋等。

2.限量食物：不宜吃羊肉、辣椒、虾蟹等食物，忌煎炸食品。

营养食补

1.桃仁粥

原料：桃仁10克，当归6克，粳米50克。

制法：当归煎水取汁，桃仁去皮研碎，与洗净的粳米一起放入当归汁中煮粥食用。

功效：活血化淤，养胃利窍。适用于气滞血淤型慢性鼻炎。

2.丝瓜藤煲猪瘦肉

原料：近根部的丝瓜藤3～5克，猪瘦肉60克，盐适量。

制法：丝瓜藤洗净，猪瘦肉洗净切块，同放锅内煮汤，至肉熟加盐调味，饮汤吃肉。每天1剂，连服5～15天。

功效：清热消炎，解毒通窍。适用

慢性鼻炎

慢性鼻炎是一种常见的鼻腔黏膜和黏膜下层的慢性炎症，通常包括慢性单纯性鼻炎和慢性肥厚性鼻炎，表现为鼻塞、多涕。

营养方案

1.推荐食物：多吃一些富含维生素A和B族维生素的食物。如杏、菠萝、柿子、胡萝卜、西红柿、油菜、动物肝

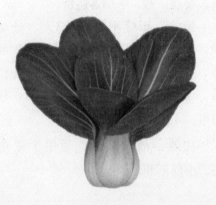

于慢性鼻炎急性发作，萎缩性鼻炎，鼻流浓涕。

咽炎

咽炎系咽部黏膜的慢性炎症，常为呼吸道慢性炎症的一部分。主要表现为咽部的各种不适感觉，如异物感、发痒、灼热、干燥、微痛、干咳、痰多不易咳净、讲话易疲劳，或在刷牙漱口、讲话多时易恶心作呕。

营养方案

1.推荐食物：多摄入富含B族维生素的食物，如动物肝脏、瘦肉、新鲜水果、绿色蔬菜、乳品、豆类等。吃富含胶原蛋白和弹性蛋白的食物，如猪蹄、猪皮、鱼类等，有利于慢性咽炎损伤部位的修复。经常饮用利咽生津的饮品，如蜂蜜绿茶、百合绿豆汤等，可清热润肺、养阴生津。

2.限量食物：少吃或不吃煎炸、辛辣刺激性食物，如油条、辣椒、大蒜等。

营养食补

1.萝卜橄榄饮

原料：白萝卜250克，橄榄50克。

制法：白萝卜、橄榄洗净煎汁，代茶饮。

功效：适用于风热型咽炎。

2.柿霜罗汉茶

原料：罗汉果9克，柿霜3克。

制法：罗汉果、柿霜用开水冲泡，代茶饮。

功效：适用于肺热伤阴型咽炎。

口腔溃疡

口腔溃疡俗称"口疮"，是发生在口腔黏膜上的浅表性溃疡，大小可从米粒至黄豆大小，圆形或卵圆形，溃疡面下凹、周围充血，可由刺激性食物引发疼痛，一般一至两个星期可以自愈。

营养方案

1.推荐食物：饮食要清淡，适当增加蛋白质饮食，多饮水，多吃新鲜水果和蔬菜。口腔溃疡的发生与体内缺锌有关，这时要食用含锌丰富的动物肝脏、瘦肉、鱼类、糙米、花生等。

2.限量食物：少吃粗糙、坚硬的食物，少吃辛辣、厚味的刺激性食物，减少口疮发生的机会。

营养食补

1.蜂蜜疗法

原料：蜂蜜适量。

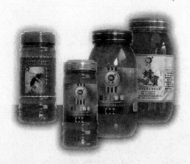

制法：用蜂蜜水漱口，或将蜂蜜涂于溃疡面上。

功效：消炎，止痛，促进细胞再生。

2.木耳疗法

原料：白木耳、黑木耳、山楂各10克。

制法：所有原料洗净煎汤，喝汤吃木耳，每天1~2次。

功效：适用于口腔溃疡。

▶ 牙痛

以牙齿及牙龈红肿疼痛为主要表现的病症。多因平素口腔不洁或过食膏粱厚味、胃腑积热、胃火上冲，或风火邪毒侵犯、伤及牙齿，或肾阴亏损、虚火上炎等引起。

营养方案

1.推荐食物：多吃富含维生素的新鲜水果和红、黄、绿色蔬菜，适当饮用清热解毒的绿茶、绿豆汤等。吃些清胃泻火、凉血止痛的食物，如牛奶、贝类、芋头、南瓜、西瓜、荸荠等。

2.限量食物：忌辛辣、刺激性食物，如辣椒、洋葱等，更不要吃粗糙、坚硬以及煎炸熏烤类食物，它们会损伤牙齿，刺激牙髓。

营养食补

1.生姜粥

原料：生姜片3片，粳米50克。

制法：粳米淘洗净，煮粥，粥熟后加入生姜片，略煮片刻，空腹趁热食用。

功效：辛温散寒，适用于寒凝牙痛。

2.三花茶

原料：金银花、野菊花各20克，茉莉花25朵。

制法：三种花洗净，用开水冲泡，代茶饮。

功效：清热解毒，适用于胃火牙痛。

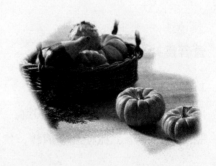

Chapter 4

儿科疾病患者的膳食营养

▶ 小儿感冒

小儿感冒是由病毒或细菌等引起的鼻、鼻咽、咽部的急性炎症，以发热、咳嗽、流涕为主症。其突出症状是发热，而且常为高热甚至出现抽风。

营养方案

1.推荐食物：多饮新鲜果汁如西瓜水、苹果汁等，同时也要多饮开水以防伤津。多吃葱白、生姜、菊花等食品，可生津清热。宜吃流质或半流质食物如小米粥、百合粥、豆浆等。

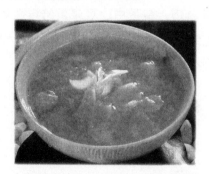

2.限量食物：少食乌梅、杨梅、青梅等酸涩食品，忌食辛燥、油腻之品。

营养食补

1.瓜皮茶

原料：西瓜皮1000克，绿茶10克，薄荷15克。

制法：西瓜皮切碎，加水适量，煮沸20分钟后加入茶叶、薄荷，再煮3分钟，滤出液汁当茶饮。

功效：祛暑解表。适用于小儿暑湿感冒、发热等。

2.葱豉粥

原料：白米50克，葱白6克，豆豉10克。

制法：以常法煮米成粥，熟时加入葱、豆豉。每日1剂，分早晚2次食用。

功效：疏风解表清热，适用于风热感冒之发热、头痛、咽痛、眼干赤。

小儿腹泻

小儿腹泻多为水样便或蛋花汤样便，有急性及慢性肠炎之分。小儿腹泻病因很多，可为肠道内或肠道外感染，饮食不当及气候改变等引起，但重型腹泻多为肠道内感染引起。

营养方案

1.急性腹泻短期内禁食，减轻肠道负荷，适应于较重腹泻及频繁呕吐者。禁食时间6～8小时，营养不良者禁食时间短些，禁食期间给予静脉输液。

禁食后，给予部分母乳及米汤。米汤含有淀粉，易于消化吸收，可供给少量热量。给予脱脂奶，约7天左右过渡到全脂奶。给予胡萝卜汤，因富含电解质及果胶，有利于大便成形。

2.慢性腹泻

根据肠道功能逐渐增加营养素，特别是蛋白质供应，尽可能争取母乳喂养。除短期内用5%米汤、脱脂奶及稀释奶治疗外，争取蛋白奶喂养。

营养食补

山楂神曲粥

原料：山楂30克，神曲15克，粳米100克，红糖6克。

制法：将山楂洗净，神曲捣碎，一起放入沙锅，加水煮半小时，去渣取汁备用。将粳米洗净，放入沙锅，加少量水煮沸，改文火加入药汁煮成粥，加入红糖即可食用。

功效：健脾胃，消食积，适用于消化不良、小儿腹泻。

小儿营养不良

小儿营养不良是由于摄入的营养物质不能满足生长发育需要引起的，因小儿自己不知饥饱，一旦长期喂养不当，或病后失于调养，摄食减少而消耗增加，或存在先天性营养不足和生活能力低下，均易发展为营养不良。主要表现为水肿、生长发育迟缓，严重者全身功能紊乱、免疫力下降，易患肺炎、腹泻等疾病。

营养方案

开始以米汤、稀米糊提供碳水化合物，以脱脂奶供给少许脂肪，以脱脂奶或蛋白奶、鱼蛋白、豆浆供给蛋白质。补充维生素，特别要补充脂溶性维生素A及维生素D。

营养食补

1.猪肚大米粥

原料：猪肚250克，大米100克，盐少许。

制法：先用盐将猪肚搓洗干净，切小丁，与大米煮成烂粥，加盐调味，分次食用。

功效：具有健脾养胃之功，适用于小儿食欲缺乏、病后虚弱、四肢乏力。

2.当归羊肉羹

原料：羊肉500克，黄芪、党参、当归各25克。

制法：羊肉洗净，切成小块；黄芪、党参、当归包在纱布里，用线捆扎好，共放在沙锅里，加水适量，以小火煨煮至羊肉将烂时，放入生姜片、食盐，待羊肉熟烂即可。分顿随量，喝汤吃肉。

功效：适用于小儿营养不良、气血虚弱所致的疲倦乏力、面黄肌瘦、多汗、纳少。

▶ 小儿贫血

小儿贫血主要是缺铁、铅中毒、钩虫病、慢性肾炎等引起的。

营养方案

1.推荐食物：可选用含铁量高且易吸收的食物，如动物肝脏、瘦肉、鱼等。另外多食用富含维生素C的食物，如橘子、猕猴桃、西红柿等。

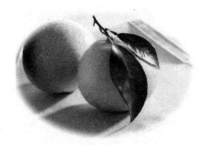

2.限制食物：油腻食物。

营养食补

1.鸡汁粥

原料：母鸡1只，粳米60克。

制法：母鸡去毛及内脏，洗净，放在锅内加清水，煎煮出鸡汤。以原汁鸡汤加洗净的粳米，大火烧开，改小火煮成粥。

功效：补脾益阴，养血强身，主治年幼体弱、气血不足、营养不良等，可防治贫血。

2.薏枣糯米粥

原料：糯米300克，薏仁米50克，大枣20克，莲子20克，山药30克，白扁豆30克。

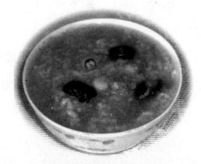

制法：上述材料洗净，共同煮粥食用。

功效：辅助治疗小儿缺铁性贫血。

3.当归羊肉汤原料：当归30克，生姜50克，羊肉150克，盐适量。制法：羊肉、生姜分别洗净、切片，与当归同入锅，加清水，煎煮约30分钟，加盐调味。趁热喝汤。每2天1剂，连服2个月。

功效：温热散寒，温中和胃，补气生血。主治小儿贫血伴食欲不振，怕冷。

小儿遗尿

小儿遗尿大部分与饮食有关，饮食中牛奶、人工饮料、巧克力和柑橘类水果摄食过量，是造成儿童遗尿的重要原因。

营养方案

1.推荐食物：宜常进食具有补肾缩尿功效的食物，如羊肉、虾、雀肉、龟肉、田鸡、鸡肠、茼蒿等，山药、芡实、黑豆、银杏、莲子、薏米等，亦可变化食用。

2.限量食物：饮食不宜过咸或过甜，忌食生冷，晚餐少食汤粥、饮料。

营养食补

1.乌梅大枣汤

原料：乌梅5枚，蚕茧壳1个，去核大枣5枚。

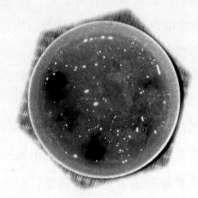

制法：上述原料一起洗净，用清水煎服，每天1剂。

功效：用于肺脾气虚型小儿遗尿。

2.干荔枝肉

原料：干荔枝肉10颗。

制法：直接食用，常吃可见效。

功效：辅助治疗小儿遗尿。

小儿盗汗

小儿出现盗汗，首先要及时查明原因，并给予适当的处理。对于生理性盗汗一般不主张药物治疗，而是采取相应的措施，去除生活中导致高热的因素。比如，孩子睡前活动量过大，或饱餐高热量的食物导致夜间出汗，就应该对小儿睡前的活动量和进食量给予控制，这样还有利于睡眠和控制小儿肥胖，有益于小儿的身心健康。有的小儿夜间大汗，是由于室温过高，或是盖的被子过厚所致。即使小儿偶尔有一两次大盗汗，也不必过分担心，盗汗所丢失的主要是水分和盐分，通过合理的饮食是完全可以补充的。

营养方案

1. 推荐食物：多吃一些养阴清热的新鲜蔬菜和水果，如百合、大枣、核桃、莲子、蜂蜜、豆腐、小麦等。

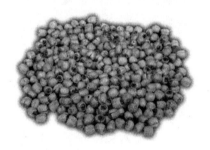

2. 限量食物：控制荤食、甜食，忌西瓜、香蕉、冷饮等寒凉的食物。

营养食补

1. 炖泥鳅

原料：泥鳅250克，盐、菜子油各适量。

制法：泥鳅用温水洗去黏液，去头尾、内脏，用菜子油煎至呈黄色，然后加清水煮汤至半碗，加盐调味，喝汤吃肉。每天1次，年龄小者分次服食。

功效：治疗因营养不良、缺钙、佝偻病等引起的盗汗。

2. 蜂蜜百合饮

原料：干百合（也可以用鲜百合）100克，蜂蜜150克。

制法：将上述二味共蒸约1小时，凉后食用，每天2次。

功效：适用于小儿盗汗。

▶ 小儿百日咳

百日咳是由百日咳嗜血杆菌引起的小儿急性呼吸道传染病，飞沫传染。临床以阵发性痉挛性咳嗽，咳后有深长的鸡鸣样回声为特点，常伴呕吐。婴儿无回声，常发生窒息及合并肺炎。6岁以下小儿易受感染。

营养方案

1. 推荐食物：热能高、含优质蛋白质、营养丰富的食物，多食梨、荸荠、甘蔗、蜂蜜、茄子、大枣、萝卜、芹菜等。

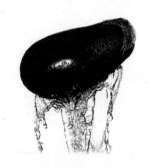

2.限制食物：忌肥甘厚味荤腥的食物，不要吃得太咸，忌吃花生、瓜子、巧克力。这类食品含油脂较多，食后易滋生痰液，使咳嗽加重。不宜吃冷饮、寒凉的食物。

营养食补

1.荸荠甘蔗饮

原料：荸荠250克，甘蔗250克，雪梨1只，冰糖少许。

制法：荸荠、甘蔗去皮洗净，绞汁；雪梨洗净去核，切块，与荸荠、甘蔗汁一起隔水蒸，加冰糖调味，熟后吃梨饮汁。

功效：适用于初咳期。

2.罗汉果茶

原料：罗汉果1个，生橄榄15枚，冰糖少许。

制法：罗汉果、生橄榄洗净同蒸，熟后去渣，加冰糖调味饮用。

功效：适用于痉咳期。

3.雪梨芹菜饮

原料：雪梨、荸荠、白萝卜、芹菜各200克。

制法：将上述原料洗净绞汁，混合后隔水蒸约10分钟，即可饮用。

功效：适用于咳嗽恢复期。

▶ 小儿肥胖症

小儿肥胖症除环境、遗传、生长发育、疾病等原因外，绝大多数与进食热量过多或营养不平衡有关。很多小孩喜欢进食甜食、快餐和油腻的肉类食物及碳酸类饮料等，这样就造成能量过剩、脂肪堆积，从而形成肥胖。

营养方案

1.推荐食物：多选食瘦肉、鸡肉、鱼肉和各种豆类食品。多吃粗纤维食品，如蔬菜、水果等。

2.限制食物：少吃精米、精粉、精制糖等高脂高糖食品。油炸、烧烤的快餐食品缺乏维生素和矿物质，容易使热量聚集而引起肥胖，所以应限食。

营养食补

冬瓜烧香菇

原料：冬瓜250克，香菇50克，精盐、味精、植物油各适量。

制法：将冬瓜切成小方块，香菇浸泡后切块。锅中加油烧热，倒入冬瓜、香菇及泡香菇水煸炒，加食盐、味精等调味，至熟即可。

功效：清热健脾，消积轻体。

小儿厌食症

小儿厌食是指小儿长期食欲不振，甚至拒食的一种病症。长期厌食可致小儿体重减轻甚至营养不良、免疫功能下降等，不但影响生长发育，还会影响小儿身心健康。

营养方案

合理搭配饮食。要做到荤素、粗细、干稀搭配。饭菜做到细、软、烂。定时进餐，适当控制孩子吃零食，不能排挤正餐，更不能代替正餐。

营养食补

1.健脾消积饼

原料：茯苓面、山药面、麦芽面各30克，鸡内金末、黑芝麻末各15克。

制法：将上料和匀，加水适量，和成软面，做成薄饼，用文火烙熟。每餐适量，每日2次，经常食用。

功效：适用于小儿厌食、脾虚食积症。

2.小儿消食粥

原料：山楂片10克，高粱米50克。

制法：将山楂片和高粱米一起置于铁锅，文火炒焦，取出压碾成粗粉，放入沙锅，加水煮成粥。不满1岁，每次取10克消食粥，每日3次。2～3岁，每次取20克消食粥；4～5岁，每次取30～40克

消食粥食用。调味可加适量的奶粉和白糖。

功效：健脾消食。适用于小儿厌食，小儿消化不良。

小儿乳食不消

少儿乳食不消是因小儿喂养不当，内伤乳食，停积胃肠，脾运失司所引起的一种小儿常见的脾胃病症。临床以不思乳食，腹胀嗳腐，大便酸臭或便秘为特征。

营养方案

1.推荐食物：提倡母乳喂养，定时定量，不应过饥过饱。对乳食不消的幼儿，以消食导滞为主，健脾消食，消补兼施。可选用山楂、萝卜、芹菜、麦芽、陈皮、茯苓等。

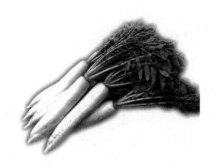

2.限量食物：忌肥甘厚腻及柿子、大枣等不易消化之物。不吃零食，少吃甜食，更不要乱服滋补品。

营养食补

1.山楂粥

原料：山楂20克，粳米100克，白糖10克。

制法：山楂入沙锅煎煮，取浓汁去渣，然后加入粳米、白糖、清水煮粥食用。不宜空腹食用。7天为一个疗程。

功效：健脾胃，消食积，散淤血。适用于食积停滞、腹痛、腹泻、小儿乳食不消等。

2.白萝卜饮

原料：白萝卜500克。

制法：白萝卜切丝，绞汁，炖热后饮用。每天1剂，分2次服。

功效：用于食肉过多而导致的食积。

Chapter 5

妇科疾病患者的膳食营养

月经不调

月经不调主要是指月经周期或出血量的异常，或是月经前、经期时的腹痛及全身症状，属妇科常见病。中医一般将月经不调归纳为月经先期、月经后期、月经过多或月经过少。

一般症状是：

1.不规则子宫出血。包括：月经过多或持续时间过长；月经过少，经量及经期均少；月经频发即月经间隔少于25天；月经周期延长即月经间隔长于35天；不规则出血，出血全无规律性。以上几种情况可由局部原因、内分泌原因或全身性疾病引起。

2.功能性子宫出血。指内外生殖器无明显器质性病变，而由内分泌调节系统失调所引起的子宫异常出血，是月经失调中最常见的一种，常见于青春期及更年期。

3.绝经后阴道出血。指月经停止6个月后的出血，常由恶性肿瘤、炎症等引起。

4.闭经。指从未来过月经或月经周期已建立后又停止3个周期以上。

营养方案

1.推荐食物：在行经期间及经后，应多摄取一些铁、镁、钙，同时补充维生素D、维生素C，以助于钙的吸收，锌、铜的补充量应避免高于正常水平。中医认为山楂具有活血化淤的作用，是血淤型痛经、月经不调患者的最佳品。另外，要多食用一些有缓解精神压力作用的食物，如香蕉、卷心菜、土豆、虾、巧克力、火腿、玉米、西红柿等，还可以食用瘦肉、全谷类、深绿叶蔬菜、牛奶、奶酪等。

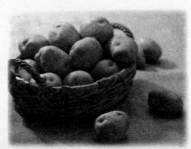

2．限量食物：减少盐的摄取。避免生冷、不易消化和刺激性食物，如辣椒、烈性酒、烟等。

营养食补

1．韭菜炒羊肝

原料：韭菜250克，羊肝200克，姜片10克，盐、水淀粉各适量。

制法：韭菜择洗干净，切段。羊

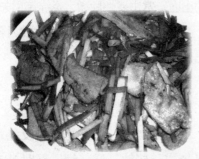

肝切片，加水淀粉挂浆。锅中放油烧热，加姜片炒香，加羊肝片爆炒，放韭菜段炒熟，加盐调味即可。

功效：温肾固精，补肝明目。适用于月经不调、经漏带下等。

2．当归补血粥

原料：黄芪30克，当归10克，粳米或糯米100克，红糖适量。

制法：黄芪切片，与当归共煎，

去渣取汁，再与洗净的粳米或糯米同入沙锅，加清水共煮为粥，加红糖调味。温热食。

功效：益气补血。适用于气血不足，月经失调，量多色淡，质地清稀等。

▶ 痛经

痛经多数在月经初潮或初潮后不久发病，下腹痛是痛经的主要症状，疼痛常于经前数小时开始。大多数妇女是轻度痛经，表现为月经时下腹部轻度疼痛、坠涨。

营养方案

多食B族维生素、铁、钾、镁含量高的食物，如动物肝脏、金枪鱼、沙丁鱼、大豆、蘑菇、瘦肉、血、柑橘、西红柿、牛肉、绿叶蔬菜、蜂蜜、果仁等。

营养食补

1．黑米粥

原料：红枣、枸杞各25克，黑米50克，红糖适量。

制法：将红枣、枸杞、黑米洗净后，放入锅中，加水，用旺火煮沸后改文火煨煮，粥成时加入红糖调匀即可。

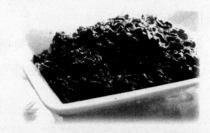

功效：此粥养肝益血，补肾固精，丰泽肌肤，适用于营养不良、缺铁性贫血者。

2.乌骨鸡汤

原料：当归、黄芪、茯苓各9克，乌骨鸡1只，红枣、枸杞、板栗各适量，盐少许。

制法：将当归、黄芪、茯苓放入洗净的乌骨鸡腹内。将鸡置于沙锅内加水煮开，然后改小火慢慢炖煮，出锅前加少许盐调味即可。

功效：此汤健脾养心，益气养血。

▶ 流产

流产为妇产科常见疾病，如处理不当或处理不及时，可能遗留生殖器官炎症，或因大出血而危害孕妇健康，甚至威胁生命。此外，流产易与妇科某些疾病混淆。妊娠于20周前终止，胎儿体重少于500克，称为流产。流产发生于孕12周前者，称为早期流产。发生于12周后者，称为晚期流产。

临床表现

流产的主要症状为出血与腹痛。

流产的临床分型：流产大多有一定的发展过程，虽然有的阶段在临床表现不明显，且不一定按顺序发展，但一般不外以下几种类型，即先兆流产、难免流产、不全流产和完全流产。

营养方案

流产后应重视饮食的补养，这对女性身体健康有很大的影响。因为流产对身体有一定的损伤，丢失一定量的血，加上流产过程中心理上承受的压力和肉体上的痛苦，使流产后的身体比较虚弱，有的人还会有贫血倾向。因此，进行补养是完全必要的，补养的时间以半月为宜，平时身体虚弱、体质差、失血多者，可酌情适当延长补养时间。

营养食补

1.鸡蛋枣汤

原料：鸡蛋2个，红枣10个，红糖适量。

制法：锅内放水煮沸后打入鸡蛋，水再沸下红枣及红糖，文火煮20分钟即可。

功效：具有补中益气和养血作用。适用于贫血及病后、产后气血不足的调养。

2.荔枝大枣汤

原料：干荔枝、干大枣各7枚。

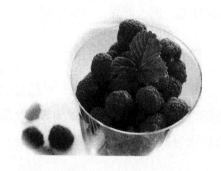

制法：共加水煎服，每日1剂。

功效：适用于女性贫血及流产后体虚的调养。

3.糖饯红枣

原料：干红枣50克，花生米100克，红糖50克。

制法：将干红枣洗净后用温水浸泡，花生米略煮，去皮备用。枣与花生米同入锅内，加水适量，以文火煮30分钟，捞出花生米，加红糖，待红糖溶化收汁即成。

功效：具有养血、理虚作用。适用于流产后贫血或血象偏低等。

经期前综合征

经期前综合征又称为经前期紧张综合征，是一些女性在月经来潮前出现的一组症状。主要有两类表现，一类为精神症状，患者于月经来潮前会出现精神紧张、情绪不稳定、注意力不集中、烦躁易怒或抑郁焦虑，甚至失眠、全身乏力等；另一类表现为手足颜面浮肿、腹部胀满等，因人而异，不尽相同。

营养方案

补充大剂量的维生素A，对经前期综合征的症状有减轻作用。维生素A含量高的食物包括杏、桃、甜薯、绿椰菜、甜瓜、南瓜、胡萝卜、芒果和菠菜等。

营养食补

1.黑木耳炖豆腐

原料：木耳30克，豆腐3块，核桃（去皮）7个。

制法：三味加水共炖汤服之。

功效：镇静、安神、定志的功效，用于经前烦躁、易怒、情绪激动等精神症状。

2.银耳参

原料：银耳15克，太子参25克，冰糖适量。

制法：水煮饮用。每日1次。

功效：用于经前期表现心烦不寐、心悸不宁、头晕目眩等症者。

阴道炎

阴道炎是由于病原微生物（包括淋病双球菌、霉菌、滴虫等微生物）感染而引起的阴道炎症，或者是因为清洁成癖，频繁使用妇科清洁消毒剂、消毒护垫，破坏阴道本身的微环境，使霉菌入侵而引发疾病。

营养方案

1.推荐食物：宜食用清淡而有营养的食物，如牛奶、豆类、鱼类、蔬菜、水果。饮食宜稀软清淡，可选用粳米、糯米、山药、扁豆、莲子、薏米、百合、大枣、动物肝脏等补益脾肾的食物。

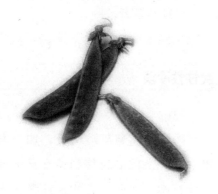

2.禁忌食物：忌食葱、姜、蒜、辣椒等辛热刺激性食物，忌油腻食物和甜食、海鲜发物、腥膻之品。

营养食补

1.银杏莲子冬瓜子饮

原料：银杏8粒，去心莲子30克，冬瓜子40克，白糖15克。

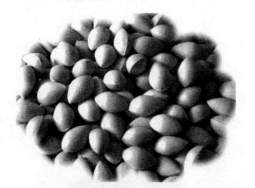

制法：莲子先浸泡10小时左右，然后银杏去壳，与洗净的莲子、冬瓜子同入锅中，加清水，用小火炖约30分钟，至莲子熟烂后加入白糖即成。

功效：健脾益气，利湿止带。适用于阴道炎，证属脾虚。

2.熟地黄芪芡实羹

原料：熟地黄、黄芪各20克，芡实粉100克，蜂王浆20克。

制法：将熟地黄、黄芪洗净，晒干，切片，放入沙锅，加清水浸泡约30分钟，应小火煎煮约1小时，去渣取汁。将芡实粉逐渐加入锅中，边加热边搅拌成羹，离火后调入蜂王浆即成。早晚各2次。

功效：益肾补脾，收涩止带。主治老年性阴道炎，证属肝肾阴虚。

▶ 子宫肌瘤

子宫肌瘤是指由子宫平滑肌细胞增生而形成的良性肿瘤，也是女性生殖器官中最常见的肿瘤之一。其中有少量结缔组织纤维仅作为一种支持组织而存在，所以不能根据结缔组织纤维的多少称为子宫纤维肌瘤、肌纤维瘤或纤维瘤，其确切的名称应为子宫平滑肌瘤，通称子宫肌瘤。

临床上常见的症状是子宫出血、乳房胀痛、小腹部有隐痛、邻近器官有压迫症状、白带增多、不孕、肛门有下坠感、月经量增多或淋漓不断、腰部酸痛、面部有色素沉淀或黄褐斑、眼圈发黑、面黄肌瘦、贫血、心脏功能障碍，盆腔检查可扪到子宫体增大和质硬。

营养方案

1.推荐食物：饮食宜清淡，以新鲜蔬菜及高蛋白、低脂肪的食物为主，坚持每天吃一定量的水果。多吃谷类、豆类及其制品、瘦肉、动物肝脏、鸡蛋、鹌鹑蛋、海带、白菜、香菇、苹果等。

2.限制食物：忌食虾、蟹等海鲜发物。忌食辣椒、白酒等辛辣刺激性食物。禁食桂圆、大枣、蜂王浆等热性、凝血性和含激素成分的食物。

营养食补

1.桃红鳝鱼汤

原料：桃仁12克，红花6克，鳝鱼丝250克，料酒、姜片、葱段、盐、味精、高汤各适量。

制法：桃仁、红花加清水煎约30分钟，去渣取汁。姜片、葱段入热油锅中爆香，加鳝鱼丝和料酒略爆炒后，加高汤及桃仁、红花煎汁同煮，熟后加盐和味精调味即可。

功效：活血消淤，补肾养血。适用于子宫肌瘤、月经不畅者。

2.核桃仁粥

原料：核桃仁15克，鸡内金12克，粳米100克。

制法：将核桃仁、鸡内金捣成粉，加清水研汁去渣，同淘洗净的粳米煮粥

食用。分顿食用，连服10天。

功效：破淤行血，通络消淤。适用于子宫肌瘤证属气滞血淤、腹中淤滞疼痛、月经量不多者。

▶ 女性性冷淡

有些女性随着年龄增长，加上家务劳累、哺乳、感情转移到子女身上等原因，性兴趣会减弱；有的因性激素水平下降，影响了性欲；也有些女性因体弱多病、全身乏力、性爱肌肉衰退而导致性冷淡。

营养方案

女性性欲冷淡，除了心理治疗外，配以适当的食疗法，对改善性功能，提高性欲有较好的效果。猪腰、未生蛋的小母鸡、乌鸡、鸽肉、甲鱼、乌梅、葡萄、大枣、桑葚、枸杞、桂圆、蜂王浆、油菜子等都是有助于提高女性性兴奋的食物。千万要记住，滥用降压药、抗胆碱类药等可使女性性兴奋受到抑制。

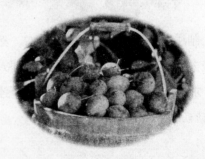

营养食补

1.拌羊肉

原料：羊肉500克，蒜末、姜末、葱花、豆豉、茴香、盐、酱油、香油各适量。

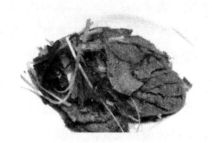

制法：羊肉洗净，煮熟切片，加蒜末、姜末、葱花、豆豉、茴香、盐、酱油、香油拌食。

功效：益气补肾。

2.鲜虾炖豆腐

原料：鲜虾50克，豆腐250克，葱白、姜片、盐各适量。

制法：鲜虾洗净，豆腐切块，葱白切段。虾、豆腐块、葱白段、姜片一起入沙锅，加清水炖约30分钟至熟，加盐调味即可。

功效：补肾益气。

3.枸杞炖鸽子

原料：枸杞子30克，鸽子1只，盐适量。

制法：鸽子去毛及内脏，洗净，枸杞子塞入鸽肚内，放入炖盅，加清水隔水炖熟，加盐调味，吃肉饮汤。

功效：补气强精，滋补肝肾。

4.虫草鸡汤

原料：冬虫夏草4～5个，鸡肉300克，盐适量。

制法：鸡肉洗净，切块，与冬虫夏草一起入沙锅，加清水炖至鸡肉熟烂，加盐调味，吃肉喝汤。

功效：补虚填精，平补阴阳。

▶女性更年期综合征

女性更年期综合征是指妇女在绝经前后，因卵巢功能逐渐衰退或丧失，以致雌激素水平下降所引起的植物神经功能紊乱及代谢障碍为主的一系列症候群。

营养方案

含B族维生素的糙米、豆类等。此外，白菜、油菜、芹菜、西红柿、柑橘、山楂以及皮蛋和动物肝也含有丰富的维生素A、维生素C。多吃补血养血的食物，如奶类、蛋类、瘦肉和动物肝、肾等。

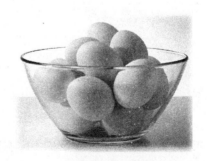

更年期要补充优质的蛋白质、维生素和必要的微量元素，用大枣、龙眼、红豆、糯米、莲子制品作补食进餐。对浮肿的更年期妇女，要限制主食，适量饮用绿茶，利于消肿降压。对发胖的更年期妇女，要选食茄子、菠菜、瘦肉、鱼虾、豆类及植物油。

营养食补

1.人参猪腰子

原料：人参15克，猪腰子1只，当归15克。

制法：将猪腰子洗净，加水750毫升，煮至500毫升后捞出。将腰子切细，与人参、当归同煎，用文火炖至腰熟烂即可。吃腰子，以汤汁送下，连用数日。

功效：补益气血，适用于心脾两虚、气血不足等。

2.胡桃莲肉猪骨粥

原料：猪骨200克，胡桃肉50克，莲肉50克，大米100克。

制法：将胡桃肉、莲肉、大米洗净，猪骨洗净斩小块。先把胡桃肉、猪骨、莲肉一起入锅内，加水用武火煮开，改用文火煮30分钟，再加大米煮至粥成，调味温热服食。

功效：适用于更年期因脾肾两虚所导致的头昏耳鸣、腰膝酸软、夜尿频数、面浮肢肿、月经紊乱等症。

Chapter 6

男科疾病患者的膳食营养

前列腺炎

中医认为前列腺炎为肾虚，膀胱气化不利所致。症状是尿频、尿急、尿痛、尿不尽、血尿，早期伴有少许白色液体滴出；在腹部、会阴部或直肠内出现疼痛。前列腺器官虽小，但它带给男性的问题、麻烦却不少。

营养方案

1.推荐食物：饮食宜选用补气益肾、营养丰富、清凉清补的食物，如荸荠、甘蔗、葡萄、杨梅、猕猴桃、绿豆、

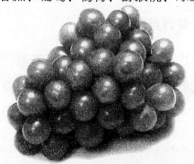

猪瘦肉、乌鸡等都是前列腺炎患者理想的食物。

2.禁忌食物：忌食或少食煎炒油炸、辛辣燥热之物，如咖啡、烈酒等。

营养食补

1.板栗炖乌鸡

原料：乌鸡1只，板栗100克，海马2只，盐、姜片各适量。

制法：乌鸡去毛及肠杂，洗净切块，与板栗、海马、姜片、盐同放碗内，隔水蒸熟。

功效：补益脾肾，适用于前列腺炎。

2.车前绿豆高粱米粥

原料：车前子60克，橘皮15克，通草10克，绿豆50克，高粱米100克。

制法：绿豆、高粱米用清水浸泡4～5小时，车前子、橘皮、通草洗净，用纱布袋装好，煎汁去渣，加入泡好的

绿豆和高粱米，煮粥食用。空腹喝，连服数日。

功效：利尿通淋，适用于老年人前列腺炎、小便淋痛。

▶ 阳痿

阳痿属功能性障碍，患者可通过心理治疗配合适当的食疗，就能收到很好的效果。

营养方案

1.推荐食物：遵循温阳补肾、益精壮阳的原则。多吃益肾壮阳的食物，如狗肉、羊肉、驴肉、猪腰、甲鱼、鹌鹑、大枣、芝麻、花生等。此外，虾、海参、泥鳅、黄瓜、豆腐等食物都有利于防治男子性功能早衰。

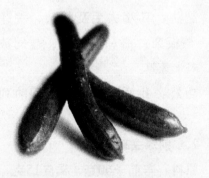

2.限制食物：不宜吃油腻食物。

营养食补

1.甲鱼炖鸡

原料：甲鱼1只，母鸡1只，料酒、葱段、姜片、盐、清水各适量。

制法：甲鱼活杀，去内脏，洗净，切成小块。母鸡去毛及内脏，洗净，切块。甲鱼块、鸡块同置锅中，加清水500克，加料酒、葱段、姜片、盐，隔水清炖约1小时至熟即可。

功效：滋阴降火。适用于阳痿属阴虚火旺盛，伴五心烦热，小便短赤，大便干结耳鸣腰酸者。

2.莲子桂圆饮

原料：莲子、桂圆各30克。

制法：莲子、桂圆分别洗净，置锅中，加清水，大火煮沸约3分钟，改小火煨约30分钟即可。

功效：益肾宁神，适用于阳痿。

▶ 遗精

《黄帝内经》中说："男子二八，肾气盛，天癸至，精气溢泻。"意思是成年男子在无正常性生活时偶尔出现遗精，属于正常现象。但次数过多过频就要注意了，可从日常饮食着手调养。

营养方案

1.推荐食物：宜吃补肾温阳，收涩止遗的食物。肝胆火盛，湿热内蕴者，宜吃清淡利湿清热的食物，如山药、豇豆、黑豆、大枣、莲子、狗肉、羊骨、鸡肉、泥鳅、甲鱼、蚕蛹、韭菜、银耳等。

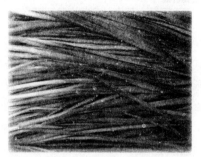

2.禁忌食物：忌辛辣香燥、温热助火的食物，如葱、姜、蒜、辣椒、胡椒等。肾虚不固者，忌生冷滑利、性属寒凉之物，如各种冷饮、田螺、柿子、绿豆等。

营养食补

1.甲鱼枸杞百合汤

原料：甲鱼500克，莲子60克，芡实60克，枸杞子20克，百合30克，米酒15克，盐、味精、香菜各适量。

制法：莲子、芡实、枸杞子、百合洗净，甲鱼生宰，去肠杂洗净，切成小块。上述原料共入锅中，加清水，大火煮沸，加入米酒和盐，改小火煮约3小时，至甲鱼肉熟烂，调入味精、香菜即可。

功效：补脾益肾，滋阴祛湿。用于遗精滑精、脾虚腹泻等。

2.桃仁炒腰花

原料：核桃仁20克，猪腰1只，料酒、姜片、葱段、盐各适量。

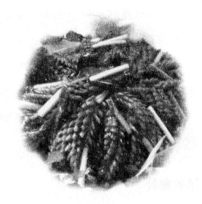

制法：核桃仁洗净。猪腰去筋膜洗净，切片，开水浸泡约2小时，去浮沫。锅中放油烧热，放入核桃仁、猪腰片同炒，加料酒、姜片、葱段、盐煸炒片刻至熟即可。

功效：补肾益气。适用于肾气虚损，精关不固，遗精频作，耳鸣腰酸。

▶ 早泄

恣情纵欲，房事过度而使精气损伤，命门大衰，会导致早泄。早泄治疗原则一是节制性欲，二是益肾补精，在日常饮食中应合理选择有温肾壮阳作用的食物。

营养方案

1.推荐食物：可多食用韭菜、核桃、蜂蜜、蜂王浆、狗肉、羊肉、羊肾、猪腰、鹿肉、牛鞭等食物。多吃新鲜的蔬菜、水果，以保证维生素的供给，特别是维生素B₁能调节神经系统兴奋与抑制的平衡。

2. **禁忌食物**：跟遗精滑精患者一样，不能吃辛辣香燥、温热助火的食物，也不能吃生冷滑利、性属寒凉之物，如冷饮、苦瓜等。

营养食补

1. 枸杞炖鹌鹑

原料：枸杞子20克，鹌鹑2只，料酒、葱段、姜片、盐各适量。

制法：枸杞子洗净，鹌鹑去毛、头爪、内脏，洗净。枸杞子、鹌鹑同置炖盅里，加料酒、葱段、姜片、盐，以少量清水隔水清炖约30分钟至熟即可。

功效：温补中气。适用于早泄伴失眠多梦、身倦乏力者。

2. 山药羊肉羹

原料：山药50克，羊腿肉50克，料酒、姜末、葱花、盐、味精、菱粉（或淀粉）各适量。

制法：山药去皮洗净，切丝。羊腿肉洗净，开水浸泡约2小时，去浮沫，切丝。山药丝、羊肉丝同置锅中，加料酒、姜末、葱花、盐、味精，大火煮沸约10分钟至熟，加菱粉调成羹即成。

功效：适用于早泄，属肝经湿热型，伴胁痛烦闷、小便赤黄、淋浊尿痛。

▶ 性欲低下

男子性欲减退，表现在对性生活要求减少或缺乏的现象。长期性欲减退会影响夫妻感情，可用食补改善。

营养方案

1. **推荐食物**：富含锌、硒等矿物质的肉类能有效提高男性精子活性，增加精子数量，如牛肉、狗肉、羊肉、兔肉和蛇肉等，以及海螺、生蚝、鲍鱼等海鲜，韭菜、大蒜等蔬菜，还有人参、枸杞、杜仲等补药也是提升男性性欲的食物。

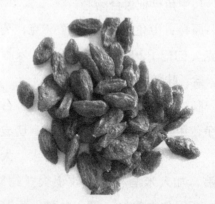

2. **限量食物**：忌食辛辣、刺激性食物，如胡椒、辣椒、生姜等。

营养食补

1. 羊肾粥

原料：羊肾100克，粳米200克，盐适量。

制法：粳米淘洗干净。羊肾剖开，剔去白色筋膜和臊腺，洗净，放入锅内，加清水煮沸；再将粳米倒入汤内，大火煮沸，改小火熬约30分钟，米化汤稠即可。

功效：补肾益气，养精填髓。用于肾虚劳损型性欲低下。

2.公鸡糯米酒

原料：公鸡1只，糯米酒500克，盐适量。

制法：公鸡去毛、内脏，洗净剁块，锅中放油烧热，放鸡块大火炒熟，加盐调味，盛入大碗内，加糯米酒，隔水蒸熟即可。

功效：补肾益精，用于肾虚精亏型性欲低下。

Chapter 7

手术病人的营养饮食

重视手术病人营养，事半功倍

营养对于人体至关重要，而营养的来源是多方面的，人体对于营养的吸收和利用也是多方面的。生命机能的维持、生理功能的运作、器官和自身的健康等都需要有足量的营养素来供给，一旦出现不足，身体的健康状况就会出现问题。对于病人而言，机体对营养的需求大大增加，在满足生理指标需求的同时，还必须满足人体在病理状态下的营养需求。只有供给了足够的、合理的营养素，治疗才能起到更好的效果。

1.术前补充营养也很重要

我们通常比较注重手术后的营养补充，但专家提醒：术前补充营养也很重要。营养专家认为，营养与健康的关系非常密切，对于手术前后的外科病人更为重要。术前有足够的营养贮备，可增加患者对手术和麻醉的耐受力，使治疗能顺利进行。如果患者营养缺乏，特别是营养状况长期较差，手术后会因抵抗力下降而引起感染、创伤愈合延迟等并发症。

2.手术后的患者都该进补吗

其实并非每一位手术后的病患都需要进补，应当视病患的疾病种类和手术前后的身体状况而定。例如，癌症病患在手术后，通常需要给予适度的营养支持，如增加热量和蛋白质的摄取，以帮助他们恢复体力。若是需要继续做化学治疗或放射线治疗（电疗），则更需要积极补充营养来建立基础，以加强各类治疗的效果，同时减少化疗/电疗副作用的产生。

骨折的病患，若是只有骨折的问题

而无其他外（创）伤，则只需适度补充营养与热量。若是热量增加太多，可能会造成肥胖问题，反而使病患的负担增加，不利于日后的康复。

手术后不能盲目进补

很多人都知道做手术是件大事，也知道手术后需要补充营养，但是关于如何补却没有"主见"，只是跟着广告走，或者"只买贵的，不买对的"。

给患者术后补充营养应根据患者的具体情况。一般来说，术后机体能量、蛋白、维生素等需求增加，应供给患者充足的能量，适当补充富含蛋白质、维生素及矿物质的食物。但具体到个体，则应综合考虑患者的病情，即基础疾病、手术类型、有无合并症、能否进食等。例如，肝胆术后应控制脂肪的摄入量，合并肾脏疾病患者应控制蛋白质的摄入量。

因此，术后患者的营养补充绝非简单地给予高能、高蛋白的食物，而是应在营养医师的指导下进行的，不能盲目进补。现在市面上很流行的高档补品如各种蛋白粉和鱼油，就不是人人都适合的。若听信广告宣传随意增加保健品，反而对健康不利。

手术患者进补高蛋白奶粉好吗

现在有许多标榜高营养的高蛋白奶粉，在手术病患的床边几乎从不缺席，它们真的符合病患的需要吗？

由于现今人们的营养状况已有过剩的现象，许多人罹患内科慢性疾病或是有潜在性的慢性疾病问题，若是在手术后只因为要补充营养，不论其身体状况，一味给予高蛋白奶粉，反而会增加身体的负担，不利于手术后的复原。因为蛋白质在体内的利用同时需要充足的热量支持，若是热量不足，会使蛋白质被燃烧产生热量，不但达不到补充蛋白质的目的，反而因为要排除蛋白质所产生的废物而使肝肾的负担增加，不利于慢性疾病的控制与治疗。

当然，有一些人确实是需要用高蛋白奶粉来补充营养的。例如，原本就过瘦或是食欲不佳而无法借一般饮食来获得足够营养的病患，营养师也会建议病患使用这类营养补充品。不过营养补充品并非只有高蛋白奶粉，目前可以利用的口服营养补充品种类繁多，可以针对不同状况加以选用。

手术患者该服哪类口服营养补充品

口服营养补充品大致上可以分为完全营养品、单类营养品和特殊营养品。

所谓的完全营养品，其中的各类营养素量足而均衡，可以替代正餐食用，例如，完全无法自行进食而需要插管喂食的病患就需要使用这类营养品。若是可以自行进食，但无法摄取足量的营养时，也可以酌量搭配，当点心食用。

单类营养品，诸如只提供热量的葡萄糖聚合物、提供蛋白质的高蛋白奶粉，都是属于此类补充品。有时病患饭量小或食欲差，无法食用太多米饭等主食，以致热量摄取不足，这时就可以在流体的食物中添加葡萄糖聚合物，以增加热量的摄取。它最大的好处是可以溶于水，又没有异味（量多时略带甜味），不会增加食物的体积，因此可以大量添加在开水、汤、稀饭等富含水分的食物中食用。而高蛋白奶粉，适用的对象则是蛋白质摄取不足或蛋白质需求量大的人，如癌症、重大创伤、烫伤的病患。

目前已有一些针对慢性疾病患者所设计的特殊营养品，例如肾脏病配方、糖尿病配方或增强免疫力配方等。但是因为此类营养品的性质特殊，对于病况复杂的病人不一定适合，一定要与营养师或医师讨论后才能使用。

外科手术前要注意的营养饮食原则

一般外科手术都会出现失血，术后则有发热、感染、代谢紊乱、食欲减退、消化吸收功能下降、大便干燥等症状，甚至发生严重的并发症。因术中的失血和蛋白质丢失以及术后分解代谢增加，机体很容易出现营养缺乏，因此在术前改善机体营养状况和储存营养是促进病人康复的一个重要环节。

术前理想的营养方式是给予全面均衡的营养素补充，下面几点营养饮食原则必须注意：

1.高蛋白饮食

外科病人必须摄取足够的蛋白质。如果饮食中缺乏蛋白质，就会引起营养不良性水肿，对术后伤口愈合及病情恢复不利。高蛋白饮食，就可以纠正因某些疾病引起的蛋白质过度消耗，减少术后并发症，使病人尽快康复。

2.高碳水化合物饮食

高碳水化合物饮食可供给足够的热能，减少蛋白质消耗，防止低血糖，还可以保护肝细胞免受麻醉剂的损害。此外，还可增强机体抵抗力，增加热量，以弥补术后因进食不足造成的热能消耗。

3.补充足够的维生素

维生素C可降低毛细血管的通透性，减少出血，促进组织再生及伤口愈合。维生素K主要参与凝血过程，可减少术中及术后出血。B族维生素缺乏时，会引起代谢障碍，使伤口愈合和耐受力均受到影响。维生素A可促进组织再生，加速伤口愈合。因此，术前一定要多吃富含维生素的水果、蔬菜。

各种心脏手术前的营养摄入和调理

各种心脏术后病人的手术创伤降低了免疫功能，增加了机体对病原微生物的易感性，因此心脏病人在术前的膳食营养问题直接关系到病人对手术的耐受性和术后的恢复。

对于一些肥胖者来说，在术前"大补"只会影响伤口的愈合。而一些心脏病人还会存在一些其他疾病，糖尿病、消化道疾病和体质消瘦者，都要在术前进行充分、均衡的营养摄入和调理。

几种心脏病人术前饮食注意事项：

1.风心病人

如果患者营养状况良好，蛋白质可按每公斤体重给予1.1~1.2克的摄入量（即50公斤重的人每天蛋白质的摄入量为50克左右）。如果营养不良，可增至每公斤体重1.5~2克。

2.先心病人

此类病人因属于先天性心脏畸形，一般情况下需要摄取充足的营养。

3.冠心病人

应严格控制胆固醇的摄入，蛋黄、鱼卵、奶油、动物内脏、海鲜类含胆固醇较高的应该适量控制。糖类物质应严格控制。

4.体外循环瓣膜替换术的病人

此类病人由于手术带来的创伤及体外循环过程中，低温、血液稀释等降低了病人的免疫机制，术前需要摄入充足、合理的营养。

胃切除手术后病人的饮食调治

患有胃肿瘤、胃溃疡大出血以及幽门梗阻者，因治疗的需要，常采取胃切除手术。手术后，胃腔变小，胃的结构发生了变化，胃的正常生理功能受到影响，往往出现胃纳不佳、饭后饱胀，导致消化吸收功能紊乱。因此，这时的饮食调治就显得格外重要。

做过胃切除术后，病人一般在1~3天内逐渐恢复肠道功能。当肠内气体从肛门排出后，就可进食少量清流食，如米汁、稀藕粉、蜂蜜水、面汤、青菜汤等，每次饮用100~150毫升，每日饮服6~7次。3~5天后应改为流食，如大米粥、小米粥、鸡蛋汤、蒸蛋羹、鸡蛋面糊等，每日吃5～6次。

术后1周可吃半流质饮食，如面条、馄饨、小米红枣粥、烩豆腐、清蒸鱼、烩鲜嫩菜末等。

伤口愈合、精神好转、消化功能良好、大便正常之时，可吃容易消化的软食，如馒头、包子、软米饭、炒肉末青菜等，宜少食多餐。总之，胃切除术后，病人在6～12个月内，仍要坚持饮食调治，不能掉以轻心。一般应遵循以下饮食原则：

1.要坚持少食多餐，每顿少吃一点，一天4～5餐，以适应胃容纳不足的特点。千万不可暴饮暴食。

2.要细嚼慢咽，促进消化。患者手术后，胃的研磨功能缺乏，所以牙齿的咀嚼功能应扮演更重要的角色，对于较粗糙不易消化的食物，更应细嚼慢咽；如要进食汤类或饮料，应注意干稀分开，并尽量在餐前或餐后30分钟进食汤类，以预防食物过快排出影响消化吸收；进食时可采取平卧位，或进餐后侧卧位休息以延长食物的排空时间，使其完全消化吸收。

3.防止贫血。胃切除术后，由于胃酸减少，小肠上端蠕动加快，扰乱了消化生理功能，从而影响了蛋白质与铁质的吸收，因而易发生缺铁性贫血。因此，病人可适当多吃些瘦肉、鱼虾、动物血、动物肝、动物肾、蛋黄、豆制品以及大枣、绿叶菜、芝麻酱等富含蛋白及铁质的食品。

4.由于胃的生理功能减弱，平时勿食生冷、坚硬及粗纤维多的食物，忌吃辛辣刺激性强的调味品，如胡椒、芥末等，严禁饮烈性酒。

▶ 胆结石手术后的营养调理原则

术后24小时完全禁食，由静脉注射葡萄糖、电解质和维生素等以维持营养。当肠道蠕动恢复，不腹胀，并有食欲时，可进些低脂肪清淡流食，之后逐步过渡到易于消化的低脂肪半流质饮食和低脂肪（少渣）软食。

营养调理原则如下：

1.热能供应要能满足生理需要，但要防止热能供应过多，一般为7560～8400千焦。不过要根据病人身体的具体情况区别对待。

2.限制脂肪，避免刺激胆囊收缩以缓解疼痛。手术前后饮食中脂肪应限制在20～30克。随病情好转，如病人对油脂尚能耐受，可略为增多40～50克，以改善菜肴色、香、味，而刺激食欲。烹调用植物油，既能供给必需的脂肪酸，又有利胆作用。忌用油腻、煎、炸以及含脂肪多的食物，如肥猪肉、羊肉、填鸭、肥鹅、黄油、奶油、油酥点心、奶油蛋糕等。

3．控制含胆固醇高的食物以减轻胆固醇代谢障碍，防止结石形成。对于动物内脏、蛋黄、咸鸭蛋、松花蛋、鱼子、蟹黄等胆固醇高的食物应该少用或限量食用。

4．充足的蛋白质。胆囊炎在静止期，肝脏功能并未完全恢复，或有不同程度的病理损害。供应充足的蛋白质可以补偿损耗，维持氮平衡，增强机体免疫力，对修复肝细胞损伤，恢复其正常功能有利。鱼、虾、瘦肉、兔肉、鸡肉、豆腐及少油的豆制品（大豆卵磷脂，有较好的消石作用）都是高蛋白质和低脂肪食物，每日蛋白质供给量为80～100克。

5．适量的碳水化合物以增加糖原贮备，节省蛋白质，维护肝脏功能。它易于消化、吸收，但不可过量，以免引起腹胀。每日供给量约为300～350克，对肥胖病人应适当限制主食、甜食和糖类。

6．维生素和矿物质须充裕。选择富含维生素、钙、铁、钾等的食物，并补充维生素制剂和相应缺乏的矿物质。B族维生素、维生素C和脂溶性维生素都很重要。特别是维生素K，对内脏平滑肌有解痉镇痛作用，对缓解胆管痉挛和胆石症引起的酸痛有良好效果。

7．不可忽视膳食中的食物纤维和水分。多食物纤维饮食可减少胆石的形成，嫩菜心、西红柿、土豆、胡萝卜、菜花、瓜类、茄子等鲜嫩蔬菜以及熟香蕉、软柿子和去皮水果，可切碎煮软，使食物纤维软化。可选用质地软、刺激性小的食物纤维，如古柯豆胶、藻胶、果胶等做成风味食品或加入主食，都可增加食物纤维的供应量，有利于防止便秘，减少胆石形成（便秘是胆结石、胆囊炎发作的诱因）。同时要多饮水，以利胆汁稀释。

痔疮手术前后病人的饮食调理

痔疮是一种常见的肛肠疾病，是直肠下端黏膜下和肛管皮下静脉丛发生扩张、屈曲所形成的静脉团块。主要病因有解剖因素、腹内压增高或长期饮酒及食辛辣食物等。根据其所在部位可分为内痔、外痔、混合痔。痔疮患者通过手术治疗和合理的饮食营养调护，可以取得满意的效果。

1．术前饮食调理

病人手术前1天进食少渣饮食如面条、稀饭等。手术当日进流质饮食如蛋汤、米汤、稀饭等。切记不宜食牛奶及含油脂较多的汤汁。

2．术后饮食调理

术后第1天进流质食物，第2～3天可进一般食物。为了保持大便通畅和营养补偿，病人应多吃新鲜水果、蔬菜，如香蕉、菠菜、鱼汤等易消化少脂食物，但不能饱餐。术后5～7天，正值切口处线头脱落期，病人不宜多吃含纤维素多的食物，以精、细、软为主，忌食生冷、辛辣等刺激性食物，如辣椒、胡椒、蒜、牛羊肉等，以免粪便过多、次数频繁或过硬而导致切口继发出血、感染，影响伤口愈合。

术后3日尚无便意者应适当增加一些含植物油脂的食物，如芝麻等，也可在睡前用开水冲服少量麻油或蜂蜜。经上述食疗后，一般能排出大便。若不能排出，可用开塞露小灌肠。若术后出现腹泻，则应进食清淡、易消化的食物，注意饮食卫生，禁食生冷食物。

3.术后排便困难病人的饮食调理

术后当日或第二日，多因麻醉影响、手术刺激、伤口疼痛或敷料压迫，引起反射性膀胱颈部括约肌疼痛、痉挛致术后排尿困难。此类患者应饮浓茶或糖开水使尿量增多，刺激膀胱，增强尿意，也可放松压迫伤口的敷料，促使排尿。仍不能排尿者，遵医嘱给予导尿。